临证

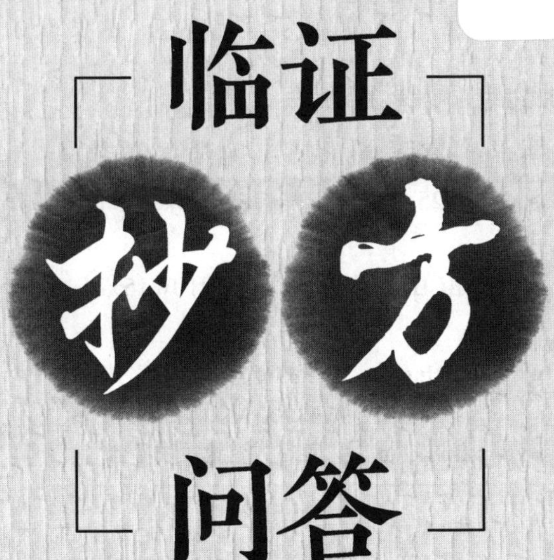

问答

徐荣鹏 | 编著

人民卫生出版社
·北京·

图书在版编目（CIP）数据

临证抄方问答 / 徐荣鹏编著. -- 北京：人民卫生出版社，2025. 3（2025. 7重印）. -- ISBN 978-7-117-37755-3

Ⅰ. R24-44

中国国家版本馆CIP数据核字第2025H10W15号

人卫智网	www.ipmph.com	医学教育、学术、考试、健康，购书智慧智能综合服务平台
人卫官网	www.pmph.com	人卫官方资讯发布平台

临证抄方问答

Linzheng Chaofang Wenda

编　　著：徐荣鹏
出版发行：人民卫生出版社（中继线 010-59780011）
地　　址：北京市朝阳区潘家园南里 19 号
邮　　编：100021
E - mail：pmph @ pmph.com
购书热线：010-59787592　010-59787584　010-65264830
印　　刷：河北环京美印刷有限公司
经　　销：新华书店
开　　本：710 × 1000　1/16　　**印张**：23
字　　数：330 千字
版　　次：2025 年 3 月第 1 版
印　　次：2025 年 7 月第 2 次印刷
标准书号：ISBN 978-7-117-37755-3
定　　价：69.00 元

前　言

《史记·淮阴侯列传》云:“智者千虑,必有一失;愚者千虑,必有一得。”余素好诊病,临证时每案必笔之于书,闲暇时翻阅揣摩,有效者总结有效之理,无效者探寻无效之因。其中,有辨证思路新奇者,有方药应用巧妙者,有临床疗效显著者,有治病经验总结者,另行拣出,单独存放。历经十余年,诊病万余例,千虑之一得,不满二百案。

近来抄方学生颇多,临证问难不时常有,或咨治病之理,或询诊断之由,或问遣方之缘,或叩用药之故,随问随答,未加记录。先学者群疑冰释,后学者追问如故。为避免同一问题反复讲授,防止解答内容有所遗漏,要求抄方学生将讲授内容整理成文字,以便大家共同学习。然口授心传,文字难以尽其意,更何况假手于人!阅览整理资料,言不尽意者多,遂弃之。

偶观唐宗海《本草问答》,以师生问答形式探讨本草理论。非善问者,不能先易后难,循序渐进,洞见症结;非善答者,不能旁搜博采,发微抉隐,因材施教。遂仿其问答体裁,用多年积攒案例,授课之余暇,诊病之闲隙,凡有问答,亲自记载。然后酝酿成篇,使前后连贯,思维流畅。继而分门别类,使病症有序,便窥全貌。最后汇编成册,名之为《临证抄方问答》。

本书据问题为中心而立论，以医理为焦点而阐发，或启发而问，或设喻而答，或引证经典，或取诸实践，条分缕析，抽丝剥茧，务使说理通透，直窥渊海。案中故事，有身临其境之感；诊疗始末，有情景再现之触。然医理艰深，恐以辞害意，故语近通俗；师生问答，恐曲高和寡，故文辞浅显。不当之处，尚请同道指正赐教！

徐荣鹏

于湖北中医药高等专科学校

2025年1月1日

目　录

第一章
抄方答疑

1. 什么是抄方?

抄方，是中医领域的一个术语。是指学生跟随老师出诊，将老师为患者书写的四诊资料、处方用药、服药方法、饮食宜忌等抄写保存的过程，是学习老师辨证思路及用药规律的重要方式。

2. 为什么要抄方?

第一，抄方是学习中医的方式。中医自古以来的教育方式是师承教育，如扁鹊学医于长桑君，张仲景受业于张伯祖，朱震亨师承于罗知悌，叶桂学经十七师，在师承教育中，抄方是核心环节，古人称之为“侍诊”。师父外出诊病时，徒弟背药箱、携笔墨、写处方，作为师父的助手，学习师父的看病本领，这种传承方式，绵延了数千年。

第二，抄方是学习中医的捷径。中医由理论和实践两部分构成，缺一不可。中医古籍作为传承中医的载体，言辞精简，医理深奥，对理论知识、临床经验进行了高度的浓缩，这些都是古人智慧的结晶，若想领悟其中的奥妙所在，非侍诊左右、耳濡目染不可，所以古人说“熟读王叔和，不如临症多”。抄方，刚好是一座理论与临床相沟通的桥梁。

第三，抄方是中医成才的路径。牛顿说:“如果我能看得更远一点的话，是因为我站在巨人的肩膀上。”古往今来，但凡在中医史上有影响、有名气的医家，都有长期跟随名医学习的经历。跟师抄方，可以最直观、最快捷地领悟和掌握临床实践。所以，在跟师抄方过程中，通过亲身观摩、口传心授、直觉领悟等途径来继承老师的临床经验，是中医成才的必然路径。

3. 抄方有哪些好处?

首先，可以将书面语言转化为口头语言。如:《中医诊断学》学习了问诊的内容，并且背诵了张介宾的“十问歌”，可是当学生真正面对患者问诊时，要么不知如何开口，要么东问一下，西问一下，或者使用书面语言让患者不知所云，或者词不达意而难于表达，甚至面红耳赤，结结巴巴。带教老师经常与患者打交道，问诊时谈笑风生，思维严密，在轻松愉悦的氛围中，不知不觉已问诊完毕。跟随老师抄方，耳濡目染，可以将书面语言口语化。

其次，可以将书面语言转化为真实视觉。如《素问·脉要精微论》言“赤欲如白裹朱，不欲如赭”，面部的红色应该像白绢包裹朱砂，红色隐约内含而有光泽，不应该像代赭石那样，色赤带紫，没有光泽。对于面色的形容，从文字上看，难于想象。抄方过程中，可以从病情较轻的患者身上观察接近正常的面色，可以从病情较重的患者身上观察病态的面色。“不欲如赭”，即是肝阳上亢兼有血瘀证的面色。

再次，可以将书面语言转化为真实触觉。如对滑脉的形容是往来流利，应指圆滑，如珠滚玉盘之状。面对这样的描述，常常是“心中了了，指下难明”。在抄方过程中，有大量的机会接触经期、孕期的女性，抓住这样的机会上手把脉，体会滑脉的应指感觉，久而久之，指下自然能明。

最后，可以检验理论知识是否学得扎实。抄方时，老师所开的药方是由哪个方剂组成？方剂的方歌能否背诵？方剂的功效、主治、方义是否掌握？老师所开的药方中对哪些药物进行了加减？药物的性味、归经、功效是否记得？经常对自己进行这样的自问自答，然后查漏补缺，可以进一步地夯实理论知识。

4. 什么时候开始抄方?

对于抄方的时间，有两种认识：一是有一定的理论知识后，再去抄方，收获更大。现在的大学教育体制即是如此，先将基础课程、临床课程学完，然后再上临床抄方。二是没有任何基础，直接上临床抄方，边抄方边学习理论知识。笔者倾向于第二种抄方方式。

从高中进入大学学习，刚开始接触中医时，会觉得学习中医比较枯燥、玄幻、晦涩，进而产生厌学的情绪。即使有饱满的热情去学习中医，艰涩难懂的名词术语也只能死记硬背应付考试而已，谈不上理解，更谈不上应用。如果等到把基础课程、临床课程学完，学习中医的热情恐怕早已消磨殆尽。

反之，早上临床抄方，目睹中医的临床疗效，可以坚定学习中医的信心，增加学习中医的兴趣。兴趣是最好的老师，兴趣一旦激发出来，无疑会给学习中医注入无穷的动力。而且，一边学习理论知识，一边临床抄方，可以做到理论与实践相结合，无缝对接，相互促进。最后，学习理论知识有重点、难点之分，但是患者不会按重点、难点生病，只有从临床的角度出发，才能更为准确地把握学习的重点、难点，从而有的放矢，明确学习目标。

5. 抄方需要抄多长时间?

抄方的时间没有一定之规，大致来说，抄方分为三个阶段。

第一，熟悉阶段。将老师为患者书写的病历资料抄写下来，包括症状、舌苔、脉象、诊断、方药。如果老师诊务繁忙，临诊人数较多，半日超过 30 人，这个工作量是比较大的。回去之后，还要对病历资料进行归类，特别是要将复诊患者的病历资料放在一起，保持病历的连续性。这一阶段，抄方简单枯燥，只是整理文字而已。通过文字的整理，掌握病历的书写，熟悉老师的处方用药习惯。

第二，思辨阶段。熟悉了老师的诊治习惯与节奏之后，在抄方过程中，要不断进行比较、总结。如：主诉为“腹泻 3 日，腹部疼痛即腹泻，腹泻后疼痛减轻”，可与教材上的“腹痛即泻，泻后即舒”相对应，病因是“痛责之肝，泻责之脾”，可用痛泻要方治疗。对于这种“痛泻”，可以总结老师遣方思维。针对不同的患者，感受不同的邪气，偏寒的用干姜散寒，偏热的用黄连清热，寒热错杂的干姜、黄连同用，通过不同病例的比较，从而总结老师的药物加减、剂量使用习惯。

第三，完善阶段。在全面总结、继承老师的临床经验后，再从广度、深度层面完善理论知识，从而进一步地丰富临床经验。仍以腹泻为例，除了掌握痛泻要方的使用技巧外，还要学习寒湿内盛证、湿热伤中证、食滞肠胃证、脾胃虚弱证、肾阳虚弱证等腹泻的症状特点、所用方药，以及各种证型之间的鉴别要点，做到胸有全局。在古籍方面，明代李中梓《医宗必读·泄泻》中提出了著名的治泻九法，全面系统地论述了泄泻的治法，对这部分的内容加以背诵、理解，做到博古通今。从临床中来，再到临床中去，不断完善理论知识、临床经验，最终形成自己的诊疗风格与学术思想。

6. 抄方“抄”什么?

第一，学习辨证技巧。跟师抄方时，用心观察老师望、闻、问、切，细细品读，抓住辨证线索，学习辨证技巧。教材上学习四诊是孤立的、割裂的，而辨证需要四诊合参，至于如何“合参”，教材上并没有说明；到底是“舍症从脉”，还是“舍脉从症”，教材上也没有说明；什么时候用脏腑辨证、八纲辨证，哪种情况下用三焦辨证、卫气营血辨证，教材上也没有说明。所以，学习辨证技巧，既需要详观察、细揣摩、勤总结，更需要自身知识水平的提高与经验的积累。

第二，体会病机规律。疾病是发展的、变化的，病程的初起、传变及预后，每个阶段的病机都不一样。以风寒感冒为例，初起邪气在表，当用发散风寒的方法治疗，方选败毒散、香苏散之类；如果传变至肺，以咳嗽为主症，当以宣肺止咳为主，方选止嗽散；预后阶段，痰湿困脾，影响脾胃运化，当以健运脾胃为治，方选六君子汤合三子养亲汤。如果跟师抄方时，目睹风寒感冒的整个治疗过程，则可以加深对疾病的认识，更好地掌握疾病的病机规律。

第三，熟悉方药特性。方药的价值，在于临床的合理应用和疗效观察。书本上方剂有明确的使用指征，如果完全满足这些使用指征再来选方，会发现无方可选，所以需要对这些使用指征灵活掌握，《伤寒论》即云“但见一证便是，不必悉具”。需要指出的是，这种灵活不是想当然的、随心所欲的，而是在跟师抄方时总结、探索出来的。再有关于药物剂量的使用，俗言“中医不传之秘在于量”，如黄芪大于30g能降血压，小于30g能升血压；黄连小于3g能养胃，大于10g能败胃；升麻小于6g能升举阳气，大于10g能清热解毒。这些用药经验都是教材未予记载的，只有在跟师抄方时，不断积累、总结，才能全面掌握药物使用剂量。

第四，总结学术特点。中医门派众多，有伤寒、温病之分，有寒凉、补土、攻邪、滋阴之别，带教老师的师承、读书、喜好不一样，学术特点也不一样。学生不仅要学习老师的四诊特色、辨证技巧和方药应用，还要从宏观上分析归纳各种临证资料，逐渐领悟老师的学术特点乃至学术思想，从更高层次上把握其学术精髓，反过来又可以更好地理解老师的遣方用药。如：笔者服膺于张从正的攻邪之论，变“汗、吐、下”三法中的“下”法为“缓下”法，不论便秘与否，处方中经常使用虎杖、土大黄，能祛邪不伤正。如果学生没有总结这一学术思想，仅从大便干结与否来判断是否使用虎杖、土大黄，这是理解不通的。

7. 抄方之前要做哪些准备工作？

第一，理论功底扎实。虽然说越早临床越好，但是带教老师还是喜欢有一定理论知识的学生。否则，对牛弹琴，一问三不知，老师也不知道如何去带教。所以，学生要以最快的速度掌握中医基础理论、中医诊断学、中药学、方剂学这几门基础学科知识，特别是方剂学中“方歌”的背诵。因为老师的辨证论治最终是以处方的形式表达出来的，要认识处方，必须要熟背“方歌”，并且“方歌”的背诵数量越多越好。如果精力有限，最少也要背诵临床常用处方300首左右。

第二，字迹书写工整。抄方熟练之后，有的带教老师会让学生代笔书写处方，这就要求字迹布局合理、形态工整、大小适中。一手清晰整洁的正楷字，有多种好处：首先，可以准确地记录病情资料，不因字迹潦草而产生歧义；其次，方便药房工作人员轻松地抓药，避免为辨识字迹而耽搁时间；再次，可以博得患者的好感，患者对自己的病情资料关注较多，而部分医生龙飞凤舞的字迹往往让患者难于认识，如果患者碰到书写清晰的字迹，则会心生好感；最后，可以博得带教老师的青睐，俗话说“字如其人”，老师可以从字迹中看出一个人的品性、性格和修养。如果带教老师应用电脑办公，则还要熟练掌握电脑技术。

第三，解答基本问题。首先，掌握药物煎服方法。很多患者第一次看中医喝中药，不懂药物的煎服方法。如果中药在医院代煎，流程还算简单；如果自己煎药，则需要有详细的说明。所以，抄方之前，要熟知煎药方法，准确地表述出来，并能让患者听懂。其次，掌握饮食禁忌，比如：碰到胃病的患者，要告知饮食宜清淡，不能吃生冷、辛辣、油腻食物，土豆、红薯、莲藕及糯米制品不宜多吃；碰到痛风患者，要告知动物内脏、海鲜、啤酒、豆类制品不能吃。最后，还要知道收费、取药所在的地方。这些疑问，患者都会询问带教老师，如果带教老师诊务繁忙，又要去回答这些问题，会耽误老师的诊病速度，打断老师的诊病思路，学生在抄方时应主动替老师回答患者的这些问题，这样既能减轻老师的工作量，也能锻炼自己的沟通表达能力。

第四，助力诊疗流程。带教老师诊务繁忙，要贴心为老师服务，这样老师才有更多的精力和时间来授业解惑。在老师上班之前，先将诊室打扫干净，将老师所需的笔、处方签、脉枕垫、血压计、压舌板放在适宜的地方，组织患者按照挂号次序排队，在力所能及的范围内，解答患者疑问。

8. 抄方有哪些注意事项?

第一，不要贪多。刚开始抄方时，都认为越多越好，笔者也曾步入这样的误区，每日找不同的老师抄方，并且上午、下午都安排得满满当当。经过一段时间后，发现每日忙忙碌碌，但都在疲于应付，根本没有进行总结和思考。王绪前教授曾对我说：“抄方不在多，每日抄一个就行。”当时对这句话理解不深，后来才知道，抄方如同吃饭，要细嚼慢咽，要消化吸收，一口吃不成个胖子。

第二，抬头“看方”。刚开始抄方时，成天低着头奋笔疾书，忙着将老师开的处方一字不落地抄写在自己的本子上，回去看也不看一眼。抄方一段时间后，发现抄方与不抄方没什么区别。其实，这是误解了抄方的目的，没有发掘抄方的内涵。抄方的目的在于“识方”“懂方”，通过抄方进而明确方剂的主治功用、使用要点。因此，跟师临诊时，不应一味低头“抄方”，而应常常抬头“看方”，看如何辨证论治，看如何据证选方，看如何加减化裁。

第三，做到“三到”，即眼到、手到、心到。所谓眼到，是指抄方时注重观察，观察患者的症状、面色、舌质、舌苔，观察老师诊疗时的顺序和重点，观察老师临诊时的仪态和风采。所谓手到，是指抄方时注重行动，在老师的指导下进行切脉、查体，患者的病情资料和处方用药需要详细记录，老师的教诲和点拨尤应重点记录，并用红色符号标出。所谓心到，是指抄方时注重思考，对老师的辨证论治、遣方用药、加减变化均应反复思考，提出问题继而解决问题，这样才能提高中医水平。

第四，持之以恒。中医的学习不是一蹴而就的，抄方更是如此。经过一段时间的抄方，熟悉老师的常用方后，会觉得临证开方如此简单。比如：我临证时喜欢用小柴胡汤、逍遥散，使用频次基本占据了处方量的一半，学生就会认为老师看病太简单了，就是在这两个处方的基础上变来变去。这时候会生轻慢心，认为道在于此，不必再浪费时间去抄方。殊不知加减变化才是精髓，需要长时间的抄方才能掌握。

9. 抄方遇到不明白的问题怎么办？

首先，自己去查找资料。对于知识性的问题，自己去翻书寻找答案，如：药物的性味、归经、功效，方剂的主治、组成、方义，这些问题只要自己勤于动手，勤于翻书，是可以找到答案的。对于需要思考的问题，自己先思考一段时间再说。“勤学好问”，是先勤学，再发问，不要脑袋中一有问题，马上就问老师。老师的精力有限，解答问题的机会也有限，所以即使发问，也要问一些质量比较高的问题。

其次，同学间互相讨论。中医的师承教育会形成以老师为中心的师门关系，门下弟子之间的关系较同学之情更为亲近。在抄方过程中，如果碰到同一个问题，相互讨论一下，群策群力，多角度思考问题，答案更准确。并且，跟随同一个老师学习，产生的疑问差不多，学习时间久的同学可能已经知道答案了，学习时间短的同学与之交流一下，可以很快获取答案。

最后，向老师提出问题。如果一个问题思考了很久，同学之间互相讨论也没有结果，那就可以找机会向老师提问。对于老师的回答，一定要认真聆听，仔细做好笔记，回去之后好好领悟，并做到举一反三。

10. 怎样处理抄方与上课之间的关系？

理论知识学习阶段，以上课为主。中医基础理论、中医诊断学、中药学、方剂学这四门基础课程一定要花大量的时间、精力学好，打下坚实的理论基础。初学中医，都有强烈的好奇心，这个阶段跟师抄方，对临床会产生极高的兴趣而忽略理论知识的学习，甚至逃课去抄方，这是得不偿失的。缺少理论的临床，犹如无根之木，无源之水，跟师抄方只是看热闹，收获不大。所以这个阶段，每周花1～2个半天抄方即可。

临床课程学习阶段，以抄方为主。在学习中医内科学、中医外科学、中医妇科学、中医儿科学这四门临床课程时，尽量花更多的时间去跟师抄方，这是理论知识转化为临床实践的关键时期。需要指出的是，要选择相应的老师去抄方，现在医院科室分工明确，如果正在学习中医妇科学，那么最好是能跟随妇科专家去抄方，这样针对性地抄方，能收到事半功倍的效果。

中医的学习之路是艰辛的、枯燥的、漫长的，要充分利用自己的休息时间去抄方，如周末、寒假、暑假。白天抄方，晚上看书，理论与实践相结合，这样才能走出自己的中医之路！

第二章
肺系病案

1. 人参败毒散加味治疗感冒

雷某　男　43岁

2021年8月29日初诊：感冒20余日未愈。经核酸检测，排除新型冠状病毒感染，每日打针输液，未见疗效，反觉身体日渐沉重，神疲乏力，不欲饮食。

舌质淡，舌苔白厚，舌苔胖大，有齿痕，脉弱。

党　参 20g　　炙甘草 10g　　茯　苓 30g　　川　芎 10g
羌　活 10g　　独　活 10g　　柴　胡 10g　　前　胡 10g
枳　壳 10g　　桔　梗 10g　　神　曲 20g　　炒莱菔子 15g
炒麦芽 20g　　紫苏叶 10g　　5剂

2021年9月12日患者因他病复诊，云上药服完即愈。

学生：患者男性，正值盛年，体格壮实，很难想到用治疗气虚感冒的人参败毒散啊！

老师：有是证，用是药，不可主观臆断。患者的职业是厨师，生意火爆，劳累过度，可致气虚。

学生：患者既不咳嗽，也不发热，感冒症状不典型，老师是如何辨证的？

老师：此案的辨证要点在舌质舌苔。舌质淡，舌苔白厚，舌苔胖大，有齿痕，显示的是一派湿象，结合气虚的症状，断为气虚夹湿证。

学生：患者的湿气为什么会这么重？难道是肥甘油腻吃多了吗？

老师：这可能是一个方面，要注意到患者前面输液有20多日。

学生：输液可以生湿吗？

老师：当然，湿邪直入血脉，这也导致了他的感冒缠绵难愈。湿邪进入人体，困阻脾胃，脾胃不能运化水湿，导致水湿越来越重，患者的食欲也越来越差。脾胃为气血化生之源，不想吃饭，当然会越来越没有力气。

学生：人参败毒散里面有很多发散风寒的药，现在天气这么热，不是应该"用热远热"吗？

老师：要注意厨师的工作环境，炎热的厨房里面，肯定有空调直接对着吹的。工作时大汗而出，毛孔张开，休息时稍一贪凉，寒气就进去了。

学生：老师怎么对职业环境都这么了解？

老师：入乡问俗，医生当然得熟悉各种职业的工作环境。

学生：方中用党参代替人参，是不是考虑价格便宜些？

老师：是的，尽量为患者节约。

学生：方中为何用炒莱菔子？

老师：患者湿邪甚重，湿邪容易阻滞气机，恐一味枳壳药力不够，加炒莱菔子以助之，使气行则湿化。

学生：为何用紫苏叶？

老师：紫苏叶芳香，既能发散寒湿，又能健脾开胃。

学生：老师治疗感冒一般都是开1～3剂，为何这个患者开5剂？

老师：湿邪有个特征，就是黏滞，在病情上表现为缠绵难愈，所以得多开几剂。碰到这样的感冒，千万不要夸下海口，一剂知二剂愈，那是不现实的。

2. 三拗汤合黛蛤散治疗咳嗽

彭某　女　51岁

2014年3月1日初诊：干咳2个月余，余无不适。

舌质淡红，舌苔白略厚，两关脉弦滑有力。

麻　黄 10g　　杏　仁 10g　　炙甘草 10g　　黄　芩 10g
紫　菀 10g　　款冬花 10g　　百　部 10g　　前　胡 10g
浙贝母 10g　　桔　梗 10g　　海蛤粉 15g　　青　黛 10g
土牛膝 20g　　5 剂

2014 年 3 月 25 日回访：患者因他病来诊，反馈服用上方 2 剂后，干咳消失，迄今未作。

学生：患者四诊资料太少，辨证不知从何处下手。

老师：就症状而言，只有干咳。

学生：寒热、虚实、表里都无法判断，您是如何选方用药的呢？

老师：碰到这种情况，我经常用模糊对模糊的方法来治疗。即辨证是模糊的，那就用模糊的处方来治疗。

学生：愿闻其详！

老师：患者干咳，病位在肺，肺主宣发肃降功能失常，故用麻黄宣肺，杏仁降肺，炙甘草和肺，以恢复肺的宣发肃降。

就寒热而言，麻黄辛温，黄芩苦寒，通过调整二者的剂量，可以控制处方的寒温之性。如果寒热不明显，二者剂量相等即可。

就虚实而言，麻黄攻邪，炙甘草补气，通过调整二者的剂量，可以控制处方的攻补之性。如果虚实不明显，二者剂量相等即可。

就表里而言，麻黄散外寒，黄芩清里热。外寒重者，可加紫苏叶、防风之属；内热重者，可增鱼腥草、枇杷叶之类。

学生：没想到三拗汤配黄芩，通过剂量的变化，有如此之妙！

老师：患者的主症是咳嗽，再加一组“止咳套药”就行了。

学生：什么是“止咳套药”呢？

老师：《中药学》教材里面讲述中药止咳的功效时，说“凡咳嗽痰多，无论新久、寒热、虚实均可用之”，我将这类中药称为“止咳套药”。

学生：这类中药归肺经，功能止咳化痰，且药性平和，可以广泛应用。

老师：是的。

学生：我查阅了一下，有杏仁、桔梗、百部、紫菀、款冬花、矮地茶。

老师：我一般用紫菀、款冬花、百部、前胡、浙贝母、桔梗这六味药组合在一起，不寒不热，中正平和，用之止咳，不需辨证即可使用。

学生：为何还用了黛蛤散？

老师：这是据脉用药，患者两关脉弦滑有力，考虑是肝火犯肺。

学生：这个处方教材上没有。

老师：是的。我是在《本草纲目·卷四十六·蚌·附方》看到的。治疗痰饮咳嗽：取真蚌粉放在新瓦上炒红，加入少量青黛，用淡齑水滴入麻油数点，调服二钱。《类编》记载：宋徽宗时，李防御担任宫内的医官，有一受宠的妃子病痰饮咳嗽，日夜不能睡觉，面部浮肿如盘。宋徽宗叫来李防御，让他治疗，并颁下圣旨告诉他，三日无效，罪当诛杀。李防御方法用尽也没有效，忧愁惶恐，与妻子流泪告别。忽然听见屋外叫卖声：咳嗽药一文一帖，吃了即得睡。李防御买来一帖察视，药物呈浅碧色。他担心药性峻猛，亲自取二帖作为一次量服用，没有感觉到不适。于是取三帖作为一次量，送入宫内给患病的妃子服用。妃子当日晚上咳嗽即止，第二日拂晓面部浮肿消失。太监奔往相告，宋徽宗大喜，赐给李防御黄金、丝绸，价值万缗。李防御担心宋徽宗向他索要药方，于是访求寻找到前面的卖药人，请他喝酒，并出很高的价钱向他购买药方，即是此方。

学生：这则医案如何分析呢？

老师：以药测证，宋徽宗宠妃的咳嗽当为肝火犯肺所致。妃子久居深宫，情怀幽怨，肝气郁结而化火，木火刑金犯肺，发为咳嗽。此种咳嗽阵发连连，呈连续性，咳引胸胁，影响睡眠，故日夜不寐；肝肺之火炎于上，故面部浮肿如盘。治宜清肝火、降肺气。方中海蛤壳咸寒，入肺、胃经，功擅清肺热而化痰清火；青黛咸寒，归肝、肺、胃经，功能清肝泻火，凉血止血。两药共用，共奏清肝利肺、降逆止咳之功。

学生：所以您每次碰到肝火犯肺所导致的咳嗽都会用黛蛤散。

老师：临床疗效确实不错。

3. 三拗汤加味治疗咳嗽

陈某　女　52岁

2022年1月11日初诊：咳嗽1年，治疗乏效。现咽痒即咳，咳嗽频繁，少痰，咽干，夜间口中涎液多。有滤泡增生病史。

舌质淡红，舌苔薄白，左关脉弦滑。

麻　黄 6g	杏　仁 10g	炙甘草 10g	黄　芩 15g
紫　菀 10g	款冬花 10g	百　部 10g	前　胡 10g
浙贝母 15g	桔　梗 10g	全瓜蒌 30g	天花粉 15g
枇杷叶 15g	鱼腥草 30g	7剂	

2022年1月18日二诊：咳嗽次数大减，咽喉不痒，咽干消失。舌质淡红，舌苔薄白，脉滑。

续上方，改浙贝母10g，7剂。

学生：方中黄芩的剂量远大于麻黄，是热重一些吗？

老师：是的。

学生：除了咽干之外，没有支持热重的症状啊？

老师：脉有滑象。

学生：难怪您这么重视把脉，本案的寒热偏重全凭脉象来确定。

老师：是的，症状有假的，但是脉象没有假的，一定要学好脉诊。

学生：脾在液为涎，患者口中涎液多，是否考虑为脾虚？

老师：一个孤零零的症状是无法确定为某个证型的，除非有另外一个症状来佐证。

学生：要是判断为脾虚，这个症状确实是单独存在的。那如何去解释这个症状呢？咳嗽的病位在肺，流涎的病位在脾。

老师：子病犯母，肺为脾之子。

学生：对对对，我怎么没想到呢！

老师：患者咽干痰少，脉有滑象，我判断为燥热犯肺。肺中燥热侵犯于脾，脾热则涎多。

学生：一般口中涎多都认为是脾气亏虚、不能收摄津液的表现。脾热为什么也可以导致涎多呢？

老师：这个我是从口腔溃疡的患者身上观察出来的。脾胃热盛所致的口腔溃疡，患者口中涎液非常多，吐之不尽。

学生：从医理上如何解释呢？

老师："诸呕吐酸，暴注下迫，皆属于热"，火热邪气可以加速津液的产生与排出。

学生：此案患者咳嗽1年之久，为何还用三拗汤加黄芩？不考虑是内伤咳嗽吗？

老师：咽痒即咳，说明还用风邪犹在，表邪未尽。

学生：在"止咳套药"的基础上，加贝母、瓜蒌润燥化痰，枇杷叶、鱼腥草清肺降火。为什么不使用清脾热的药？

老师：脾热由肺热传来，肺热得清，则脾热自然消除。

4. 三拗汤合贝母瓜蒌散治疗咳嗽

杨某　女　50岁

2020年10月30日初诊：咳嗽18年。咽痒即咳，闻油烟味、冷空气刺激亦咳，痰黄黏稠，不易咳出，二便正常。

舌质略红，舌苔白厚，脉缓滑。

麻　黄 6g　　杏　仁 10g　　炙甘草 10g　　黄　芩 10g
全瓜蒌 30g　　浙贝母 10g　　天花粉 15g　　陈　皮 10g
桔　梗 10g　　茯　苓 20g　　紫　菀 10g　　款冬花 10g
鱼腥草 20g　　枇杷叶 15g　　4剂

2020年11月6日二诊：痰较前容易咳出，闻油烟味、冷空气刺激可忍住不咳，矢气增多。舌质淡红，舌苔稍退，脉缓滑。

续10月30日方，4剂。

2020年11月13日三诊：咳嗽频次大减，仅有轻微咳嗽，痰液较少，容易咳出。舌质淡红，舌苔薄白，脉缓。

续10月30日方，4剂。

学生：咽痒即咳，所以用了三拗汤加黄芩。

老师：是的，麻黄配黄芩能调整寒热之外，麻黄辛散风邪之力较强。

学生：痒属于风邪，那闻油烟味、冷空气刺激咳嗽怎么辨证呢？

老师：肺为清虚之脏，清轻肃静，不容纤芥，不耐邪气之侵，遇有邪气入侵，则咳嗽以排邪外出。但也有一定的抵抗能力，大部分人闻一点油烟味、冷空气是不咳嗽的。

学生：为什么咳嗽患者会因此而诱发呢？

老师：我分析是轻微的风寒或风热邪气伏于肺中，由外感引动，导致肺失宣降，故而咳嗽。

学生：所以您遇见此类症状都会用三拗汤加黄芩？

老师：是的。麻黄散风寒，黄芩清内热。

学生：确实是一组精妙的配伍。

老师：把握住两者剂量即可。

学生：痰黄黏稠、不易咳出，可以辨为燥热犯肺吧？

老师：是的。

学生：为何方中化燥的药量重些？用了一个完整的贝母瓜蒌散，药物剂量也挺大。

老师：注意看病的时间。

学生：正值秋季，在脏为肺，在邪为燥。

老师：热邪较轻，只用了枇杷叶、鱼腥草清肺中之热。

学生：辨证准确，18年的咳嗽三诊而愈。为何患者久治不愈呢？

老师：研究燥邪的人太少了。《黄帝内经》中的“病机十九条”里面六淫邪气唯独缺少燥邪，后世医家只有清代的喻昌写了一篇《秋燥论》，所以燥邪一般不受习医者的重视。

学生：是的，我们在学习《方剂学》时，润燥化痰的方剂在书末，学习时很难引起重视，上了临床，会治的人就少了。刚好这位患者病属“燥热犯肺”，难怪久治不愈。

5. 三拗汤合六君子汤治疗咳嗽

陈某　女　46岁

2021年12月26日初诊：咳嗽多年，药资耗费几万元，四处求医乏效。

现症见：咽痒即咳，呈阵发性咳嗽，咳吐大量白色痰液，质地稍黏，厌恶油腻饮食，小便略黄。

舌质淡红，舌苔白略厚，脉缓滑。

麻　黄 6g	杏　仁 10g	炙甘草 10g	黄　芩 10g
全瓜蒌 30g	党　参 15g	炒白术 10g	茯　苓 30g
法半夏 10g	陈　皮 10g	苏　子 15g	白芥子 15g
炒莱菔子 15g	浙贝母 15g	紫　菀 10g	款冬花 10g

7剂

2022年1月2日二诊：症状变化不大。舌质淡红，舌苔白略厚，脉缓滑。

续上方，去紫菀、款冬花，加神曲20g，炒山楂15g，炒麦芽15g，炒谷芽15g，7剂。

2022年1月9日三诊：咳嗽次数减少，痰量大减，容易咳出。舌质淡红，舌苔稍退，脉缓滑。

续1月2日方，7剂。

2022年1月16日四诊：不咳嗽，不吐痰，烤火时稍有咳嗽。舌质淡红，舌苔薄白，脉缓滑。

续1月2日方，7剂。

学生：方中用了不少健脾益气之药啊。

老师：此案较为复杂，病位不单纯在肺。

学生：肺为贮痰之器，咳嗽吐痰，病位是在肺啊？

老师：为何会厌恶油腻饮食？如何分析？

学生：脾主运化水谷，运化失职，故纳差。

老师：油腻食物能生湿，湿邪容易困阻脾胃，造成脾胃运化水谷的功能更弱，所以厌恶油腻饮食。

学生：脾运失职，痰湿内生。

老师：对，脾为生痰之源，所以患者咳吐大量痰液。

学生：那么此案的病位在肺和脾？

老师：是的。在治疗上，针对肺用了三拗汤加黄芩，针对脾用了六君子汤合三子养亲汤。

学生：六君子汤可以健脾益气、燥湿化痰，三子养亲汤功能降气化痰，两者伍用，以杜生痰之源。

老师：是的，痰无生成之源，则肺中自无痰液贮存，而宣发肃降之功自能恢复，所以本方中治脾之药占大部分。

学生：为何用治燥痰、热痰的全瓜蒌、浙贝母？

老师：痰浊可以阻滞阳气的布散，日久化火，生为燥痰、热痰，故患者咳吐痰液，质地稍黏。

学生："止咳套药"为何只用紫菀、款冬花？

老师：引起咳嗽的主要原因是"痰"，围绕"痰"治即可，见咳不止咳。

学生：初诊服药7剂，毫无疗效，没想到您会守方。

老师：治内伤如相，要沉得住气，守得住方。

学生：为何加用炒三仙后，疗效立刻就显现出来了呢？

老师：炒三仙功能健脾消食，脾运得复，痰液自然能被运化掉。

学生：原来如此，从脾胃来治咳嗽，充分体现了中医的整体思维。我们一看见咳嗽，总是局限于肺来用药，而忘记了五行之间的生克制化。

老师：所以说学中医最难的是学纯正的中医思维。

6. 参苓白术散加味治疗咳嗽

李某　男　6岁

2013年9月3日初诊：咳嗽3～4个月。3个月前因感冒而咳嗽，经输液治疗，感冒已愈，留有咳嗽。患者奶奶家里为祖传中医，可惜未继承医术，倒是留下不少中医书籍。患者奶奶认为打针输液对身体不好，便将医书翻出，由于不懂辨证，将治咳嗽的处方一个个试验过去，如小青龙汤、桑菊饮、止嗽散、清金化痰丸等，可是毫无寸效。

现症见：咳嗽，咳吐大量白色痰液，容易咳出，身体消瘦，面色㿠白，食少纳差，挑食厌食，大便稀溏。舌质淡红，舌苔白厚，脉滑。

太子参 10g	茯　苓 15g	白　术 10g	炒扁豆 10g
陈　皮 10g	山　药 10g	炙甘草 10g	莲　子 10g
砂　仁 6g	薏苡仁 10g	桔　梗 10g	大　枣 10g
炒莱菔子 10g	浙贝母 10g	3剂	

2013年9月6日二诊：患者奶奶粗识药性，看方中止咳之药仅有浙贝母、桔梗，遂质疑处方是否有效？我说："药性平和，即使无效，也能健运脾胃。"再诊之时，咳嗽大减，偶尔咳嗽一两声，且不吐痰，胃纳增加。舌质淡红，舌苔已退，根部略厚，脉缓滑。

续上方，3剂。

2013年9月9日三诊：诸症基本痊愈，食纳增加1倍，面色红润，苔脉正常。嘱停药，清淡饮食，避免挑食厌食。

学生：此案全从脾胃入手来治咳。

老师：是的。

学生：您开这个处方的时候，心中有把握可以治好吗？毕竟止咳之药如此之少。

老师:你得有理论自信。

学生:为何患者质疑疗效时,您说得如此委婉?

老师:看这个病的时候我才20多岁,这个年龄的中医给人的第一印象就是怀疑你开方的有效性。患者奶奶家里是祖传中医,虽然医术未继承下来,但是年龄较大,以前辈自居,我自然不好把话说得太满,毕竟她治了两三个月没治好。

学生:肺为贮痰之器,患者咳吐大量痰液,是肺中之痰导致了肺的宣发肃降失常,故而咳嗽。

老师:治痰不止咳,痰治咳自止。若肺中无痰湿,何来咳嗽?

学生:脾为生痰之源,从源头上消除痰湿就行了。看您治小儿疾病很喜欢用参苓白术散。

老师:现在的小孩大部分存在挑食厌食,食用甜食奶酪,容易化痰生湿。脾胃为后天气血生化之源,李杲说“内伤脾胃,百病由生”,很多病都是由脾胃亏虚所引起,所以用参苓白术散益气健脾。

学生:西医治疗咳嗽很多都采用雾化的方式来化痰。

老师:那只能针对肺里面的痰浊。

学生:脾还在源源不断地生成痰浊。

老师:所以采用雾化治疗,今天症状好点了,明天又会反复。这就是中医理论的优势所在,“五脏六腑皆令人咳,非独肺也”,我们的视野更广阔。

7. 小柴胡汤合黛蛤散治疗咳嗽

胡某　女　68岁

2018年4月30日初诊:支气管扩张病史,既往多次咯血,久治无效,已丧失治疗信心,其子强迫她来就诊。

现症见:咽痒则咳,咳吐泡沫痰,痰中带有血丝,低热畏冷,午后往来寒热,鼻塞,神疲乏力,两胁灼痛,难以入睡,每晚睡3～4小时,食少纳差,大便不畅,矢气则腹内舒适,小便频数。

舌质淡红，舌苔淡黄略厚，脉细弱。

柴　胡 10g　　黄　芩 10g　　法半夏 10g　　生晒参 10g
炙甘草 10g　　大　枣 10g　　生　姜 3片　　陈　皮 10g
茯　苓 20g　　炒莱菔子 15g　　桔　梗 10g　　浙贝母 10g
生麦芽 20g　　7剂

2018 年 5 月 12 日二诊：低热畏冷减轻，寒热往来消失，纳食增加，人较精神，矢气增多，大便通畅，咳嗽同前，脉较前有力。

续上方，加青黛 10g，海蛤粉 15g，7 剂。

2018 年 5 月 19 日三诊：咳嗽大减，痰中已无血丝，痰黏难出，咳出痰后异常舒适。舌质淡红，舌苔薄黄，脉弦细。

续 5 月 12 日方，加全瓜蒌 20g，7 剂。

2020 年 12 月 2 日回访：服用 2018 年 5 月 19 日方 30 余剂，诸症皆愈，咳嗽至今未犯。

学生：咯血病位在肺，为何用小柴胡汤？

老师：学习中医要有整体观思维，不能头痛医头，脚痛医脚。

学生：患者的其他症状也看不出哪个脏腑有病啊？

老师：午后往来寒热，两胁灼痛，病位在哪里？

学生：肝胆。

老师：把两者联系起来思考一下。

学生：肺金克伐肝木，两胁灼痛，是肝火偏亢的表现，难道是木反侮金？

老师：对。

学生：我重新整理一下思路。肝火偏亢，足厥阴肝经布于两胁，故两胁灼痛；肝木反侮肺金，导致肺的宣发肃降失常，故咳嗽；火热迫血妄行，故咯血；木火上扰心神，故失眠；肝木克伐脾土，导致脾主运化水谷的功能失职，故食少纳差；火热煎灼津液，津液亏虚，不能濡润肠道，故便秘。

老师：现在你还认为病位在肺吗？

学生：想要建立纯粹的中医思维，真的好难。通过分析，患者的病机为木火刑金。

老师：是的，现在明白为何用小柴胡汤了吧。

学生：小柴胡汤疏理肝气，发散郁火，抓住了病证的核心，所以服药后诸症皆减。

老师：正所谓“知其要者，一言而终；不知其要者，流散无穷”。

学生：二诊为何加入黛蛤散？

老师：患者诸症皆有减轻，唯咳嗽同前，病重药轻，故增黛蛤散清肝泻肺、化痰止咳。

学生：黛蛤散加入后，果然咳嗽大减。三诊为何加入全瓜蒌？

老师：天气渐热，痰黏难出，有化燥化热的倾向，所以用全瓜蒌润燥化痰。

8. 桑杏汤合贝母瓜蒌散治疗咳嗽

尹某 女 43岁

2016年7月24日初诊：咳嗽，咳吐白色泡沫痰，痰黏难出，前胸后背易汗出，烦躁易怒，小便黄色。

舌质淡红，舌苔白略厚，脉滑略数。

桑 叶 10g	杏 仁 10g	浙贝母 10g	南沙参 15g
栀 子 6g	淡豆豉 10g	全瓜蒌 15g	天花粉 15g
陈 皮 10g	桔 梗 10g	茯 苓 20g	法半夏 10g
紫 菀 10g	款冬花 10g	5剂	

2016年8月6日二诊：服上方后诸症痊愈，近日吹空调后又发咳嗽，症状同上。

续上方，5剂。

学生：患者发病于7月，天气炎热，应为感受暑热邪气，为何从燥论治？

老师：我们现在对气候的干预太多了，导致五气与五季难得对应起来。

学生：与全球气候变暖、温室效应有关吗？

老师：关系不大，与室内温度有关。夏天的时候空调开得过低，可以见到风寒感冒的患者；冬天的时候暖气开得太高，可以见到风热感冒的患者。

学生：患者夏天为何会感受燥邪？

老师：可能使用空调的时候，空气太干燥。毕竟是夏天，兼有暑热邪气。两者结合，表现为外感温燥证。

学生：患者痰黏难出，确实是燥邪。患者前胸后背易汗出、烦躁易怒，如何解释？

老师：燥热袭肺，郁于胸中，故烦热；燥热迫津外泄，故汗出。

学生：桑杏汤中栀子、豆豉可以宣发胸中郁热，桑叶、杏仁宣降肺气，再合贝母瓜蒌散润燥化痰，紫菀、款冬花止咳化痰。

老师：是的。

学生：要是按照惯性思维，夏季咳嗽我会选择桑菊饮加止咳化痰之品，容易漏掉燥邪。

老师：金元时期的名医张元素说："运气不齐，古今异轨，古方今病，不相能也"，临证要详细分析古今差异而处方，这样才能收到好的临床疗效。

9. 桂枝加厚朴杏子汤加味治疗咳嗽

王某　女　60岁

2020年11月6日初诊：咳嗽20～30年，闻油烟味、冷空气刺激则发，干咳为主，时咳出少量清水样痰液，咽部不适。患者形体消瘦，性急易怒，语速甚快，且喜言语，云此病已不奢求治愈，只要缓解即可。

舌质淡红，舌苔薄白，脉缓。

杏　仁 10g　紫苏叶 10g　法半夏 10g　陈　皮 10g
前　胡 10g　枳　壳 10g　桔　梗 10g　茯　苓 20g
炙甘草 10g　大　枣 10g　生　姜 3 片　薄　荷 10g
浙贝母 10g　紫　菀 10g　款冬花 10g　4 剂

2020 年 11 月 13 日二诊：症状变化不大，苔脉同上。

桑　叶 10g　杏　仁 10g　浙贝母 10g　南沙参 20g
全瓜蒌 30g　天花粉 15g　陈　皮 10g　桔　梗 10g
茯　苓 10g　紫　菀 10g　款冬花 10g　薄　荷 10g
4 剂

2020 年 11 月 20 日三诊：无效可言。

桂　枝 10g　白　芍 10g　炙甘草 10g　大　枣 10g
生　姜 3 片　厚　朴 10g　杏　仁 10g　紫　菀 10g
款冬花 10g　百　部 10g　前　胡 10g　浙贝母 10g
桔　梗 10g　4 剂

2020 年 11 月 27 日四诊：咳嗽好转大半，咳嗽频次大为减少，患者信心大增，继续服药。

续 11 月 20 日方，4 剂。

2022 年 10 月 1 日回访：上方服完，病即痊愈，咳嗽至今未发。

学生：患者前两诊都没有效果，仍然找您看，对您特别信任啊！

老师：现在患者看中医没耐心，特别是看年轻中医更没耐心，往往一诊或二诊没效就不看了，这也为年轻中医的成长增加了难度。

学生：为什么对年轻中医特别挑剔一些呢？

老师：患者生病了，想以最快的速度好起来，年轻中医临床经验较少，不能一击即中，患者不会给太多的试错机会。既然没效，那就转到其他医生处去治疗了。

学生：临阵换将，乃兵家大忌。前面的医生好不容易摸索出一点路子来，中断治疗后，后面的医生又得重新摸索。

老师：患者不会想那么多，不然怎么会有“病急乱投医”这一说法呢。

学生：患者前两诊为何无效呢？

老师：初诊从凉燥论治，深秋季节，天气已寒，咳吐痰液呈清水样，故选用杏苏散。二诊从温燥论治，“瘦人多虚火”，患者形体消瘦，性急易怒，且以干咳为主，故选用桑杏汤合贝母瓜蒌散。服药无效，说明辨证不准。

学生：二诊皆无效，排除了燥邪、寒邪、热邪，从四诊资料来看，也没有湿邪、暑邪、火邪，还剩一个风邪。

老师：对，患者闻油烟味、冷空气刺激则发，我考虑为风邪伏肺，于是三诊专从风邪来论治。

学生：为何用桂枝加厚朴杏子汤？

老师：患者年龄较大，咳嗽时间较长，腠理疏松，风邪易袭。桂枝汤功能调和营卫，祛风于外，配合厚朴、杏仁肃降肺气以止咳。

学生：还用了“止咳套药”加强止咳之效。

老师：是的。

学生：药证相符，多年顽疾终于得以治愈。

老师：人之所病，病疾多；医之所病，病道少。病情复杂时，医生纵然治病之法有多种，患者不给予足够的机会，最终也难以治愈疾病。

学生：所以择医很重要，既然选择了，那就要坚持到底。

10. 一二三四五六汤加味治疗哮喘

徐某　男　70岁

2014年1月9日初诊：其子代述，哮喘病史30多年，2个月前因感冒诱发哮喘，在乡镇卫生院住院治疗，经治疗1个月，病势日渐严重，且药资将罄，遂出院回家。其子商议用中医治疗，患者素不信中医。其子认为西医治疗1个月无效，不如找中医一试，遂瞒着患者咨询于余。

现症见：咳喘痰多，不易咳出，胸部憋闷，咳痰出则舒，喉中有哮鸣音，神疲乏力，毫无食欲，每餐仅勉强进食少许，现已卧床不起。

余思患者年事已高，患如此重症，又未察舌按脉，难于诊疗。其子见余迟疑，便说："家父之病已入膏肓，找您开中药也没指望产生多大效果，喝点中药以安慰后人之心而已。服药出了任何事情，不需要您承担任何责任。"余见其心至诚，遂处下方，嘱咐服药后如有不良反应，立即停药。

麻　黄 6g	杏　仁 10g	炙甘草 10g	党　参 15g
茯　苓 20g	白　术 10g	陈　皮 10g	法半夏 10g
苏　子 10g	白芥子 10g	炒莱菔子 15g	地　龙 10g
浙贝母 10g	桔　梗 10g	当　归 10g	5剂

2014 年 1 月 19 日二诊：10 日未收到反馈信息，总觉心悬，今日来一患者，推着三轮车，佝偻而行，步履迟缓，进门便问："10 日前是否有人来这里抓过治疗哮喘的药？"余见其表情严肃，语气生硬，以为是患者服药无效，家属前来兴师问罪，不禁心中紧张，怯生生地答道："是的。"患者立刻露出笑容，说道："我就是那个患者，总算找到地方了，你再帮我看看。"余询其服药过程，患者说："喝完第 1 剂药，就想吃饭，喝完第 2 剂药，咳喘大减，可以下地活动，家人都非常惊讶，第 5 剂药喝完，能吃能喝能睡，咳喘消失。今日骑三轮车近 5 公里路来门诊，亦不觉累。"

现症见：不咳喘，偶吐痰涎，质地清稀，容易咳出。舌质淡嫩，舌苔白略厚，脉濡缓。

续上方，5 剂。

2014 年 2 月 3 日三诊：咽部发痒，可引发咳喘，仍吐痰，苔脉同上。

续上方，加射干 10g，5 剂。

2014 年 3 月 7 日四诊：近日感冒，哮喘轻微发作，喉中有哮鸣音，咽痒，倦怠乏力，大便稍结。舌质淡嫩，舌苔白略厚，脉濡缓。

麻　黄 6g	杏　仁 10g	炙甘草 10g	党　参 15g
茯　苓 20g	白　术 10g	陈　皮 10g	法半夏 10g
苏　子 15g	白芥子 15g	炒莱菔子 15g	地　龙 10g
桔　梗 10g	当　归 20g	黄　芪 30g	5剂

2014年3月21日五诊：服完上药后，诸症基本痊愈，续3月7日方，5剂。

患者经济困难，不能连续服药，每次攒够5剂药钱后，即来门诊抓药。用2015年3月7日的处方不变，1～2个月服5剂药，1～2年哮喘未发，面色逐渐红润，能从事轻微的体力劳动。

学生：这个处方的效果真好！

老师：这是我的老师王绪前教授传授给我的秘方，名为一二三四五六汤，方中含有一味葶苈子、二陈汤、三拗汤、三子养亲汤、四君子汤、五味异功散、六君子汤，取每个处方的第一个字，故名。

学生：这个处方适合治疗哪种证型的咳喘呢？

老师：痰湿蕴肺，脾虚失运。

学生：咳喘的病位在肺，为何要治脾呢？

老师：这是典型的西医思维，我们学中医的很痛苦啊，中医和西医同时学，大学之前所受的教育对于学习西医更为便捷，思维不知不觉地就滑到西医那边去了。

学生：用中医思维该如何思考呢？

老师：脾为生痰之源，肺为贮痰之器。对于咳喘痰多的患者，不但要治肺，还要治脾，并且还要把治脾作为重点，你看处方中的六君子汤几乎占去一半的药。

学生：我明白了！肺为娇脏，痰贮于肺就会引发咳喘，痰液一日不除，咳喘一日不止，所以追根溯源，必须治脾！

老师：是的，这也是患者病情越治越重的原因。西医可以用雾化来化痰，但没有治生痰之源，并且每日输液，也会使体内的痰湿增加。

学生：既然是湿痰，临床症状应表现为量多易咳、色白质稀，为何该患者难咳出呢？

老师：痰多壅肺，影响了肺的宣发，所以不易咳出。服药后肺的宣发功能得到了恢复，那就容易咳出了。

学生：患者并没有外感症状，为何用麻黄？

老师：麻黄在这里是取宣肺平喘的功能。

学生：麻黄有发汗亡阳之戒，患者如此之虚，是否谨慎使用？

老师：是的，所以才用6g。用大剂量的四君子汤监制，不必担心。

学生：为何去掉葶苈子？

老师：《本草经疏·卷十·葶苈》云："葶苈，泻肺利小便，治肿满之要药。然味大寒，走而不守，不利于脾胃虚弱，及真阴不足之人。凡肿满由于脾虚不能制水，水气泛溢，小便不通由于膀胱虚，无气以化者，法所咸忌。"患者毫无食欲，脾胃极虚，所以舍葶苈子不用。

学生：方中为何选用性寒的地龙呢？

老师：地龙具有平喘、通络的功能，患者罹患哮喘30多年，久病入络，所以用地龙搜剔邪气。生地龙性寒，炮制之后寒性大为降低。

学生：地龙如何炮制？

老师：将地龙剖开，除去泥沙及内脏，晒干切段。将滑石粉置锅内加热炒至灵活状态，投入地龙段，不断翻动，使其鼓起，筛去滑石粉即得。

学生：有报道说服用地龙后会有恶心呕吐的现象？

老师：这是质量不达标造成的。不良商家为追求利润，省略炮制环节，地龙不去泥沙及内脏，直接用滑石粉炒后出售，这样的地龙碰到湿度较大的环境，内脏开始腐烂变质，煎煮后服用，肯定会有恶心呕吐的现象。

学生：浙贝母、桔梗可以化痰止咳，为何用当归？

老师：《神农本草经》记载当归"主咳逆上气"，教材未将这个功效载录。

学生：当归治咳嗽的机理是什么？

老师:《本草约言·药性本草约言卷之一·当归》云:“议者以当归血药,如何治胸中气也?不知当归非独主血,味兼辛散,乃为血中气药。况咳逆上气,非止一端,亦有阴虚,阳无所附以致然者。今用血药补阴,与阳齐等,则血和而气降矣。”

学生:血能载气,当归补血,能使上逆之气敛降于血中,则咳嗽得止。

老师:是的,考虑患者久病体虚,所以加了当归。

11. 定喘汤加味治疗哮喘

欧某　女　20岁

2020年8月23日初诊:哮喘病史多年,读小学时曾有哮喘发作,经治疗而愈。2018年因淋雨后感冒,导致哮喘发作,去卫生院输液治疗未见好转,于8月30日住院,诊断为:1. 支气管哮喘急性发作;2. 双肺社区获得性肺炎。经抗感染、止咳、化痰、雾化平喘等治疗,9月5日出院。出院后至今,一直服用“布地奈德福莫特罗吸入粉雾剂”,早晚各1次,每次吸3～5下。

现症见:哮喘,运动后则喘甚,喉中无痰,不咳,冬季加重,平时易感冒,不易出汗。过敏性鼻炎史,受冷空气、油烟刺激则喷嚏连连。

舌质淡红,舌苔白略厚,脉沉紧。

炒白果20g　麻　黄6g　款冬花10g　法半夏10g
桑白皮15g　苏　子10g　杏　仁10g　黄　芩10g
炙甘草10g　黄　芪30g　白　术10g　防　风10g
红景天20g　地　龙10g　7剂

2020年9月30日二诊:哮喘未发,西药减至1次/d,每次吸5下。近日感冒,鼻塞流涕,咽喉有痰,质地清稀。舌质淡红,舌苔白略厚,脉沉紧。

续8月23日方,加紫苏叶10g,7剂。

2020年10月21日三诊：哮喘未发，西药减至1次/d，每次吸3～4下，感冒已愈，现觉胸闷。舌质淡红，舌苔稍退，脉紧不沉。

续9月30日方，加全瓜蒌20g，7剂。

2020年11月9日四诊：哮喘未发，西药减至1次/d，每次吸2下。近日鼻炎又发，睡前、晨起时喷嚏较多，鼻塞流清涕，胸部不闷。舌质淡红，舌苔白略厚，脉浮略滑。

麻　黄 6g	杏　仁 10g	炙甘草 10g	黄　芩 10g
苍耳子 10g	辛　夷 10g	白　芷 10g	细　辛 6g
薄　荷 10g	法半夏 10g	陈　皮 10g	茯　苓 20g
黄　芪 30g	白　术 10g	防　风 10g	7剂

2020年12月16日五诊：哮喘未发，西药减至1次/d，每次吸1下。鼻炎症状消失大半，清涕渐浓，呈淡黄色。舌质淡红，舌苔薄黄，脉浮略滑。

续11月9日方，加胆南星10g，7剂。

2020年12月23日六诊：哮喘未发，西药停服，鼻炎症状消失。舌质淡红，舌苔薄白，脉沉缓。

炒白果 20g	麻　黄 5g	款冬花 10g	法半夏 10g
桑白皮 15g	苏　子 10g	杏　仁 10g	黄　芩 12g
炙甘草 10g	黄　芪 30g	白　术 10g	防　风 10g
红景天 20g	地　龙 10g	绞股蓝 20g	7剂

2021年3月12日七诊：中西药皆停2个多月，未出现任何异常。现大便2～3日一行。舌质淡红，舌苔薄黄，脉缓滑。

续2020年12月23日方，去地龙，加虎杖20g，7剂。

学生：中医有句俗话："外不治癣，内不治喘。"看老师治疗这例喘证，好像也不是太难。

老师：喘证分虚实，一般而论，实喘易治，虚喘难疗。实喘由于邪气壅阻，祛邪利肺则愈，故治疗较易；虚喘为气失摄纳，根本不固，补之未必即效，且每因体虚易感外邪，诱致反复发作，故难治。

学生：该患者为实喘，所以疗效颇佳。

老师：不止这个因素。第一，患者正值青壮年，正气旺盛，祛邪较易；第二，患者为实喘，未表现出肾虚气逆之症；第三，患者为中医学生，病史叙述清晰，服药能遵医嘱，饮食作息比较规律。

学生：既然辨证为实喘，为何用补虚的玉屏风散呢？

老师：《灵枢·百病始生》说："风雨寒热，不得虚，邪不能独伤人。"患者有哮喘病史，最近发病已 2 年之久，肺卫之气已伤，平时容易感冒即是明证。

学生：这不是一个单纯的实证，而是以实证为主的虚实夹杂证。

老师：是的，所以选用了定喘汤。

学生：此方在《本草纲目·卷三十·银杏·附方》中有记载，云："金陵一铺治哮喘，白果定喘汤，服之无不效者，其人以此起家。"

老师：我特别重视这句话："服之无不效者，其人以此起家。"古人写文章可能有夸张的手法，但是你翻遍《本草纲目》，有几个方会用这样的语言来强调疗效的！

学生：确实极为少见。

老师：教材认为，定喘汤是治疗风寒外束、痰热内蕴之哮喘证，但是在临床上，这样的证型碰不到几个。试问，其人如何以此起家？

学生：您是如何认识的呢？

老师：我认为定喘汤里的每味药，是代表治肺的一种法。白果敛肺，麻黄宣肺，杏仁肃肺，黄芩清肺，苏子降肺，款冬花润肺，桑白皮泻肺，半夏燥肺，炙甘草补肺。临证时，根据患者所感邪气，灵活加减用药，这样才能达到"服之无不效"的疗效。否则执一方而治百病，无异于刻舟求剑，哪有疗效可言！

学生：经您这么一讲解，对定喘汤的认识一下深入很多，您一般是如何加减的呢?

老师:第一,调虚实,白果敛肺,麻黄宣肺,根据虚实的程度来调整二药的剂量;第二,调寒热,麻黄辛温,黄芩苦寒,根据寒热的程度来调整二药的剂量;第三,调湿痰,痰多色白易咳,合入二陈汤;第四,调燥痰,痰少黏稠难咳,合入贝母瓜蒌散;第五,调伏火,咳喘气急,合入泻白散;第六,调肺卫,反复容易感冒,合入玉屏风散。

学生:如此加减,真能面面俱到。此患者运动后喘甚,且易感冒,是兼肺卫气虚,所以您加入了玉屏风散。

老师:是的。患者是我教的学生,平时热爱学习,每次上课为抢第一排座位而奔跑,入座之后,观其面色惨白,大口喘气,呼吸不畅,真担心她病又复发。劳则气耗,运动后喘甚,说明存在肺气亏虚,故用玉屏风散补益肺气。

学生:为何加红景天、地龙?

老师:久病多瘀,久病入络。红景天能补肺气,兼有活血化瘀之力;地龙能平喘,兼能通行经络。

学生:四诊时,患者哮喘未愈,鼻炎又犯,调整处方治鼻炎,为何哮喘也有效果呢?

老师:哮喘的病位在肺,鼻炎的病位在哪呢?

学生:肺开窍于鼻,鼻炎也是从肺论治。

老师:这就是异病同治之理。

学生:西药的服用为何逐次减量?

老师:第一,某些西药在停用的时候需要逐渐减少剂量。第二,中药的药效发挥需要时间,突然撤掉西药,患者病情可能加重。

12. 白虎汤加味治疗高热

吴某　女　60岁

2017年10月7日初诊:2个月前突然出现高热,送往市中心医院治疗,做了各种检查,未找到病因,用激素退热后出院。出院后2日,又开始发热，到省人民医院治疗，又做了一遍检查，未找到病因，未予开药而出院。患者经济条件有限，遍寻廉价验方，诸药遍尝而体温不降，机缘巧合，求诊于余。

现症见：高热不退，下午为甚，全身汗大出，口干喜冷饮，颜面通红，咳吐白色泡沫痰，黏稠难咳，小便深黄色，大便通畅。

舌质鲜红，少苔，脉洪大，两关脉尤甚。

生石膏 60g	知　母 10g	金银花 20g	连　翘 20g
淡竹叶 10g	薄　荷 10g	生甘草 10g	桔　梗 10g
芦　根 15g	生地黄 15g	玄　参 15g	丹　皮 10g

5 剂

2017 年 10 月 14 日二诊：服完第 1 剂，发热大减，服完第 2 剂，基本不发热，小便清澈，神疲乏力，稍有口干，略有咳嗽。舌质淡红，舌光无苔，脉缓滑。

南沙参 15g	北沙参 15g	太子参 15g	麦　冬 10g
石　斛 10g	玉　竹 10g	淡竹叶 10g	芦　根 15g
桔　梗 10g	浙贝母 10g	生甘草 10g	天花粉 15g

5 剂

2018 年 3 月 2 日回访：服完上方，病即痊愈。

学生：患者不明原因发热，治疗起来非常棘手。

老师：不管是外感发热，还是内伤发热，中医的治疗手段丰富多样。

学生：患者的发热属于哪种证型呢？

老师：阳明气分热盛证。

学生：高热不退，为身大热；全身汗大出，为汗大出；口干喜冷饮，为口大渴；加上脉洪大，为阳明气分热盛的四大症。患者还有颜面通红，是属于什么证？

老师：阳明主面，阳明热盛，故面红。

学生：患者尚有咳嗽。

老师：火热熏灼肺金，肺失宣发肃降而咳嗽。且脾土生肺金，此乃母病及子。

学生：火热煎灼肺津，故痰液黏稠难咳。

老师：所以看似病情复杂，但从中医的角度来分析，非常简单。

学生：方中白虎汤直清气分之热，银翘散散风热于外，为何用生地黄、玄参、丹皮？

老师：病历2个月之久，热邪久羁气分，恐已波及血分，故用三药滋阴清热、凉血散血。

学生：药证相符，效如桴鼓，真乃一剂知，二剂愈。

老师：患者发热时间较长，热虽已退，后续还需调理。

学生：患者主诉是发热，热退病即痊愈，为何还需调理？

老师：热邪可以灼伤津液，造成津液亏虚。且津能载气，津亏导致气虚，最后形成一个气津两伤证，所以还需补益气阴。

学生：二诊用益胃汤加味即是此理吧！

老师：分析一下方义。

学生：益胃汤由沙参、麦冬、冰糖、生地黄、玉竹组成。在补气方面，用了南沙参、北沙参、太子参，不但能补气，还能养阴；在滋阴方面，用麦冬、石斛、玉竹、天花粉，更养胃阴。特别是淡竹叶、芦根，能导余热从小便而出，且不伤阴。患者仍有咳嗽，甘草、桔梗、浙贝母相伍，有止咳化痰之效，无燥伤阴液之弊。

老师：患者前后住院花费数万元，因病而致穷，而病未愈，此两诊病即痊愈，中医治疗热病是有独特优势的。

13. 小柴胡汤合温胆汤治疗高热

张某　女　46岁

2015年6月20日初诊：高热1个月余，最高达40℃，经各级医院实验室检查，均未发现原因，高热后大汗出，旋即畏冷，口苦。

舌质淡红，舌苔白厚，脉弦缓。

柴　胡 10g	黄　芩 10g	法半夏 10g	党　参 10g
大　枣 10g	生　姜 10g	炙甘草 10g	陈　皮 10g
茯　苓 20g	枳　实 10g	竹　茹 10g	石菖蒲 10g
厚　朴 10g	槟　榔 10g	3剂	

2015年6月23日二诊：当日下午服第一煎药后，小便6次，量多清长，患者颇为惊讶，遂电话咨询，告知无须担忧，是病情好转之佳象，明日可以继续服用。自从开始服用中药，未再出现发热，现倦怠乏力，纳差食少，苔脉同上。

续上方，改党参20g，加炒麦芽15g，炒谷芽15g，3剂。

2015年7月5日三诊：迄今体温正常，下肢乏力，头昏困倦，多梦易醒，胆怯易惊。舌质淡红，舌苔白略厚，脉缓弱。

黄　芪 30g	党　参 15g	白　术 10g	当　归 10g
炙甘草 10g	茯　苓 30g	远　志 10g	酸枣仁 20g
大　枣 10g	夜交藤 30g	陈　皮 10g	法半夏 10g
炒莱菔子 15g	郁李仁 10g	5剂	

学生：一阵发热一阵汗出，结合患者性别年龄，可以诊断为更年期综合征。

老师：更年期综合征尚有烦躁易怒、两颧潮红等症状，中医辨证一般属于肝肾阴虚，舌苔表现为少苔，该患者舌苔白厚，故可排除这个诊断。

学生：那这种发热是属于什么证型呢？

老师：发热之后，旋即畏冷，可以理解为“寒热往来”。

学生：患者还有口苦、脉弦，是少阳发热。

老师：对。那是什么邪气引起的呢？

学生：舌苔白厚，应该是痰湿邪气阻于少阳经而发热。痰湿易阻气机，人体阳气不能发越于外，蕴积而发热。郁热迫津外泄，汗出时郁热随之而散，故旋即畏冷。

老师：分析得很正确。

学生：处方用小柴胡汤和解少阳，温胆汤化痰利湿，还用了部分的达原饮？

老师：对，用了达原饮中的厚朴、槟榔。

学生：为什么还用达原饮？

老师：患者热势较高，说明湿邪郁闭严重，恐温胆汤力量不够，故加入燥湿之力较强的达原饮。

学生：为何去掉草果？

老师：草果辛温燥烈，气浓味厚，苔厚如积粉时可用，恐燥伤阴液，故去之。

学生：患者服药后，为何小便如此之多，并且您判断是疾病好转的征象？

老师：足少阳胆经与手少阳三焦经相连，三焦为水液运行的通道，小柴胡汤和解少阳，温胆汤分消走泄，使客于少阳之痰湿邪气从三焦而排出体外，故尿量增多是邪气外出之象。

学生：二诊为何加重健脾消食之药？

老师：脾为生痰之源，健运脾胃可杜绝痰湿的再生，也可以促进体内痰湿邪气的排出。

学生：三诊患者表现为心脾两虚证，您开了一个归脾汤，为何合入二陈汤？

老师：患者舌苔白略厚，湿邪仍存，用二陈汤燥湿化痰，祛除余邪。

学生：为什么用郁李仁？患者大便正常啊！

老师：郁李仁不只是用于润肠通便，还能利水，还能治胆怯易惊。

学生：对中药的知识掌握得还不全面，您不讲明白，还真不知道如何去理解。

14. 三拗汤合苍耳子散治疗鼻炎(一)

黄某　男　19岁

2022年3月7日初诊:既往有过敏性鼻炎病史。现鼻塞鼻痒,呼吸不畅,流大量浓涕,平时容易感冒。

舌质淡红,舌苔中根部淡黄厚腻,两关脉略滑。

麻　黄 6g	杏　仁 10g	生甘草 10g	黄　芩 15g
苍耳子 10g	辛　夷 10g	白　芷 10g	细　辛 3g
薄　荷 10g	法半夏 10g	陈　皮 10g	茯　苓 30g
黄　芪 30g	白　术 10g	防　风 10g	芦　根 30g

7剂

2022年4月5日二诊:上方服完,诸症消失,以为鼻炎痊愈而未复诊。近因天气降温而上症又现,舌苔稍退。

续上方,7剂。

2022年4月14日三诊:诸症基本痊愈,为巩固疗效,继续服药。

续上方,7剂。

老师:根据患者的四诊资料,你辨证论治一下。

学生:患者鼻塞鼻痒,是外感风邪;流大量浓涕,是痰湿内蕴;平时容易感冒,是肺卫气虚;舌苔淡黄,脉现滑象,是内有蕴热。综上所述,患者的证型为:外感风邪,内蕴痰热,兼肺卫气虚。

老师:患者虽然症状较少,证型却较为复杂。

学生:病位在鼻,用苍耳子散发散风邪、开通鼻窍,这个好理解,为何使用发散风寒的三拗汤,患者虽感风邪,但并没有显现寒象啊?

老师:肺开窍于鼻,治鼻的同时还需治肺,用三拗汤宣发肃降肺气,方为治本之法。加入苦寒的黄芩,可制约麻黄之温性,且能清内蕴之热。

学生:也就是说麻黄之温性已被黄芩之寒性抵消,只取麻黄之辛能散风？

老师：是的。三拗汤宣发肃降肺气，苍耳子散开通鼻窍，则风邪无藏身之处。

学生：针对痰湿，用了二陈汤化痰燥湿，为何用芦根？

老师：芦根能利尿，使痰湿从小便而去，也可引内蕴之热从小便而走。

学生：肺卫气虚用玉屏风散补气固表，防止风邪复来。

老师：患者服药后效果挺好，为何停药后容易复发？

学生：可能是患者没有遵守饮食禁忌吧。

老师：不对。服药后风邪易去，但肺卫之气未充，风邪仍可来袭；痰湿虽化，但脾胃未健，痰湿随消随生。

学生：所以要坚持服药一段时间，补足卫气，自可御风于外；健运脾胃，以杜生痰之源。

老师：一般患者症状消失后，最好将上方做成丸剂，巩固一两个月，以后复发的概率就很小了。

15. 三拗汤合苍耳子散治疗鼻炎（二）

黄某　男　30岁

2014年7月4日初诊：过敏性鼻炎病史，长期从事厨师这一职业，近一两年来闻油烟味、冷空气则喷嚏连连，无奈工作环境中充满油烟味、冷空气，久服药物治疗无效，一度有变更职业的想法，现在居家休养，尝试用中医治疗。

现症见：晨起鼻部略塞，闻油烟味、冷空气则喷嚏连连，流大量白色清涕，质地清稀。舌质淡红，舌苔薄白，脉缓滑。患者服汤剂不便，要求服用丸剂。

麻　黄 100g	杏　仁 100g	炙甘草 100g	黄　芩 100g
苍耳子 100g	辛　夷 100g	白　芷 100g	细　辛 60g
薄　荷 80g	浙贝母 100g	胆南星 100g	黄　芪 200g

白　术 100g　　防　风 100g　　鹅不食草 100g

1剂，水泛丸，每日 3 次，每次 10g，饭后服用

2014 年 7 月 19 日二诊：患者服药 10 日后，闻油烟味时喷嚏大大减少，认为可以重操旧业，去外地务工路途遥远，询问能否多带一些药丸。

续上方，1剂，水泛丸，每日 3 次，每次 10g，饭后服用。

2015 年 2 月 3 日三诊：患者做厨师半年，喷嚏偶发，打两三个即止，流少量清涕。舌质淡红，舌苔薄白，脉缓滑。

续上方，1剂，水泛丸，每日 3 次，每次 10g，饭后服用。

2015 年 6 月 22 日四诊：服药期间过敏性鼻炎未发作，苔脉同上。

续 2014 年 7 月 4 日方，加蜈蚣 10 条。1剂，水泛丸，每日 3 次，每次 10g，饭后服用。

2016 年 7 月 10 日五诊：喷嚏流涕未见，因仍从事厨师职业，担心鼻炎复发，要求继续巩固。

续 2014 年 7 月 4 日方，加蜈蚣 20 条。1剂，水泛丸，每日 3 次，每次 10g，饭后服用。

学生：患者闻冷空气则喷嚏连连，流大量白色清涕，可以认为是外感风寒证。

老师：所以麻黄的剂量相对来说增大了。

学生：既然辨证是一个纯粹的外感风寒证，为何还要用苦寒的黄芩？

老师：患者看病的季节是 7 月份，天气炎热汗出，单纯用辛温的麻黄，你不怕大汗亡阳啊？

学生：对对对，忘记了“用热远热”，还是得用黄芩制约一下。

老师：所以这次连温燥的二陈汤也没用，而是用的偏寒凉的浙贝母、胆南星。

学生：为什么呢？明明辨证是风寒啊？

老师：苍耳子散整体是辛温的，外加麻黄之温，天时之热，很容易化火化燥，所以用黄芩、胆南星、浙贝母制约一下。

学生：处方里面寒热之药的比例还需顾及天时？

老师：这就和狙击手一样，瞄准目标的同时，还需考虑风向、风速、气温、速度，否则不可能命中目标。

学生：患者一开始就服用丸剂，效果挺好啊。

老师：丸者，缓也，药力缓慢。我也没料到效果如此之好，可能患者正值壮年，正气充沛，一旦邪气有外出之机，正气即有恢复之势。

学生：玉屏风散也有助于正气的恢复。鹅不食草是一味什么药？

老师：这味药比较偏，不细心读书，很难去认识它。鹅不食草味辛性温，能通鼻窍，利鼻气，古方多以本品塞于鼻内，治疗鼻息肉及鼻塞、鼻渊。

学生：也就是说鹅不食草可以加强苍耳子的功效。

老师：是的。

学生：四诊、五诊为何加蜈蚣？

老师：第一，蜈蚣祛风之力颇强。第二，蜈蚣属于虫类药，走窜之性颇强，可以搜剔余邪。

学生：如此严重的过敏性鼻炎，在职业不变的前提下，服药而痊愈，真不简单。

16. 杏苏散合苍耳子散二陈汤治疗鼻炎

张某　男　19岁

2021年9月16日初诊：鼻炎病史10年，闻油烟味或冷空气即发，面色㿠白，动辄汗出，平素容易感冒。现晨起时左侧鼻塞，呼吸不畅，喷嚏连连，鼻流白色清涕。

舌质淡红，舌苔白略厚，脉弦缓。

紫苏叶 15g	杏　仁 10g	炙甘草 10g	苍耳子 10g
辛　夷 10g	白　芷 10g	细　辛 3g	薄　荷 10g

法半夏 10g　　陈　皮 10g　　茯　苓 30g　　黄　芪 30g
白　术 10g　　防　风 10g　　7剂

2021年9月23日二诊：左侧鼻塞已通，不打喷嚏，清涕减少，小便排出不畅。舌质淡红，舌苔白略厚，脉弦缓。

续上方，加芦根30g，7剂。

2021年9月30日三诊：晨起时稍有鼻塞，闻油烟味或冷空气不打喷嚏，鼻涕消失，小便通畅。舌质淡红，舌苔薄白，脉缓滑。

续9月23日方，7剂。

学生：鼻炎闻冷空气即发，鼻流白色清涕，为外感风寒证，为何不用麻黄？

老师：病在几月？

学生：9月。

老师：天气是否炎热？

学生：虽秋高气爽，仍烈日当空，颇觉燥热。虽然如此，辛温之麻黄亦可用苦寒之黄芩来制约啊？

老师：患者面色皖白、动辄汗出，是肺卫气虚，腠理疏松，恐不能胜任麻黄之辛温发汗。

学生：所以您用了柔和之紫苏叶，也去掉了制约之黄芩。

老师：对，临证须知变法，不可生搬硬套。

学生：患者9岁即患鼻炎，病经10余年，三诊基本痊愈，效果很好啊！

老师：我通过大量的临床观察，发现如果鼻部有手术史，再用中药治疗，效果不佳。

学生：鼻炎患者大部分先找西医治疗，手术治疗占很大的比例，为何会降低中医的疗效呢？

老师：物质是功能存在的基础。鼻部经过手术，改变了原来的生理结构，物质都改变了，它的功能还能复原吗？

学生：不能。所以后期再怎么用中医治疗，功能不能复原，症状不能完全消失。

老师：是的。这位患者没有经过手术治疗，所以鼻部功能可以复原。

学生：后期是否还需巩固治疗？

老师：那是当然，卫气没那么容易补起来，卫气不足，外邪仍可侵袭而入。

学生：后期用丸剂巩固可以吗？

老师：可以，便于坚持。

17. 小柴胡汤合温胆汤苍耳子散治疗鼻炎

李某　男　38岁

2019年1月28日初诊：鼻窦炎病史。鼻涕较多，色白清稀，自觉有气味，偶有口苦，大便偏稀。

舌质淡红，舌苔中根部淡黄厚腻，脉缓滑。

柴　胡10g　黄　芩10g　法半夏10g　苍　术15g
厚　朴15g　陈　皮10g　茯　苓30g　枳　实15g
竹　茹10g　炒莱菔子15g　苍耳子10g　辛　夷10g
白　芷15g　鱼腥草30g　7剂

2019年2月14日二诊：鼻涕减轻大半，气味消失，大便成形。舌质淡红，舌苔退，脉缓滑。

续上方，7剂。

学生：此案为何不用三拗汤合苍耳子散？

老师：患者没有鼻塞、鼻痒、喷嚏，看不到外感风邪之证。

学生：对，看病不能胶柱鼓瑟。

老师：此方使用了小柴胡汤，分析一下机理。

学生：肺开窍于鼻，小柴胡汤所治病位在肝胆，联系不起来啊。

老师:《黄帝内经》云“胆移热于脑,则辛頞鼻渊”,胆腑郁热导致湿热邪气上攻鼻窍,从而出现鼻流浊涕。

学生:这下我明白了,鼻流浊涕是由胆腑郁热所致,病位在胆,所以用小柴胡汤疏肝利胆,伍用温胆汤化痰去浊。

老师:是的。古人提出用“藿胆丸”来治疗,该方由藿香叶、猪胆粉组成。

学生:您为什么不直接用藿胆丸来治疗呢?

老师:第一,患者舌苔中根部淡黄厚腻,痰湿邪气很重,藿香燥湿化痰之力不足;第二,猪胆苦寒,以胆入胆,可清胆腑郁热,但药房不备。

学生:所以师其法而不用其方。

老师:自己组方即可。

学生:为何用鱼腥草?该证不是由胆热所致吗?鱼腥草是清肺热的啊!

老师:小柴胡汤能疏肝利胆,可引诸药归于胆,鱼腥草受到引经药的引导,当然能清胆热。且肺开窍于鼻,鼻部的症状多少与肺有关系。

学生:所以仍然用了苍耳子、辛夷、白芷散风寒、通鼻窍。

老师:这个病案要仔细品味,特别是“师其法而不用其方”。

18. 三拗汤合温胆汤葶苈大枣泻肺汤治打鼾

代某　男　36岁

2023年2月8日初诊:打鼾10年,近1年来逐渐加重,鼾声如雷,影响家人休息。鼻塞,两侧鼻孔呼吸不畅,睡觉时张口呼吸,自觉咽中有痰,黏腻难咳,吐之不尽,白天倦怠乏力,精力不济。平素喜食辛辣油腻食物。

舌质淡红,舌苔淡黄厚腻,脉滑。

麻　黄 6g	杏　仁 10g	炙甘草 10g	黄　芩 15g
全瓜蒌 30g	浙贝母 15g	桔　梗 10g	法半夏 10g

陈　皮 10g　　茯　苓 30g　　枳　壳 10g　　竹　茹 10g
葶苈子 20g　　大　枣 10g　　炒莱菔子 15g　　忍冬藤 30g
10 剂

2023 年 2 月 18 日二诊：鼾声大减，两侧鼻孔呼吸顺畅，咽中痰量大减，精神振奋。舌质淡红，舌苔根部略厚，脉缓滑。

续 2 月 8 日方，10 剂。

学生：打鼾也是一种病吗？

老师：古人认为打鼾是睡眠程度较深、质量较好的一种表现，如：鼾声如雷、鼻息如雷，所以古代医籍文献中基本上没有关于打鼾的记载。现代医学则认为打鼾是由鼻中隔偏曲、慢性鼻炎等所致，影响呼吸，甚则造成呼吸暂停。症状严重者，必须予以治疗。

学生：古人没有提供治疗方法，需要靠自己去思索，从哪里入手呢？

老师：首先确定病位。

学生：打鼾是由鼻腔内的气流通过受阻所致，肺开窍于鼻，病位在肺。

老师：然后确定病因。

学生：患者平素喜食辛辣油腻食物，辛辣生热，油腻生痰，痰热阻滞鼻腔，导致气流不畅，故而打鼾。肺为贮痰之器，痰热贮于肺中，咽喉为肺之门户，故咽中之痰黏腻难咳。舌脉也符合痰热之象。

老师：这样可以确定本案的证型为痰热壅肺。

学生：患者为何白天倦怠乏力，精力不济？

老师：《素问·生气通天论》曰“阳气者，若天与日，失其所，则折寿而不彰，故天运当以日光明”。人体的功能活动都是靠阳气来推动的，患者痰湿壅盛，可以阻滞阳气的运行，导致没有足够的阳气来支持人体的功能活动，故倦怠乏力。

学生：为何选用三拗汤呢？

老师：肺主宣发肃降，肺开窍于鼻，鼻腔气流不通，可以认为是肺的宣发肃降功能出现了异常。故用麻黄宣肺，杏仁降肺，伍以黄芩清肺。

学生：化痰之药用得相当重，用温胆汤合贝母瓜蒌散。

老师：是的。患者痰量较大，故用温胆汤化痰除湿；痰黏难咳，故用贝母瓜蒌散润燥化痰。

学生：葶苈大枣泻肺汤不是用来治疗肺痈的吗？此处为何使用？

老师：葶苈子苦降辛散，性寒清热，专泻肺中水饮及痰火而平喘咳。两者病机相似，均为痰热壅肺，故可使用。

学生：为何用忍冬藤？

老师：藤可入络，用忍冬藤入络脉搜剔痰热邪气。

学生：方中化痰之药颇多，清热之药较少，这样使用有什么道理吗？

老师：痰湿乃阴邪，需要靠阳气的运化，才能排出体外。如果清热之药用得过多，损伤阳气，反而不利于痰湿的祛除。

学生：清热之药用得少，热邪如何祛除呢？

老师：叶桂《外感温热篇》记载“或透风于热外，或渗湿于热下，不与热相搏，势必孤矣”。痰热相搏，痰湿祛后，热无所附，自然散去。

19. 小柴胡汤合贝母瓜蒌散治疗梅核气（一）

江某　男　19岁

2021年5月21日初诊：咽喉异物感，冬季明显，吞之不下，吐之不出，用力呛咳可吐出少量白色黏痰，胸闷，大便偶溏。

舌体胖大，边有齿痕，舌苔淡黄厚，脉缓滑。

柴　胡 10g	黄　芩 10g	法半夏 10g	全瓜蒌 30g
浙贝母 10g	天花粉 15g	陈　皮 10g	桔　梗 10g
茯　苓 30g	土牛膝 20g	生　姜 10g	芦　根 30g
丹　参 20g	7剂		

2021年5月29日二诊：咽喉异物感明显减轻，痰可吐出，可吞下，胸闷消失。舌淡红，舌苔薄白，脉缓。

续上方，7剂。

2021年9月10日回访：服完上药后，病已痊愈。

学生：这种咽喉异物感是不是梅核气？

老师：是的。《金匮要略·妇人杂病脉证并治》言："妇人咽中如有炙脔，半夏厚朴汤主之。"

学生：可是患者为男性？

老师：本病的发生多由七情郁结，痰凝气滞，上逆于咽喉之间所致。难道男性就没有七情郁结吗？只是多发于女性，故文中云"妇人"，读书不可死于句读之下。

学生："咽中如有炙脔"，是咽中自觉有物阻塞，咯之不出，咽之不下。

老师：对，症状符合，可以诊断为梅核气。

学生：梅核气的形成还是不太明白。

老师：本病多由肝气郁结所致，足厥阴肝经"循喉咙之后"，肝气滞于喉咙，气阻津停，化而为痰，痰气交搏，经络壅塞，故咽喉不利。

学生：在治疗上，一方面要疏肝理气，一方面要化痰除湿。

老师：是的。

学生：《金匮要略》用半夏厚朴汤来治疗，您为何不用？

老师：方中半夏、厚朴、生姜辛以散结，苦以降逆；茯苓佐半夏，以利饮化痰；紫苏叶芳香，以宣通郁气。本方偏重于燥湿化痰，而疏肝理气之力太弱。

学生：所以您用了小柴胡汤，不但能疏肝理气，还能燥湿化痰。

老师：气郁可化火，痰湿蕴积亦可化火，小柴胡汤中的黄芩还能清火。

学生：为何用贝母瓜蒌散？

老师：这就要在"痰"字上深入思考了？

学生：有什么区别吗？

老师：痰有热痰、燥痰、寒痰、湿痰、风痰、顽痰、胶痰等，治法各不一样。

学生：难道梅核气的痰不一样？

老师：古今的饮食、作息、环境都发生了巨大的变化。《伤寒论》产生于汉代，感受寒邪多一些，多从寒痰、湿痰论治，所以半夏厚朴汤用的都是辛温之药。现在的人饮食辛辣、晚睡晚起，实火、虚火多一些，要转变方向，从热痰、燥痰来论治。

学生：痰黏难咳，确实属于热痰、燥痰，所以您用了润燥化痰的贝母瓜蒌散。

老师：这也是临床不断摸索出来的，我刚刚上临床的时候，也是用半夏厚朴汤治疗梅核气，疗效不行。后来意识到古今差异，才想到用贝母瓜蒌散，果然疗效不同凡响。

20. 小柴胡汤合贝母瓜蒌散治疗梅核气（二）

朱某　女　19岁

2021年6月8日初诊：咽喉异物感，吞之不下，吐之不出，痰量较少，色白而黏，难以咳出，晚上说梦话。鼻炎病史，冬季易发。

舌质淡红，舌苔薄白，右寸脉滑。

柴　胡10g　黄　芩10g　法半夏10g　全瓜蒌30g
浙贝母10g　天花粉15g　陈　皮10g　桔　梗10g
茯　苓30g　土牛膝20g　炒莱菔子15g　生　姜10g
远　志10g　7剂

2021年6月20日回访：咽喉异物感大减，痰易咳出，说梦话亦减少，自觉不需要再服药。

学生：小柴胡汤合贝母瓜蒌散治疗梅核气，疗效非常显著，我看您加减用药也很有特色，比如土牛膝这味药，是不是必不可少啊？

老师：土牛膝你们应该比较陌生，因为教材上没有讲，要自己去看大量的本草书。

学生：中药的知识既多且杂，教材上的都很难记全。

老师：古方中，土牛膝是用来治疗喉痹的。咽喉肿塞、痰涎壅盛，将土牛膝捣汁灌下，单用即效。

学生：土牛膝化痰利咽的效果比较好？

老师：是的，我将它作为“利咽要药”来使用，临床疗效还不错。

学生：为何要用生姜呢？生姜辛温之性，不是用来治寒痰、湿痰的吗？

老师：痰饮按照阴阳的属性来划分，是属阴，当然需要阳气才能化掉，《金匮要略·痰饮咳嗽病脉证并治》即云“病痰饮者，当以温药和之”。前面用了大量寒凉之药，恐寒凉太过，反而不利于化痰除饮，故用生姜以反佐。

学生：用莱菔子是取其化痰之功吗？

老师：咽喉为肺之门户，肺与大肠相表里，莱菔子善行大肠之气，即能利咽喉之气，俾气行则痰消。

学生：此案用远志，殊不可解。

老师：远志入肺经，能祛痰止咳；患者晚上说梦话，远志还能安神益智。

学生：难怪患者说梦话也减少了呢。

21. 小柴胡汤合贝母瓜蒌散治疗梅核气（三）

刘某　男　54岁

2017年12月8日初诊：咽喉异物感，吞之不下，吐之不出，咽喉干燥，讲话时间稍久则觉乏力，大便稍有干结，平素喜食辛辣。

舌质淡红，舌苔淡黄厚，右边舌苔有指甲大小剥落，舌下络脉粗大，脉弦滑，右关尤甚。

柴　胡 10g　黄　芩 10g　法半夏 10g　全瓜蒌 20g
浙贝母 10g　天花粉 15g　陈　皮 10g　桔　梗 10g
茯　苓 30g　南沙参 20g　玄　参 10g　麦　冬 10g
生甘草 10g　土牛膝 20g　7剂

2017 年 12 月 27 日二诊：咽喉异物感减轻大半，大便顺畅，次数较前增多，舌苔消退，剥落舌苔已生，脉缓滑。

续上方，加炒莱菔子 15g，7 剂。

老师：从这位患者的症状上看，是不是验证了我前面的分析？

学生：是的。患者平素喜食辛辣，容易化火伤阴，形成热痰、燥痰。火热灼伤津液，故咽喉干燥，大便干结。

老师：舌苔已现剥苔，可见阴伤之甚。

学生：舌苔淡黄厚，痰湿也比较重。

老师：其实这个病已经不好治了，用药比较矛盾。化痰除湿之药，容易燥伤阴液，使阴更亏；滋阴养液之药，容易滋腻碍胃，使痰更重。

学生：那如何用药呢？

老师：化痰除湿与滋阴养液并行，但必须掌握用药比例。

学生：患者痰气胶阻为主证，所以用了小柴胡汤合贝母瓜蒌散；津伤阴亏是次证，所以伍入玄麦甘桔汤。

老师：为何用南沙参？

学生：患者讲话时间稍久则觉乏力，是气虚之象，用南沙参补气。

老师：这只是一个方面，南沙参还可以养阴生津，还能化痰。中药要善于归纳，所有"参"类药中，只有南沙参可以化痰；所有"参"类药中，只有党参可以补血。

学生：二诊即愈，疗效颇佳。

老师：这个病要想完全治愈，还要多复诊几次。

学生：为什么这么说呢？

老师：长年饮食辛辣所造成的阴伤，不是那么容易补起来的。况且患者舌下络脉粗大，是血瘀之证，可能还存在气滞血瘀、痰瘀互阻。

学生：前面的用药没有涉及活血化瘀。

老师：是的，用药有先后，活血化瘀可以放在最后一步，可惜患者没来复诊了。

22. 小柴胡汤合贝母瓜蒌散治疗梅核气（四）

马某　男　20岁

2021年5月14日初诊：咽部异物感，吞之不下，吐之不出，大便呈稀水样，每日1～2次。

舌质淡红，舌苔白厚，脉缓滑。

柴　胡 10g　　黄　芩 10g　　法半夏 10g　　全瓜蒌 20g
浙贝母 10g　　陈　皮 10g　　桔　梗 10g　　茯　苓 30g
苍　术 10g　　厚　朴 15g　　土牛膝 20g　　车前子 15g
炒莱菔子 15g　　7剂

2021年5月26日二诊：自觉咽部异物缩小，大便成形，1日1次。舌质淡红，舌苔稍退，脉缓滑。

续5月14日方，加天花粉15g，7剂。

2021年6月4日三诊：咽部异物感减轻大半，余症同上。

续5月26日方，7剂。

2021年6月18日四诊：服上方后，咽部异物感已消失，停药后稍有反复，大便正常。舌质淡红，舌苔淡黄厚，脉弦缓。

续5月14日方，加枳实10g，竹茹10g，7剂。

学生：此案贝母瓜蒌散去掉了天花粉，全瓜蒌的剂量也用轻了。

老师：是的，大便呈稀水样，考虑肠胃水湿壅盛，故少用润滑之剂，避免大便水泻。

学生：然后加入了平胃散，燥湿行气。

老师：处方里面针对水湿邪气，不仅仅是一个平胃散。

学生：还有二陈汤。

老师：平胃散合二陈汤，称为“平陈散”，祛湿之力更强。

学生：“治湿不利小便，非其治也”，用车前子利尿渗湿，使大便多余的水湿从小便分利。

老师：对，这个方法称为“开支河”，并且车前子还具有清肺化痰的功效。

学生：二诊为何又加入天花粉？

老师：舌苔渐退、大便成形，说明水湿已去。梅核气仍从燥痰、热痰来治疗，故加入清热润燥之天花粉。

学生：四诊患者咽部异物感已消失，为何舌苔一直不退，并且有加重之势？

老师：患者诊病时正值梅雨季节，天气闷热，湿邪易从外而入。

学生：所以在二陈汤的基础上加枳实、竹茹，组成温胆汤，加强燥湿化痰之功。

老师：是的。

学生：此案中可以看到半夏厚朴汤的影子。

老师：是的，只要辨证有湿痰的存在，半夏厚朴汤用之无疑。

23. 清气化痰丸合玄麦甘桔汤治疗咽干

蔡某　女　37岁

2019年3月2日初诊：咽喉干燥，咽中异物感，吞之不下，吐之不出，常流鼻血，平素易上火，偶口苦。

舌质红，舌苔白厚，脉沉滑，右寸显。

杏仁 10g	全瓜蒌 30g	茯苓 30g	栀子 10g
黄芩 10g	胆南星 10g	陈皮 10g	法半夏 10g
浙贝母 10g	桔梗 10g	土牛膝 20g	玄参 10g
麦冬 10g	生甘草 10g	7剂	

2019年3月9日二诊：咽喉干燥、异物感大减，未见流鼻血。舌质淡红，舌苔变薄，脉缓滑。

续上方，7剂。

学生：此案为何不用小柴胡汤合贝母瓜蒌散？从症状上看，也是梅核气啊？

老师：主症差不多，要注意伴随症状。

学生：还有流鼻血、易上火、偶口苦。

老师：一派火热之象，需用清热泻火之药。你来辨证论治一下！

学生：从症状上看，可以辨为肺火旺盛证。咽喉为肺之门户，火热灼伤津液，故咽干；炼津为痰，痰阻气机，故咽中异物感；肺开窍于鼻，火热迫血妄行，故流鼻血；肺金克胆木，火热逼迫胆汁上溢，故口苦；右寸候肺，火热鼓荡脉道，故右寸滑象明显。

老师：分析得不错，所以用了直清肺火的清气化痰丸。

学生：为何用玄麦甘桔汤呢？

老师：火热煎灼阴津，会导致阴津亏耗，故用玄麦甘桔汤滋阴生津。

学生：疾病变化多端，看来不能执一方而治百病。

老师：是的，临证必须掌握辨证论治这一法宝，才能无往而不利。

学生：此案如果辨为梅核气，而用半夏厚朴汤，后果将不堪设想。

老师：所以要善于读书，勤于思考。

24. 丹栀逍遥散合二至丸玄麦甘桔汤治疗咽干

冯某　女　63岁

2020年10月9日初诊：咽喉灼烧、干燥疼痛20余年，每逢秋季加重，食辛辣食物更甚，咽干饮水不解，平素性情急躁易怒，夜寐不佳，小便黄色，大便正常。有声带小结节病史，既往从事销售工作。查既往病例，清热泻火、养阴润燥之方遍服，毫无寸效，每日泡服菊花、麦冬、百合之类，稍有缓解。

舌边尖红，少苔，脉弦滑，两关尤显。

丹　皮10g	栀　子6g	当　归15g	白　芍20g
柴　胡10g	茯　苓10g	白　术10g	炙甘草10g

薄　荷 10g　女贞子 30g　墨旱莲 30g　南沙参 30g
北沙参 30g　麦　冬 15g　玄　参 10g　桔　梗 10g
7 剂

2020 年 10 月 20 日二诊：咽喉灼烧、干燥疼痛大为减轻，自述 10 余年来咽喉未有如此舒适，心情舒畅，咽喉仍有干燥，但饮水可缓解，夜寐不佳，苔脉同上。

续 10 月 9 日方，改玄参 15g，加五味子 15g，7 剂。

2020 年 11 月 6 日三诊：上方服完，咽喉基本已愈，故擅自停药。近几日来心情不畅，情绪波动较大，乍热乍汗，咽喉灼烧干燥疼痛又发，苔脉同上。

丹　皮 10g　栀　子 6g　当　归 15g　白　芍 20g
柴　胡 10g　茯　苓 10g　白　术 10g　炙甘草 10g
薄　荷 10g　女贞子 30g　墨旱莲 30g　百　合 20g
生地黄 15g　夏枯草 15g　龟　板 20g　炒莱菔子 15g
7 剂

2020 年 11 月 13 日四诊：咽部已无灼烧感，稍有干燥感，阵热阵汗，心情烦躁减轻，心态较前平和，眠浅易醒，大便日行 1～2 次。舌质淡红，舌苔薄白，脉较前柔和。

丹　皮 10g　栀　子 6g　当　归 15g　白　芍 20g
柴　胡 10g　茯　苓 10g　白　术 10g　炙甘草 10g
薄　荷 10g　酸枣仁 20g　夜交藤 30g　女贞子 30g
墨旱莲 30g　佛　手 20g　7 剂

2020 年 11 月 20 日五诊：诸症基本痊愈，因去外地度假，服药不便，要求丸药调理。最近体检：动脉粥样硬化，苔脉同上。

丹　皮 10g　栀　子 10g　当　归 15g　白　芍 20g

柴　胡 10g	茯　苓 10g	白　术 10g	炙甘草 10g
薄　荷 10g	酸枣仁 30g	夜交藤 30g	女贞子 30g
墨旱莲 30g	白菊花 20g	夏枯草 10g	龟　板 20g
桃　仁 10g	红　花 10g	三七粉 10g	

10剂，水泛丸，每日3次，每次10g，饭后服用

2022年9月10日回访：病已痊愈，至今未发。

学生：此案为何不用清气化痰丸？咽喉灼烧、干燥，吃辛辣食物则加重，小便黄色，舌边尖红，全是一派火热之象。

老师：我仔细看了患者的病历，患者经常吃中药调理，病历记载得比较完整，前面的医生清热泻火、养阴润燥之方都用过了，没有治好，说明辨证不对。

学生：真是“山重水复疑无路”啊！

老师：张介宾曾经提出过“独处藏奸”。

学生：如何理解？

老师：在疾病纷繁复杂的临床表现中，那些与诸多症状不相一致的、反常的、特殊的症状表现，往往隐藏着重要的辨证线索。

学生：没发现这样的辨证线索啊？

老师：你发现没有，我在问诊过程中，患者语速极快，并且她说得多，我问得少，如果我不打断她，我连问诊的机会都没有。

学生：确实如此，说明她性格急躁。

老师：所以我怀疑她肝火偏旺，当然只能是怀疑。

学生：那如何验证呢？

老师：脉弦滑，两关尤显。左关候肝胆，故而推断出患者肝火亢盛。

学生：那这个病的辨证就“柳暗花明又一村”了！

老师：你说说看。

学生：肝主木，肺主金，肝火亢盛，反侮肺金，咽喉为肺之门户，故咽喉

灼热；津液耗损，故咽喉干燥；饮水不能熄肝火，故饮水不解；肝火上扰心神，故夜寐不佳。

老师：分析得不错，这个病机基本解释了所有症状的产生。

学生：您用丹栀逍遥散清肝泻火、疏肝解郁，为何用大剂量的二至丸？

老师：肝火可灼伤肝阴，肝肾同源，则肾阴也存在耗伤。所以用二至丸滋补肝肾之阴。

学生：为何南沙参、北沙参的剂量也用这么大？

老师：多言耗气，患者言语多、语速快，虽戒之少言语，但一时半会改变不了，故重用南沙参、北沙参补气养阴。

学生：还合入了玄麦甘桔汤。

老师：肺津也存在耗伤。

学生：三诊患者又出现了乍热乍汗，用药有很大的变化啊。

老师：患者因发怒而症状复发，肝火灼伤肝肾之阴，虚火上炎，迫津外泄，故出现乍热乍汗。伍入夏枯草可增强清泄肝火之力，加入龟板可增强滋补肾阴之效。

学生：为何也加了百合地黄汤？

老师：肝木生心火，母病及子，则心神不安，故用百合地黄汤滋阴宁心。

学生：对，心主神明，情志皆与心有关。

老师：从这个病案你学到了什么？

学生：看病就像破案，不能放过任何线索，有时候某些不起眼的线索恰恰就是破案的关键所在。

老师：心思要细腻，鲁莽之人是学不好医的。

25. 三拗汤合瓜蒌薤白半夏汤治疗新型冠状病毒感染后咳嗽胸闷

宋某　女　42岁

2023年1月31日初诊：新型冠状病毒感染愈后，现偶有咳嗽，咳吐少量白色痰液，容易咳出，心前区有堵塞感，放射至背部，四肢酸痛，倦怠乏力，体力下降明显，体位改变时头晕。过敏性鼻炎史。

舌质淡红，舌苔薄白，两关沉滑，脉弱。

麻　黄 4g　　杏　仁 10g　　炙甘草 10g　　黄　芩 10g
全瓜蒌 30g　　薤　白 20g　　法半夏 10g　　陈　皮 10g
茯　苓 30g　　生晒参 10g　　南沙参 20g　　红景天 20g
炒莱菔子 15g　　黄　芪 30g　　丹　参 20g　　7剂

2023 年 2 月 7 日二诊：基本不咳，精神振奋，胸口堵塞感、四肢酸痛减轻。舌质淡红，舌苔白略厚，脉缓滑。

续1月31日方，7剂。

2023 年 2 月 14 日三诊：咳嗽、四肢酸痛消失，头部晕，讲话稍久则胸闷，月经量少。舌质淡红，舌苔白略厚，舌下络脉粗大，两关脉滑大。

柴　胡 10g　　黄　芩 10g　　法半夏 10g　　党　参 20g
全瓜蒌 30g　　薤　白 20g　　陈　皮 10g　　茯　苓 30g
炒莱菔子 15g　　丹　参 20g　　桃　仁 10g　　红　花 10g
红景天 20g　　黄　芪 30g　　6剂

2023 年 2 月 28 日四诊：服用上方后胃疼。舌淡红，苔薄白，舌下络脉粗大，脉缓滑。

续 2 月 14 日方，去桃仁、红花，加炒麦芽 15g，神曲 20g，佛手 15g，7 剂。

2023 年 3 月 7 日五诊：症状基本消失，无特殊不适，舌下络脉粗大。

续 2 月 28 日方，7 剂。

2023 年 3 月 28 日六诊：无不适，舌下络脉逐渐变细。

续 2 月 28 日方，7 剂。

学生：患者新型冠状病毒感染后，服西药而治愈，偶有咳嗽，是表证仍在的表现。

老师：是的。四肢酸痛，也是表证的症状。

学生：寒邪凝滞经脉，不通则痛。为何发散风寒的麻黄用量如此之轻？

老师：患者气虚非常明显，发散药用得过多，恐气不摄津而导致汗出过多。

学生：很多新型冠状病毒感染者都会出现气虚证，这是如何导致的呢？

老师：正邪相争，正气将邪气驱逐体外，杀敌一千，自损八百，当然会出现气虚。体质壮实者可自然恢复，体质素虚者难以复原。

学生：所以处方中您加了大量补气的药。

老师：对，生晒参、南沙参、红景天、黄芪皆是补气之药。

学生：方中为何用瓜蒌薤白半夏汤？

老师：心前区有堵塞感，放射至背部，属于胸痹。风寒邪气侵袭心肺，痹阻经脉，故用瓜蒌薤白半夏汤散寒化痰、宽胸理气。

学生：此案为何不用贝母瓜蒌散，改用了二陈汤？

老师：贝母瓜蒌散是治疗燥痰的代表方，二陈汤是治疗寒痰、湿痰的代表方。患者咳吐白色痰液，且易咳出，辨证为寒痰、湿痰，故用二陈汤。

学生：临证处方还需具体情况具体分析，不能凭经验一概而论。

老师：是的。不能武断地认定所有患者都是燥痰。

学生：三诊表证已解，集中药力治疗胸痹。为何服药后会出现胃痛？

老师：患者舌下络脉粗大，考虑兼有血瘀证，故加入丹参、桃仁、红花活血化瘀。患者胃气虚弱，不能承受桃仁、红花之攻伐，故而胃痛。

学生：所以四诊去掉桃仁、红花，加入健脾消食之药，胃痛即止。

老师：临证时，针对患者出现的服药不良反应，要正确地找出原因所在，然后才能纠正。

学生：这需要丰富的临床经验和敏锐的洞察力。四诊方去掉了桃仁、红花，守方续服，为何舌下络脉变细，瘀血渐消了呢？

老师：四诊方以行气化痰、补气健脾为主，痰湿祛、正气复，自可消散瘀血。

学生：这就是您平时所说的，治疗瘀血不一定要用活血化瘀药。

26. 丹栀逍遥散合生脉饮治疗新型冠状病毒感染后心慌自汗

陈某　女　61岁

2023年2月28日初诊：新型冠状病毒感染愈后，出现全身乏力，动则汗出，行走过快则头晕心慌，心情烦躁易怒。有遗传性高血压病史，即刻血压170/90mmHg。

舌质淡红，舌苔根部略厚，舌下络脉粗大，脉弦滑，左关显。

丹　皮 10g	栀　子 10g	当　归 15g	白　芍 20g
柴　胡 10g	茯　苓 30g	炒白术 10g	炙甘草 10g
薄　荷 10g	党　参 20g	麦　冬 10g	五味子 10g
红景天 20g	仙鹤草 30g	炒莱菔子 15g	7剂

2023年3月7日二诊：全身乏力稍有改善，仍易出汗，蹲下后站立时头晕眼黑，头晕心慌，烦躁易怒，多梦。血压170/90mmHg。

舌质淡红，舌苔薄白，脉弦滑。

黄　芪 30g	党　参 20g	炒白术 10g	陈　皮 10g
升　麻 6g	柴　胡 6g	炙甘草 10g	当　归 10g
麦　冬 10g	五味子 10g	炒莱菔子 15g	丹　参 20g
川牛膝 20g	豨莶草 20g	7剂	

2023年3月14日三诊：精神大见好转，心情亦佳，人较前有力，心慌大减，剧烈活动始有心慌，补述有主动脉斑块。舌质淡红，舌苔薄黄，脉弦滑。

续3月7日方，加桃仁10g，红花10g，7剂

2023 年 4 月 4 日四诊：未见心慌，颈后背部疼痛疼。舌质淡红，舌苔薄白，脉缓滑。

续 3 月 14 日方，去川牛膝，加葛根 20g，14 剂。

学生：此案患者没有明显的表证。

老师：是的。患者一派气虚之象。

学生：全身乏力，动则汗出，是肺气虚；行走过快则头晕心慌，是心气虚。您为什么不选择以补气为主的处方，而选用加味逍遥散？

老师：第一，担心表证未解，加味逍遥散中的薄荷可以发散风热表邪；第二，患者心情烦躁易怒，左关脉弦滑明显，可用逍遥散清肝泻火；第三，患者血压较高，补气之药用得太多，恐升高血压。

学生：方用加味逍遥散清肝泻火，生脉饮补益心气，红景天、仙鹤草补益肺气。

老师：患者服药后症状改善不明显，可见用加味逍遥散为主方是错误的。

学生：是不是针对主证的用药偏少？

老师：是的。本案的主证是气虚，因各种担忧而没有以补气为主，故疗效不佳。

学生：您对本案医理的分析非常细致啊！

老师：实践是检验真理的唯一标准，临床要用疗效说话。疗效不好，一切都是空谈。首诊顾虑太多，没有针对主症而治，但经过首诊的治疗，诸多顾虑已经排除，二诊可以放胆治疗主症。

学生：二诊重点治疗气虚，用补中益气汤补益脾肺之气，生脉饮补益心肺之气，疗效颇佳。

老师：患者血压偏高，大量使用补中益气汤能否升高血压呢？

学生：您心中亦无十分把握，所以加了川牛膝、豨莶草来辅助降压。

老师：是的。三诊患者症状显著减轻，可惜没有测量血压来观察。

学生：首诊时舌下络脉粗大您没有用活血化瘀的药，三诊患者补述有主动脉斑块，您就加了桃仁、红花，这种用药看不明白了。

老师：首诊时患者气虚为主症，即使辨证有血瘀，也要补气以化瘀。活血化瘀药可以损伤正气，正气不足而用活血化瘀药，往往适得其反。三诊患者气虚症状大减，正气已复，这个时候就可以使用活血化瘀药。

学生：原来如此，我还以为您根据西医诊断来用药呢！

老师：西医诊断可以作为临床用药的一个参考，但是必须在中医理论的指导下用药。

第三章
脾胃病案

1. 小柴胡汤合平陈散治疗腹胀（一）

邓某　女　67岁

2013年9月17日初诊：胃脘胀闷不适，排气则舒，平时排气极少，食纳乏味，下肢无力。

舌质淡红，舌苔淡黄厚，舌下络脉粗大，脉弱，两关脉滑大。

柴　胡 10g	黄　芩 10g	法半夏 10g	党　参 15g
苍　术 10g	厚　朴 20g	陈　皮 10g	茯　苓 30g
炒莱菔子 15g	延胡索 15g	川楝子 10g	丹　参 20g
佛　手 10g	生麦芽 20g	炒山楂 15g	5剂

2013年9月24日二诊：服药后排气增多，胃胀大减，饮食气力俱增，现停药2日，症状反复。舌质淡红，舌苔薄黄，脉弱，两关弦滑。

续上方，去生麦芽，加炒麦芽20g，5剂。

2013年9月29日三诊：诸症基本痊愈，续9月24日方，5剂。

2015年6月24日四诊：病又复发，症状如上，续2013年9月24日方，5剂。

学生：在抄方过程中，发现胃病患者特别多。

老师：是的。你总结过我治疗胃病的经验没有？

学生：抄方时间尚短，未能全面总结，只是觉得您治疗胃病使用小柴胡汤特别多。

老师：这也算是总结的一个经验吧！我将胃病的病因分为三个，一是气出来的，二是吃出来的，三是饿出来的。

学生：这与《中医内科学》完全不一样啊！

老师：有时候临床总结出来的经验更实用。

学生：第一个病因是气出来的。肝属木，主疏泄气机，脾属土，主运化水谷，情绪不畅，或暴怒，或抑郁，或忧愁，或焦虑，导致肝木克伐脾土，脾土受伤，则出现胃病。

老师：现在社会生活节奏快，工作压力大，人际关系复杂，所以情志多变，更有心理承受能力较差者，常易导致肝气郁结证。

学生：第二个病因是吃出来的。现在的生活水平基本解决了温饱问题，出现了营养过剩的现象。

老师：这就是古人所说的“嗜食肥甘厚腻”。饮食多油、多荤、多甜食，容易滋生痰湿邪气；饮食多辛辣、火锅、烧烤，容易产生火热邪气。

学生：第三个病因是饿出来的。您不是说现在已经解决了温饱问题吗？怎么了会饿呢？

老师：正常的饮食是一日三餐，定时定量。你看现在不吃早餐的人多不多？能按时吃饭的人有几个？用节食的方法来减肥的人又有多少？

学生：经您这样一分析，这种现象确实普遍存在。

老师：人体经常处于饥饿状态，最容易出现脾气亏虚。

学生：您对胃病三个病因的总结，实际上概括出了胃病的证型，肝气犯胃证、痰湿中阻证、热邪客胃证、脾胃气虚证。

老师：这些证型很少单独出现，往往兼夹在一起，临床根据出现的证型，随证选方，可起到执简御繁的作用。

学生：难怪您治疗胃病得心应手，疗效颇佳。

2. 小柴胡汤合平陈散治疗腹胀（二）

李某　女　72岁

2014 年 2 月 16 日初诊：脘腹胀满，牵及两胁，矢气则舒，倦怠乏力，下肢、眼睑轻度水肿。

舌质淡红，舌苔白略厚，两关脉弦滑。

柴　胡 15g	黄　芩 10g	法半夏 10g	党　参 15g
苍　术 10g	厚　朴 15g	陈　皮 10g	茯　苓 30g
炒莱菔子 15g	炒麦芽 15g	当　归 10g	川　芎 10g
车前子 15g	黄　芪 20g	5 剂	

2014 年 2 月 24 日二诊：服药后矢气频频，胀满随之大减，精神振奋，水肿消退。舌质淡红，舌苔薄白，两关脉弦缓。

续 2 月 16 日方，5 剂。

2015 年 3 月 9 日三诊：上症又发，续 2014 年 2 月 16 日方，5 剂。

学生：针对您分析的胃病三个病因，您是如何选方用药的呢？

老师：第一，针对气出来的病因，首选小柴胡汤。

学生：小柴胡汤是和解少阳的主方，具有疏肝解郁之效，您为什么特别钟情它呢？

老师：小柴胡汤的组成药物对这三个病因面面俱到。柴胡疏肝理气，黄芩清热泻火，半夏、生姜燥湿化痰，党参、大枣、炙甘草补气健脾。

学生：经您这样一分析，确实相当精妙。

老师：若气郁化火，可用小柴胡汤配伍越鞠丸，不但能清热泻火，还能增强疏肝解郁之效。

学生：肝郁化火较重者，还可伍用金铃子散。

老师：第二，针对吃出来的病因，属痰湿中阻者，选择平胃散、二陈汤。药由苍术、厚朴、陈皮、茯苓、半夏等组成，熔燥湿、行气、健脾、化痰于一炉，标本兼治。脘腹胀满者，加炒莱菔子行大肠之气；食欲不佳者，加炒三仙消脾胃之积。

学生：属于热邪客胃者，您一般选用小陷胸汤。

老师：是的，如果热邪较甚，还可以加蒲公英。

学生：为什么不重用黄连呢？我看您黄连一般用3～6g。

老师：黄连苦寒之性较重，不易掌握剂量，稍有不慎，苦寒败胃，容易引发胃痛。我一般用小剂量的黄连配伍蒲公英。

学生：热邪较甚者，一般会出现烧心、反酸等症。

老师：那就可以加入制酸止痛的药，如乌贼骨、浙贝母、煅瓦楞子等。

学生：第三，针对饿出来的病因，您是如何用药的？

老师：这个就比较复杂了。如果脾胃气虚只是一个兼证，不需要另外用药，小柴胡汤中的党参、大枣、炙甘草即可补气健脾；若气虚较甚，可加入黄芪；若气虚引起血虚，可加当归、川芎。

学生：如果脾胃气虚是一个主证呢？

老师：那就不能使用小柴胡汤了。如果是脾虚夹湿，可选用参苓白术散；如果是脾虚夹寒，可选用理中丸；如果是心脾两虚，可选用归脾汤；如果出现了中气下陷，可选用补中益气汤。

学生：现在大部分的胃病这三方面的病因同时兼有，把握您辨证选方的原则，再来看这些病案，思路就清晰多了。

老师：教材讲解胃病时都是每个证型单独讲授，看书时非常直观、容易理解，可是上了临床才发现，患者都不是按教材生病的，一个胃病往往同时兼夹几个证型，这就要有把握全局的思维了。

3. 小柴胡汤合平陈散治疗腹胀（三）

章某　女　20岁

2014年4月15日初诊：腹胀1个月。脘腹胀满，牵及胸胁，食后尤甚，嗳气稍舒，时有胃痛，反酸，口中有异味，纳差，乏力，矢气少，大便时干时溏，夹杂不消化食物。

舌质淡红，舌苔白略厚，脉弱。

柴　胡10g　　黄　芩10g　　法半夏10g　　党　参15g

苍　术 10g　厚　朴 20g　陈　皮 10g　茯　苓 30g
炒莱菔子 15g　乌贼骨 15g　炒麦芽 15g　炒山楂 15g
延胡索 20g　丹　参 20g　5 剂

2014 年 4 月 22 日二诊：胀满大减，矢气频多，大便成形。

续 4 月 15 日方，5 剂。

2014 年 4 月 29 日三诊：诸症基本痊愈，唯白苔未净。

为巩固疗效，续 4 月 15 日方，5 剂。

老师：应用前面我讲的内容，分析一下这个病案！

学生：患者脘腹胀满，牵及两胁，脾主大腹，足厥阴肝经布于两胁，病位在肝脾。肝主疏泄气机，疏泄失职，气机不畅而停滞，故脘腹两胁胀满。

老师：为什么吃饭后胀满尤甚？

学生：胃是一个空腔性的脏器，若出现气滞，可以导致胃内充满气体，占据部分空间。胃主受纳，饮食物首先进入胃里，胃中可供容纳的空间不够，故食后尤胀。嗳气可将胃内的气体排出一部分，故嗳气后胀满会减轻。

老师：分析得不错！

学生：既然嗳气会减轻，是不是嗳气越多越好呢？

老师：不是。胃气以下行为顺，嗳气是胃气上逆的表现，放屁才是胃气下行。

学生：难怪您经常询问患者服药后放屁多不多，原来是用来判断胃气是否下行。

老师：从上述症状可以辨证出肝气犯胃证。

学生：舌苔白略厚，是痰湿中阻证，湿邪困脾，则脾的运化功能失常。大便时干时溏，是脾主运化水液的功能失常；大便夹杂不消化食物，是脾主运化水谷的功能失常。

老师：说明患者同时兼有痰湿中阻证。

学生：患者乏力，是气虚之象。

老师：可以辨证为脾胃气虚。

学生：方选小柴胡汤，为什么去掉生姜、大枣、甘草？

老师："甘令人满"，患者主述腹胀，故去之。

学生：为什么党参不去掉呢？

老师：患者乏力，是脾胃气虚，故用少量的党参补气，同时又加入炒莱菔子行气，自无气壅之弊。

学生：针对痰湿中阻证，用了平胃散合二陈汤；患者反酸，加入乌贼骨制酸止痛；食少纳差，加入炒山楂、炒麦芽醒脾开胃。

老师：为什么加用延胡索、丹参？

学生：气滞必然产生血瘀，用延胡索、丹参活血化瘀。

老师：延胡索兼能行气止痛，为治疗胃痛要药。

学生：患者服药后矢气频多，停滞之气有外出之势，胀满亦随之大减。

老师：是的，我一般非常注重询问患者服药后是否放屁，用来判断胃气是否下行。即使胀满不减，胃痛依然，只要放屁增多，都可视为处方有效的表现，可以继续守方服用。

学生：很多患者向您反馈，服药后放屁太多，不文雅。

老师：这是不可避免的，停滞之气必须排出来，病才能痊愈。

4. 小柴胡汤合平陈散治疗腹胀（四）

彭某　女　49岁

2018年2月8日初诊：胃脘胀满不适，食后尤甚，嗳气多而不畅，矢气少，胃息肉摘除病史，自觉唇周、舌体干燥，倦怠乏力。

舌质淡红，舌苔白厚，脉缓滑。

柴　胡 10g　　黄　芩 10g　　法半夏 10g　　党　参 15g
全瓜蒌 15g　　陈　皮 10g　　苍　术 15g　　厚　朴 15g
茯　苓 30g　　炒莱菔子 15g　　丹　参 20g　　佛　手 15g
炒二芽各 15g　　5剂

2018年2月12日二诊：胃胀减轻，矢气增加，余症同前。

续2月8日方，去炒二芽，加生麦芽20g，枳实15g，5剂。

2018年2月22日三诊：胃胀消失，不嗳气，矢气多，唇周、舌体不干，纳食增加，近几日吃辣后大便略有带血。舌质淡红，舌苔根部略厚，脉缓滑。

续2月8日方，去炒二芽，加生麦芽20g，虎杖20g，5剂。

2018年8月31日回访：服完上药，病即痊愈。

学生：此案胃脘胀满不适，并未牵及两胁，病位在脾胃，没有涉及肝胆，且舌脉亦未见肝气郁滞之象，为什么还要用小柴胡汤？

老师：这是经验用方。前面分析过，现在社会生活节奏快，工作压力大，欲望太多，所求不遂，常能导致肝气郁结。

学生：抄方统计，有此现象的人群超过九成。

老师：所以症状、舌脉未表现出肝气郁结证，但可以根据经验推论而使用小柴胡汤。并且小柴胡汤能疏肝理气，有助于胃中气滞的消散。

学生：患者嗳气多而不畅，矢气少，是胃气上逆证，为什么没有使用降气的药呢？

老师：脾胃为一身气机升降之枢纽，脾气主升，胃气主降。胃气停滞而不降，积久则上逆而嗳气。此案的主证是气滞证，兼证是气逆证，故只需要行气即可，气行则上逆之气自然下降。

学生：舌苔白厚，可辨为痰湿中阻证。为什么患者自觉唇周、舌体干燥？

老师：胃中之阳蒸发胃阴，上腾于口而为津液。痰湿中阻，阻滞津液的上承，口中缺乏津液，故唇周、舌体干燥。

学生：遇到这种情况一般都会用滋养胃阴的药。

老师：如果用了滋养胃阴的药，刚好适得其反。病因是痰湿中阻，治疗当化痰除湿，痰湿祛除，津液上承于口，症状自然消失。滋养胃阴的药不但不能祛除痰湿，反倒会产生痰湿。

学生：所以针对这个症状，不需要另外用药，平胃散合二陈汤就可以解决这个问题。

老师：患者倦怠乏力，是脾胃气虚，所以小柴胡汤没有去掉党参。

学生：此案为何加入全瓜蒌？

老师：取小陷胸汤的方义，用全瓜蒌涤除胃脘痰湿。

学生：二诊为何加枳实？

老师：取小陷胸加枳实汤的方义，加枳实行气消痞。

学生：三诊为何加虎杖？

老师：患者吃辣后大便略有带血，是辛辣生火、火热迫血妄行所致，故用虎杖清热泻火，使火热邪气从大便泻出。

5. 小柴胡汤合越鞠丸治疗腹胀

胡某 女 74岁

2019年3月9日初诊：胃脘胀满，连及两胁，食后尤甚，矢气则舒，口腔黏膜3～4处溃疡，口干口苦，倦怠乏力，小便黄色，大便干结，呈羊屎状。

舌质淡红，舌苔薄白，脉沉弦滑。

柴胡 10g	黄芩 10g	法半夏 10g	党参 20g
香附 10g	川芎 10g	苍术 10g	栀子 6g
神曲 15g	炒莱菔子 15g	蒲公英 20g	丹参 20g

7剂

2019年3月17日二诊：胀满大减，矢气增多，口腔溃疡痊愈，纳食一般，大便顺畅。舌质淡红，舌苔薄白，脉弦滑。

续上方，去蒲公英，加全瓜蒌20g，炒麦芽20g，7剂。

2019年3月24日三诊：胀满消失，口腔溃疡又发，纳食一般，苔脉同上。

续3月9日方，加炒麦芽20g，7剂。

学生：此案是一个明显的肝气犯胃证。

老师：分析一下！

学生：胃胀连及两胁，足厥阴肝经布于两胁，为肝气郁滞之象；肝胆相表里，口苦为胆汁上溢之证，肝胆火旺则口苦；脉弦亦是肝气郁结之明证。

老师：患者除了肝气犯胃证外，还有其他证吗？

学生：倦怠乏力，是脾胃气虚证；口腔溃疡、小便色黄、大便干结，是热邪客胃证。

老师：三个证型兼夹在一起，这就需要合方以治了。

学生：以肝气犯胃为主证的胃病，您经常选用小柴胡汤合越鞠丸来治疗，为什么要将这两个处方合在一起用呢？

老师：前面讲过，小柴胡汤中，柴胡疏肝解郁，黄芩清热泻火，半夏、生姜燥湿化痰，人参、大枣、炙甘草补气健脾。如果患者属于肝气犯胃，方中仅有柴胡可以疏理肝气，药力是不够的。

学生：越鞠丸是治六郁为病的，方中香附治气郁，川芎治血郁，苍术治湿郁、痰郁，栀子治火郁，神曲治食郁。

老师：小柴胡汤与越鞠丸合用，其中柴胡与香附相伍，增强疏肝理气的功效；黄芩与栀子相伍，可增强清热泻火的功效；半夏、生姜与苍术相伍，可增强燥湿化痰的功效；人参、大枣、炙甘草与神曲相伍，可增强健脾消食的功效。临证之时，可根据具体症状随证加减药物。

学生：两方合用后，相当于加强版的小柴胡汤。

老师：还不止于此，气滞必然产生血瘀，越鞠丸中川芎还能活血化瘀。

学生：患者舌苔薄白，未见痰湿之证，为何还用半夏、苍术？

老师：胃者，受纳之官，饮食水谷填积于胃中，而肝气犯胃，导致脾胃的功能失职，胃中的水液不能及时转运出去，可化为痰湿。尽管没有表现出症状，但还是可以根据医理推测用药。

学生：案中炒莱菔子通导大肠之气以降胃气，蒲公英配合黄芩、栀子清泻火热，丹参配合川芎活血化瘀。药中肯綮，如鼓应桴。

老师：二诊为何去掉蒲公英？

学生：患者溃疡愈、大便通，火热已去，虑其年高之体，故去掉蒲公英。

老师：三诊为何又发口腔溃疡？

学生：叶桂言“炉烟虽熄，灰中有火”，热势虽退，火星复燃，故又发口腔溃疡。

老师：可见用药的尺度难以把握。继续清热泻火，恐苦寒败胃而腹泻；减弱清热之力，火势复燃而病发。

学生：这如何是好呢？

老师：患者为年高之体，阳气损伤则难以恢复。所以谨慎用药，减弱清热之力，即使病情复发，继续服药便可痊愈。

6. 半夏泻心汤加味治疗胃胀

王某　女　45岁

2017年11月4日初诊：胃脘胀闷，呃逆多，矢气少，不能吃辛辣、寒凉食物，自觉全身胀痛，大便干结如羊屎，靠服泻药排便。

舌质淡红，舌苔白略厚，脉弦滑。

法半夏 10g	黄　连 6g	黄　芩 10g	干　姜 10g
炙甘草 10g	大　枣 10g	党　参 15g	枳　实 15g
炒莱菔子 15g	佛　手 10g	柴　胡 10g	丹　参 20g
虎　杖 20g	5剂		

2018年7月31日二诊：服上方后诸症大减，矢气频频。前日饮冷后胃脘疼痛，诸症有复发之势。舌质淡嫩，舌苔白略厚，脉沉弦滑。

续上方，改干姜15g，去虎杖，加砂仁10g，炒二芽各15g，7剂。

2018年8月6日三诊：诸症消失，进一步巩固疗效。

续7月31日方，7剂。

学生：胃脘胀闷，可以诊断为气滞证。

老师：是的，胃气以下行为顺，患者呃逆多、矢气少，还兼有胃气上逆。

学生：病位可以确定在胃吧？

老师：辨证要四诊合参。患者自觉全身胀痛，病位不仅仅是在胃了。

学生：那在什么地方呢？

老师：肝主疏泄气机，起码和肝有关。

学生：对，脉弦，也说明肝主疏泄功能失职。

老师：那是什么原因引起的气滞呢？

学生：肝失疏泄？可是患者并没有这方面的诱因啊！

老师：患者不能吃辛辣、寒凉食物，说明胃内既有寒邪，又有热邪，是一个寒热错杂证。

学生：我来理一下辨证思路。寒热邪气客于胃中，影响胃气下降，形成气滞证，气滞较甚，反过来又影响肝主疏泄的功能。

老师：是的。方中半夏泻心汤辛开苦降，使胃气下行；小柴胡汤疏肝理气，使气机条畅。

学生：这些积滞的气最后到哪里去了呢？

老师：患者服药后放屁会增多，积滞的气全部放屁而走。一般患者认为放屁不文雅，比较尴尬，在这种病症下，放屁是邪气外出的表现，越多越好，等积滞的气全部排完，放屁自然就少了，这一点要细心地跟患者解释。

学生：方中黄芩、黄连清热，干姜散寒。我有一个疑问，为什么黄芩、黄连清热，干姜散寒？而不是黄芩、黄连去加重寒邪，干姜加重热邪？

老师：《素问·至真要大论》说"寒者热之，热者寒之"，感受寒邪所导致的疾病用热性的药来治疗，感受热邪所导致的疾病用寒性的药来治疗。这个原则能不能违背？

学生：不能。

老师：对症之药，药疗其病；不对症之药，自身受之。这个有没有问题？

学生：没有。

老师：人体感受了寒邪，如果使用热性的药，那么这个药是去治病的，而不会导致人体感受热邪，反之亦然。此案辨证为寒热错杂证，用苦寒的芩连和辛温的干姜，只会祛除邪气，而不会生成邪气。

学生：也就是说如果辨证不准，寒性的病症用了寒性的药，是可以增加邪气的？

老师：是的。通俗一点说，药物的第一作用是祛邪治病。

学生：二诊患者饮冷感受寒邪，所以增加了干姜的剂量。

老师：大便已通，苦寒泻下的虎杖也要去掉。

学生：加入砂仁理气，炒二芽健脾。药证相符，药效颇佳。

7. 补中益气汤合小建中汤治疗胃痛

杨某　女　50岁

2016年7月18日初诊：胃脘隐痛，伴有下坠感，饥饿时尤甚，喜温喜按，食少纳差，神疲乏力，蹲下后站立时头晕眼黑，多梦纷纭。

舌质淡红，舌苔薄白，脉弱。

黄　芪30g　党　参20g　白　术10g　陈　皮10g
升　麻6g　柴　胡6g　炙甘草10g　当　归15g
桂　枝10g　白　芍20g　酸枣仁20g　炒山楂15g
炒麦芽15g　炒莱菔子15g　5剂

2016年7月23日二诊：胃脘疼痛大减，下坠感消失，食量增加，精神振奋，夜寐梦少。舌质淡红，舌苔薄白，脉缓弱。

续上方，改黄芪50g，5剂。

2016年7月28日三诊：诸症基本消失，进一步巩固疗效。

续7月23日方，5剂。

学生：此案胃脘喜温喜按，可以辨证为脾胃虚寒证，舌苔薄白，无湿邪存在，可以使用理中丸吗？

老师：患者胃脘伴有下坠感，说明存在中气下陷。

学生：蹲下后站立时头晕眼黑也可视为清阳上升不及。

老师：所以选择了补中益气汤益气升阳。

学生：也就是说患者的主证是中气下陷，兼证为脾胃虚寒。

老师：是的，这里如果使用理中丸为主方，就不是那么对证了。

学生：辨证真的是差之毫厘，谬以千里！

老师：参苓白术散、理中丸、四君子汤、补中益气汤这些处方的主治证型要放在一起比较鉴别一下。

学生：是的，经过比较后才明白其中的细微差别。

老师：此方温中散寒没有使用干姜，用了小建中汤的方义，取桂枝、白芍两味药。

学生：这是为什么呢？

老师：这可参考后文治疗低血压的病案。患者蹲下后站立时头晕眼黑是低血压的表现，用补中益气汤配伍桂枝、白芍还可以治疗低血压。

学生：一举两得。二诊为什么将黄芪的用量增加？

老师：患者是辛勤劳动之人，闲不下来，病情稍有好转即出去劳作，担心疾病复发，故而加量。

学生：此病劳作可诱发？

老师：脾主四肢，四肢劳作耗伤脾气，导致中气耗损，当然可以复发。让患者休息是不可能的，直接增加补气药的用量，复发的概率小些。

学生：看来开药还需要了解患者的生活习惯啊！

8. 参苓白术散合小建中汤治疗胃痛

陈某　女　53岁

2013年9月19日初诊：胃脘隐痛，喜温喜按，饮食稍多即觉胀满，神疲乏力，面色㿠白，大便稍干结。

舌质淡红，舌苔白略厚，脉弱。

黄 芪 20g	党 参 10g	茯 苓 30g	白 术 10g
炒扁豆 15g	陈 皮 10g	山 药 15g	炙甘草 10g
薏苡仁 30g	砂 仁 10g	桂 枝 10g	白 芍 20g
延胡索 20g	炒莱菔子 15g	5剂	

2013年9月23日二诊：服药后未出现胃脘隐痛，诸症皆有好转，故药没吃完即来复诊。

续9月19日方，5剂。

2013年9月28日三诊：诸症基本痊愈。舌质淡红，舌苔薄白，脉缓有力。

续9月19日方，5剂。

学生：胃脘喜温喜按，是不是一个虚寒证？

老师：喜温是寒证，喜按是虚证。

学生：那不应该用理中丸吗？为什么用参苓白术散？

老师：患者舌苔白略厚，说明体内有湿邪。

学生：体内湿邪由何而来？

老师：脾主运化水液，脾的运化失职，水液停留而为湿。

学生：理中丸由人参、白术、干姜、炙甘草组成，功能温中散寒，不能祛湿，而参苓白术散中的茯苓、薏苡仁、扁豆都能健脾化湿。

老师：这只是一个方面。另一方面，患者饮食稍多即觉胀满，这说明什么？

学生：第一，脾主运化水谷失职，运化不及；第二，湿邪阻滞气机，气机停滞。

老师：两者同时存在。理中丸只能解决第一个，而参苓白术散两个都可以解决。

学生：参苓白术散健脾祛湿，散寒的药用桂枝？

老师：方中桂枝、白芍、炙甘草，有小建中汤的方义。因为存在湿邪，故去掉了饴糖，没有用生姜、大枣。

学生：是的，小建中汤里面桂枝与白芍的剂量比例是1∶2。为什么不直接加入干姜散寒呢？

老师：患者大便稍干，用干姜恐有助热之虞。此处桂枝与芍药相伍，有三层意思：第一，桂枝与白芍相配，组成小建中汤，可以散寒；第二，芍药配甘草，组成芍药甘草汤，可以缓急止痛；第三，大剂量的白芍具有通便的功效。

学生：确实精妙！

9. 柴胡陷胸汤合乌贝散治疗胃痛

万某　女　32岁

2021年9月5日初诊：4日前突然出现上吐下泻，胃脘急剧疼痛，经输液治疗，吐泻止，疼痛依旧。现症见：胃脘疼痛，按之痛甚，有灼热感，嗳气呃逆，矢气少，乏力，夜间易醒。既往饮食无辣不欢，有反流性胃炎病史。

舌质红，舌苔淡黄厚，脉弦滑。

柴　胡 10g　　黄　芩 10g　　法半夏 10g　　党　参 20g
炙甘草 10g　　大　枣 10g　　生　姜 10g　　黄　连 6g
全瓜蒌 20g　　陈　皮 10g　　茯　苓 30g　　炒莱菔子 15g
浙贝母 15g　　乌贼骨 15g　　7剂

2021年9月12日二诊：胃痛程度减轻大半，晚上胃已不痛，白天稍有疼痛，已能忍受，嗳气呃逆减少，矢气增多，服药后大便1日3次。舌质淡红，舌苔退至中部，脉弦滑。

续9月5日方，加延胡索20g，7剂。

2021年9月19日三诊：胃脘隐痛，偶尔持续2～3分钟，且疼痛程度极轻，嗳气基本消失，大便1日1次。舌质淡红，舌苔退至根部，脉弦缓。

续9月12日方，7剂。嘱清淡饮食，不可食用辛辣、硬物。

学生：此案的处方比较复杂，由多个方组成，有小柴胡汤、小陷胸汤、二陈汤、乌贝散。

老师：是的，现在的病越来越复杂，不得不多方并用。

学生：为什么要用小柴胡汤呢？

老师：患者脉弦，嗳气多，矢气少，是气滞、气逆的表现，小柴胡汤可以疏理气机。

学生：老师一般用小柴胡汤都去掉了炙甘草、生姜、大枣，这里为何没有去掉呢？

老师：吐下伤胃气，患者前面吐泻4日，用炙甘草、生姜、大枣可以补益胃气。

学生：《伤寒论·辨太阳病脉证并治》曰“小结胸病，正在心下，按之则痛，脉浮滑者，小陷胸汤主之”。小陷胸汤是治疗痰热结于心下的方子，老师辨证患者有痰热积于胃脘部，配合二陈汤来清热化痰。

老师：是的，患者无辣不欢，为热邪打下了基础。当然，肯定存在嗜食肥甘厚腻，湿邪很重，舌苔淡黄厚即是明证。综上所述，辨证为痰热结于胃脘。

学生：患者一直强调晚上睡眠不好，为什么不加用一些安神的药？

老师：《素问·逆调论》说“胃不和则卧不安”，患者睡眠不佳与胃有关系。患者胃痛好转后，是不是睡眠也跟着好了？

学生：确实是这样。

老师：所以要“谨守病机”，不要看见一个症状，就加这方面的药。美其名曰“对症治疗”，实际上是没有抓住症状的本质。

学生：患者复诊的时候，老师一直问：嗳气呃逆少不少些？放屁多不多些？这是为什么呢？

老师：胃气以下行为顺，嗳气呃逆减少、放屁增多，是胃气下行的表现，说明病情在好转。问这两个症状，我是在判断服药后是否有效。所以我治疗胃病，特别喜欢用莱菔子，能导胃肠之气下行。

学生：乌贼骨、浙贝母能制酸止痛，患者并不反酸啊！

老师：患者有反流性胃炎病史，是根据这个用的药。

学生：二诊加入延胡索，是为了加强止痛的作用吧？

老师：是的。《本草纲目·卷十三·延胡索·发明》记载有一个故事：明朝荆穆王妃胡氏，因食用荞麦面时发怒，于是病胃脘正当心口而痛，疼痛不可忍受。医生用涌吐、泻下、行气、化滞等药，都入口即吐，不能取得疗效。大便三日不通。考虑到《雷公炮炙论》说："心痛欲死，速觅延胡。"于是取延胡索三钱，研为细末，温酒调服，药得下咽，不一会大便畅行而疼痛止住。

学生：这说明延胡索治疗胃痛的疗效非常好啊！

老师：李时珍说延胡索"能行血中气滞，气中血滞，故专治一身上下诸痛，用之中的，妙不可言"。我认为延胡索是治疗气滞血瘀型胃痛的专药。

10. 痛泻要方合香连丸治疗腹泻（一）

余某　女　20岁

2021年6月10日初诊：腹痛即泻，泻后即舒，吃冰冷食物即发，白带稍多。

舌体胖大，舌苔白略厚，脉弦缓。

陈　皮 15g　　白　术 15g　　白　芍 20g　　防　风 10g
干　姜 10g　　黄　连 6g　　木　香 10g　　槟　榔 10g
薤　白 20g　　炒莱菔子 15g　　马齿苋 20g　　车前子 20g
苍　术 15g　　7剂

2021年6月20日回访：服完上方后未出现腹痛腹泻，大便每日1次，成形。舌质淡红，舌苔薄白，脉缓。嘱停药观察。

学生：这种腹泻非常有特点，肚子一痛，立刻欲泻，泻后腹痛缓解。

老师：也称为“痛泻”。朱震亨为此创立一首处方，名为“痛泻要方”。

学生：这种病症的病机是什么呢？

老师：肝旺脾虚，肝木克伐脾土。

学生：脾主运化水液，肝木克脾，水液运化失职，直趋大肠，发为泄泻。

老师：痛责之肝，泻责之脾。

学生：在治疗时要泻肝补脾。方中白术健脾燥湿，陈皮理气燥湿，防风祛风胜湿，白芍柔肝止痛。

老师：方中白芍的剂量要稍微大一点，因为治肝的药只有一味白芍。

学生：患者吃冰冷食物即发，是脾胃虚寒的表现，用辛温的干姜可以理解，为何用苦寒的黄连？

老师：清代医家尤怡说“积阴之下，必有伏阳”，患者虽然一派寒湿之象，但恐有阳热内伏。

学生：是不是所有的腹泻患者都可以这么用呢？

老师：当然不是！本案如此使用，有两个因素：第一，患者20岁，阳气正旺；第二，时值6月，天气炎热。

学生：因人制宜，因时制宜。

老师：是的。要强调的是，干姜的用量必须大于黄连。

学生：加入木香、槟榔、炒莱菔子、薤白帮助陈皮温中行气，加入苍术帮助白术健脾燥湿。

老师：本方为祛除湿邪找了三个途径：健脾燥湿，行气化湿，淡渗利湿。

学生：用车前子是淡渗利湿吧？

老师：是的。引湿邪从小便而出，且利尿而不伤阴。

学生：为何方中行气的药用得如此之多？

老师：你观察一下下雨天，雨停后大风一刮，地面马上就干燥了。

学生：气行则湿化，而且这些行气药都是温性的，可以温中散寒。

老师：是的，可以增强干姜散寒之力。

11. 痛泻要方合香连丸治疗腹泻（二）

李某　女　20岁

2021年5月21日初诊：每日晨起时腹痛即泻，泻后即舒，饮食稍有不慎亦可诱发，纳差乏味，手脚冰冷，手心易出汗，平时易感冒，月经色深，血块较多。

舌质淡红，舌苔薄白，脉沉弱。

陈　皮 15g	白　术 15g	防　风 10g	白　芍 20g
干　姜 10g	黄　连 3g	木　香 10g	槟　榔 10g
薤　白 15g	炒莱菔子 15g	车前子 15g	马齿苋 20g
仙鹤草 30g	神　曲 20g	7剂	

2021年5月28日二诊：服药期间未见腹泻，大便成形，纳香，手脚温暖，手心出汗消失。舌质淡红，舌苔薄白，脉较前有力。

续5月21日方，改干姜6g，加党参20g，7剂。

2021年9月4日三诊：偶见腹泻，大便成形，月经色鲜，无血块。现外阴瘙痒，受热则甚。舌质红，舌苔薄白，脉缓。

陈　皮 15g	白　术 15g	防　风 10g	白　芍 20g
干　姜 6g	黄　连 6g	木　香 10g	槟　榔 10g
薤　白 15g	炒莱菔子 15g	车前子 15g	马齿苋 20g
苦　参 6g	地肤子 15g	蛇床子 15g	7剂

2021年9月13日四诊：外阴瘙痒大减，打鼾频次减少，鼾声降低，舌脉同上。

续9月4日方，7剂。

2021年10月7日五诊：外阴瘙痒消失，额头稀发痤疮，小便略黄，大便成形，1～2次/d。舌质红，舌苔薄白，脉缓。

续9月4日方，改干姜3g，7剂。

学生：此案患者为“痛泻”，用了痛泻要方，加减用药也变化不大。

老师：是的，此案的核心在于干姜与黄连的用量。

学生：在治病的过程中，体内的寒热邪气在不断地消涨，方中与之对应的黄连与干姜的剂量也在随之而变化。

老师：从这则案例中，可以充分学习剂量的加减变化。

学生：初诊时为寒重于热。

老师：对，腹泻发生于早晨，手脚冰冷，脉沉弱，都说明体内寒邪较重。

学生：方中干姜10g，黄连3g，干姜的剂量远大于黄连。患者平素易感冒，是否可以加入玉屏风散？

老师：可以加，但没必要加。患者脾胃虚弱，导致肺气不足，故常易感冒。方中药物皆是围绕脾胃来使用，待脾胃功能调整正常后，肺气自旺，感冒何以发生？

学生：虽然没有治疗感冒，但是间接用了药。

老师：为保持处方简洁，对于可用可不用的药物，我一般是不用。

学生：患者月经血块较多，为什么也没有用药呢？

老师：从症状上来看，此案月经血块较多应该是由寒凝血瘀而形成，既然有温散寒邪的药，那么也没必要去用药。再者，月经1个月来1次，只有月经来才能观察到疗效，所以也没必要急着去用药。

学生：这就是您每次开方药味比较少的原因吧！

老师：很多人认为开方要如“韩信将兵，多多益善”，四平八稳，面面俱到，疗效才会好。我觉得“药多争功”，药物之间会有制约、掣肘，还是简洁一点好，你看《伤寒论》里面的处方，基本都是由3～8味药组成。

学生：二诊方中干姜6g，黄连3g，为什么减少干姜的用量？

老师：患者未见腹泻，大便成形、手脚温暖是寒邪渐去的表现，故减少干姜的用量，避免温散太过而上火。

学生：三诊方中干姜6g，黄连6g，为什么增加黄连的用量？

老师：患者外阴瘙痒、受热则甚，说明体内火热渐盛，故增加黄连的剂量以清热。

学生：五诊方中干姜3g，黄连6g，黄连的剂量超过了干姜。

老师：患者额头稀发痤疮、小便略黄是热盛的表现，所以黄连的剂量要大于干姜。

学生：此方看起来简单，实际上不好用啊，黄连和干姜的用量变化太灵活，掌握不好，这个病就治不好了。

老师：这就要多跟老师抄方，抄多了自然就会了。

12. 痛泻要方合香连丸治疗腹泻（三）

周某　女　23岁

2019年1月16日初诊：腹痛即泻，泻后则舒，大便稀溏，粘厕所，吃辛辣、油荤、生冷食物可诱发，每晚磨牙。

舌质淡红，舌苔薄白，两关弦滑。

陈　皮10g　白　术15g　白　芍15g　防　风10g
黄　连6g　干　姜6g　木　香10g　槟　榔10g
党　参15g　茯　苓20g　炙甘草10g　炒莱菔子15g
石菖蒲10g　远　志10g　7剂

2019年1月24日二诊：腹泻、磨牙次数减少，苔脉同上。

续1月16日方，7剂。

学生：此案黄连和干姜的用量相等，是从哪些方面考虑呢？

老师：患者吃辛辣、生冷食物均可诱发腹泻，说明脾胃既有寒邪，又有热邪。

学生：有个问题我一直比较疑惑，自然界中寒热可以中和，比如热水与冷水混在一起就变成了温水，那么人体内的寒热邪气可不可以中和？寒邪和热邪同时存在于脾胃中，是否可以互相抵消？

老师：这个问题很有意思。比如夏天的时候吃火锅，可以感受热邪，同时喝点冰啤酒，又能感受寒邪，两者是否互相抵消呢？

学生：我觉得应该可以抵消。

老师：邪气是不能中和的，而是并存的！

学生：为什么呢？

老师：深入思考一下，邪气的作用部位在哪里？

学生：在脾胃。

老师：先吃火锅，脾胃已经感受了热邪；再喝冰啤酒，脾胃再次感受寒邪。热邪与寒邪分别影响脾胃的功能，而功能的缺失同时存在。

学生：我明白了，热水与冷水在外面混在一起后，变成温水，再喝下去，脾胃就不会感受邪气。但是分别喝下去，超出了脾胃的承受限度，都会影响脾胃的功能，而缺失的功能不能互相抵消，需要分别进行调理。

老师：是的。此案患者脾胃有寒邪，故吃生冷食物即可诱发腹泻；同时也存在热邪，所以吃辛辣食物也可诱发腹泻。

学生：所以用干姜散寒，黄连清热。

老师：患者正值阳气旺盛的年龄，但发病时间在冬季，从症状上分析也判断不出偏寒偏热，所以将二药等量使用。

学生：磨牙是如何产生的呢？

老师：肾主骨，齿为骨之余，肾虚可以导致磨牙。手阳明大肠经入上齿中，足阳明胃经入下齿中，胃肠有病，也会导致磨牙。此案病位在胃肠，方中药物调理胃肠，胃肠安，则磨牙止。

学生：为何用石菖蒲、远志？

老师：心主神明，磨牙是睡眠中不自主的行为，可以理解为心主神明失职。

学生：是什么原因导致的呢？

老师：脾胃运化水液的功能失职，导致痰湿内停，上蒙心窍。

学生：所以用石菖蒲、远志化痰湿、开心窍。

13. 乌梅丸加味治疗腹泻

李某　男　56岁

2017年12月24日初诊：10多年前，患者常年便秘，医治乏效，靠服用"番泻叶"通便，经过6～7年后，开始出现腹泻，服用温热性质的药物则腹泻减轻，长期服用则又出现便秘，逐渐形成大便失禁。

现症见：一有便意即欲大便，即使距离厕所只有10m，跑去厕所时已来不及解开裤带，大便已拉在裤中，大便稀溏，腹部不痛。

舌质淡红，舌苔薄白，脉沉弦滑大，重按无力。

乌　梅20g　细　辛6g　桂　枝10g　黄　连6g
黄　柏10g　当　归10g　生晒参10g　花　椒10g
干　姜10g　制附片10g　大　枣10g　7剂

2017年12月30日二诊：服药期间未出现腹泻，大便1日2～3次，略成形，大便前可憋住一段时间。舌质淡红，舌苔薄白，脉弦缓。

续12月24日方，5剂。

学生：很多老年人便秘都会选择番泻叶。

老师：是的。一是番泻叶比较便宜，老年人缺乏经济收入，用药都会尽量选择便宜的药；二是服用比较方便，番泻叶用热水泡开就可以服用；三是番泻叶味甘、苦，服用时口感还不错；四是通便效果好，喝了就会排便；五是药性平和，不会产生大黄、芒硝之类的峻泻。

学生：为什么番泻叶喝久了会形成腹泻呢？

老师：番泻叶性寒，即使治疗热秘，也应中病即止。老年人便秘多属津亏，虽然服番泻叶可得暂泻，但越泻津越亏，不但不能治本，反倒耗损人体的正气。老年人阳气渐弱，经过长期的番泻叶泻下，肠胃之阳逐渐耗伤，从而形成腹泻，甚至大便失禁。

学生：看来治疗便秘的药也不能随便吃啊！

老师：必须辨证用药。

学生：此案是什么证呢？

老师：寒热错杂证，兼有虚实夹杂。

学生：服凉药泄泻，服热药便秘，可判断为寒热错杂证。为什么说兼有虚实夹杂呢？

老师：这个是通过脉象来判断的，脉弦滑大为实，重按无力为虚。

学生：乌梅丸是出自《伤寒论》，“蛔厥者，乌梅丸主之”，为什么用来治疗腹泻呢？

老师：后面还有一句，“又主久利”，根据乌梅丸的药物组成来分析，可以治疗寒热错杂的腹泻。

学生：是的，方中黄连、黄柏清热，细辛、桂枝、花椒、附片、干姜散寒。

老师：乌梅酸收之功，重用治疗大便失禁。

学生：为什么加入大枣？

老师：乌梅味酸，黄连、黄柏味苦，细辛、花椒味辛辣，煎煮后药难以下咽。大枣味甘，不但可以改善口感，还能补益脾胃。

学生：经方的疗效真好，一诊即有显效。

老师：是的，乌梅丸治疗寒热错杂证的腹泻非常有效。

14. 白头翁汤加味治疗下痢

李某 男 73岁

2013年2月20日初诊：便下赤白黏冻，里急后重，腹部疼痛，大便干结，1日一行，肛门有灼热感。素食辛辣，喜好烟酒。

舌质红，舌苔淡黄略厚，脉洪大有力。

白头翁 10g　黄连 10g　黄柏 10g　秦皮 10g
木香 10g　槟榔 10g　薤白 10g　炒莱菔子 15g
当归 30g　白芍 30g　生首乌 30g　金银花 20g
马齿苋 20g　5剂

2013年2月28日二诊：服药后排出大量紫黑色大便，臭秽难闻，余症著减。舌质红，舌苔根部淡黄略厚，脉滑大有力。

续2月20日方，3剂。

学生：《伤寒论》云："热利下重者，白头翁汤主之。"热毒下利，里急后重，用白头翁汤治疗，这个好理解，只是后面的药物加减有很多不明白。

老师：此案用白头翁汤外，还用了陈士铎的"援绝神丹"。

学生：这个处方从来没听说过啊！

老师：清代陈士铎《石室秘录·卷六·痢疾》记载"白芍二两，当归二两，枳壳二钱，槟榔二钱，甘草二钱，滑石末三钱，广木香一钱，萝卜子一钱，水煎服"。

学生：方中白芍、当归为何用得如此之重？

老师：陈士铎认为"痢无止法"，本着"通因通用"的原则，用大剂量的当归、白芍润肠通便。

学生：直接用大黄不就行了吗？并且大黄还能清热！

老师：润肠通便只是一个方面。

学生：还有另外一层意思吗？

老师：大便的排泄与肝主疏泄有关，痢疾大便次数频多，是由肝的疏泄过度而导致。肝体阴而用阳，阳亢则疏泄太过，故当补阴以涵阳。肝主藏血，肝阴即是肝血，当归、白芍功能大补肝血，使肝阴足而能涵养肝阳，则痢疾自止。

学生：此理甚是奥妙！

老师：所以中医基础知识扎实之后，陈士铎的《石室秘录》很值得一读。我吸收了这个观点，临证遇见肝阳偏亢或疏泄太过，都会大剂量地使用当归、白芍，可以直接提高疗效。

学生：当归、白芍的使用我明白了，为何用木香、槟榔呢？

老师：调气则后重自除，可以用来治疗里急后重。这一组对药要记住，临床上碰到里急后重可以直接用。

学生：为何用薤白？

老师：薤白入大肠经，有滑利之性，且能行气导滞，有利于肠道内邪气的排出。

学生：金银花是用来清热解毒的吗？

老师：金银花具有凉血止痢之效，可用治热毒痢疾。

学生：临床一般用制首乌补肝肾、乌须发，这里为何用生首乌？

老师：生首乌功能解毒、润肠通便。

学生：马齿苋入大肠经，具有清热解毒、凉血止痢的功效，为治疗痢疾的常用药物。

老师：是的，症状较轻的痢疾单用新鲜的马齿苋就有效。

15. 济川煎加味治疗便秘

王某　女　60岁。

2020年9月25日初诊：便秘20～30年，7～10日大便一行，努挣难出，大便呈羊粪状，大便之后气短乏力，腹胀，冬季手脚冰冷，饮食二便正常。

舌质淡，舌苔薄白，脉沉。

当　归30g　　川牛膝15g　　肉苁蓉30g　　泽　泻10g
升　麻6g　　枳　壳10g　　黄　芪30g　　生白术60g
炒莱菔子15g　　4剂

2020年10月9日二诊：服药后大便1～2日一行，排出顺畅，腹胀大减，矢气偏少。舌质淡，舌苔薄白，舌下络脉粗大，左关脉稍滑。

续9月25日方，加桃仁15g，青皮10g，4剂。

2020年10月16日三诊：大便1日一行，询问是否可停药？

嘱续服10月9日方，加麻子仁30g，改为1剂药喝2日。

2020年10月23日四诊：舌上津液增多。

续10月16日方，1剂药喝3日。喝完后无异常，可停药。

2020年12月25日五诊：便秘稍有复发。

续服10月16日方，1剂药喝3日。停药后，嘱每日吃5颗核桃，后未复发。

学生：此案用了治疗肾虚便秘的济川煎，但是患者的肾虚症状不明显啊！

老师：临床上哪有那么明显的病让你看！我根据三个方面来判断：一是患者的年龄，60岁；二是患者冬季手脚冰冷；三是脉沉。综合这三个因素，所以开了济川煎这个处方。

学生：方中加了大剂量的补气药，是不是考虑患者大便之后气短乏力，存在气虚的兼证？

老师：是的。但也不是随便加的。加黄芪配升麻，升提之力更强。

学生：大便不通，不是应该降吗？

老师：将欲降之，必先升之。

学生：为何用生白术？

老师：生白术质润多汁，具有润肠通便的功效。

学生：用如此大的剂量，对人体没有影响吗？

老师：生白术是补中寓通，60g的剂量还算小，一般可以用到90～120g，小于30g通便的效果就不明显了。

学生：方中用了大剂量的黄芪、白术补气，为了避免气滞，所以又加了炒莱菔子行气？

老师：是的。二诊时发现舌下络脉粗大，病久入络，所以加了桃仁活血化瘀。左关脉稍滑，考虑肝郁气滞，加了青皮行气疏肝。

学生：老师看病用药很注重舌脉啊！

老师：必须四诊合参！

学生：这位患者的服药方法也很奇怪，后面大便通畅了为什么不停药，让她2日1剂药、3日1剂药服用？

老师：患者常年便秘，肠道蠕动功能早已紊乱，短时间内修复绝非易事，用药时间长点，可以恢复肠道蠕动功能，防止病情复发。

学生：最后让患者吃核桃很妙，核桃既能补肾，又能润肠通便。

老师：《素问·五常政大论》云："大毒治病，十去其六；常毒治病，十去其七；小毒治病，十去其八；无毒治病，十去其九；谷肉果菜，食养尽之。无使过之，伤其正也。"

16. 柴平散合二陈汤治疗便秘

邓某　女　19岁

2021年6月10日初诊：大便秘结，7日一行，时干时溏，排出困难，大便粘厕所，面部稀发痤疮，双上臂有较多褐色斑点。

舌质淡红，舌苔薄白，舌有齿痕，脉沉弦。

柴　胡 10g　　黄　芩 10g　　法半夏 10g　　党　参 20g
苍　术 10g　　厚　朴 15g　　陈　皮 10g　　茯　苓 30g
炒莱菔子 15g　　虎　杖 20g　　紫花地丁 30g　　蒲公英 30g
淡竹叶 15g　　决明子 30g　　7剂

2021年6月17日二诊：大便1日一行，排便量少，排出困难，余症变化不大。

续6月10日方，去淡竹叶、决明子，改虎杖30g，加刺蒺藜20g，黄芪20g，7剂。

2021年9月2日三诊：服完上方后大便正常，现大便不成形，3～4日一行，粘厕所，双上臂褐色斑点消失较多，背部稀发痤疮。

舌质淡红，舌苔薄白，舌边有齿痕，脉沉弦。

柴　胡 10g　　黄　芩 10g　　法半夏 10g　　党　参 20g

苍　术 10g　　厚　朴 15g　　陈　皮 10g　　茯　苓 20g
炒莱菔子 15g　虎　杖 30g　　紫花地丁 30g　蒲公英 30g
野菊花 15g　　决明子 30g　　7 剂

2021 年 9 月 9 日回访：大便 1 日一行，不成形，容易排出，斑点、痤疮减轻。

学生：患者排出的大便并不干结，也可以诊断为便秘？

老师：便秘有三种情况：第一，排便周期延迟，排便间隔时间超过自己的习惯 1 日，或两次排便时间间隔 3 日以上；第二，大便粪质干结，呈羊屎状或粪球状，排出艰难；第三，粪质不硬，虽有便意，但便而不畅，每次排便时间较长。

学生：此案患者排便周期延迟，便而不畅，符合第一、三种情况。

老师：此案属于哪一证型？

学生：四诊分析可以确定为实证，实证有热秘、气秘、冷秘，好像一个也对应不上。

老师：此案为湿热秘，教材上没有记载。

学生：何为湿热秘？

老师：湿性黏滞，经热邪熏蒸，黏滞更甚。湿热黏滞于大肠，阻滞大肠气机，故便而不畅，排便周期延迟。

学生：现在的生活习惯很容易导致这种证型的便秘。饮食辛辣、烧烤、火锅都会生热，油腻食物、甜食、饮料都会生湿。

老师：是的，湿热互结，如油入面，黏滞难解。

学生：这种证型的便秘教材没有记载，不能不说是一个遗憾。

老师：教材只是拐杖，入门用的，过了这个阶段，就要把拐杖丢掉，多看古籍。

学生：湿热秘的典型症状是什么呢？

老师：大便排出困难，不成形，粘厕所，不容易冲下去。我在临证时，只要患者提到大便粘厕所，就从大肠湿热证来论治。

学生：为何用小柴胡汤？

老师：湿热黏滞，阻滞气机运行，用小柴胡汤合炒莱菔子疏理气机。

学生：平胃散、二陈汤燥湿，紫花地丁、蒲公英、决明子清热，为何用虎杖？

老师：我经常用虎杖配炒莱菔子，或酒大黄配炒莱菔子，取的是小承气汤的意思。

学生：师其法而不泥其方？

老师：是的。小承气汤中枳实、厚朴行气，大黄泻下。为减弱其泻下之力，用炒莱菔子代替枳实、厚朴，用虎杖或酒大黄代替生大黄。

学生：此案用虎杖配炒莱菔子，为何要减弱泻下之力呢？

老师：这叫“缓泻法”。湿热黏滞较甚，如果用三承气汤峻泻，湿热不能一泻而出，且有耗伤正气的弊端。

学生：增加使用“缓泻法”的时间，可使湿热邪气全部排出体外。

老师：是的，这就是治疗湿热便秘的技巧所在。虽然用的是泻法，如果患者服药后大便逐渐成形，逐渐不粘厕，这便是病情好转的象征。

学生：没想到泻法还有如此之妙。湿热便秘如果用大黄、芒硝之类，那可真是误入歧途了。

17. 加味逍遥丸加味治疗便秘

向某　女　19岁

2021年6月13日初诊：大便秘结，1周行2～3次，呈羊屎状，大便前腹胀，排气较多，容易汗出、口干，小便色黄。平素痛经，以胀痛为主。

舌质淡红，舌苔薄白，左关脉弦滑。

丹　皮10g	栀　子10g	当　归20g	白　芍20g
柴　胡10g	茯　苓10g	生白术30g	炙甘草10g

薄　荷 10g　　决明子 30g　　虎　杖 30g　　炒莱菔子 15g

7 剂

2021 年 6 月 20 日二诊：大便 1 日一行，呈条状，容易排出，排气较多，余症同前。

续 6 月 13 日方，7 剂。

学生：用逍遥散治疗便秘，确实想不到啊！

老师：便秘有哪些证型？

学生：《中医内科学》将便秘首分虚实，实证有热秘、气秘、冷秘，虚证有气虚秘、血虚秘、阴虚秘、阳虚秘。

老师：分析一下此案属于哪一证型。

学生：大便前腹胀，排气较多，应为气滞证；平素痛经，以胀痛为主，也为气滞证。结合左关脉弦，可确定此案属气秘。

老师：肝主疏泄，大便的排泄与肝主疏泄有关，肠道的粪便有了气的推动，才能顺畅地排出。现在知道为何用逍遥散了吧！

学生：逍遥散功能疏肝理气，正当其用。为何加丹皮、栀子组成丹栀逍遥散呢？

老师：气郁化火，火热煎灼津液，故汗出、口干、大便呈羊屎状。

学生：患者同时兼有热秘。

老师：对的。气秘为主，热秘为次，所以选用了丹栀逍遥散。

学生：决明子清热润肠，虎杖泻热通便，也是针对热秘用药。

老师：有几味药的剂量要重视一下。

学生：哪几味？

老师：逍遥散里面的当归、白芍、生白术。

学生：有什么特殊之处吗？

老师：逍遥散里面的当归、白芍是用来养肝血的，增加剂量后可以润肠通便；逍遥散用的是炒白术，改用大剂量的生白术后，可以益气通便。

学生：经过这样的改造后，不失方剂原有功效，且增加了不少通便的药物，使通便之力更强。

老师：所以方剂的灵活应用需要扎实的中药学知识。

学生：对于每味中药的性味归经要了解得细致入微。

老师：一药多用，这样开出来的处方药味才不多。如果一个症状使用一味药物，这就形成大处方了。

18. 柴胡陷胸汤加味治疗胃脘干燥

刘某 女 59岁

2019年1月25日初诊：自觉胃脘及食管干燥，每日水杯不能离手，频频饮水，饮不解渴，大便偏干。

舌尖红，舌苔中根部略厚，两关脉滑大。

柴 胡 10g	黄 芩 10g	法半夏 10g	全瓜蒌 30g
黄 连 6g	陈 皮 10g	茯 苓 30g	炒莱菔子 15g
生地黄 20g	麦 冬 15g	天 冬 15g	天花粉 30g

7剂

2019年2月9日二诊：胃脘及食管干燥大减，已不需饮水，大便不干。舌质红，舌苔薄白，脉弦缓。

续1月25日方，7剂。

学生：这个病症很奇特啊？口中不干，胃脘及食管干燥。

老师：如何去辨证呢？

学生：按您的思路，首先确定病位。

老师：很明显，病位在胃。

学生：病名是什么呢？

老师：不知道。

学生：那怎么治疗呢？

老师：中医治的是证，不是病！我们讲辨证论治要与辨病论治相结合，在病名不确定的情况下，辨证论治就行了。

学生：然后确定病因。胃脘及食管干燥可因热邪、燥邪灼伤阴液所致，也可因阴虚引起。

老师：阴虚的舌苔是什么？

学生：少苔，剥苔，或者无苔。

老师：那阴虚证可以排除了。

学生：患者舌尖红，说明有热；舌苔中根部略厚，说明有痰湿。可辨证为痰热阻胃。

老师：右关脉候脾胃，脉象也支持这个辨证。

学生：小陷胸汤清胃中痰热，二陈汤燥胃中痰浊，为何还用小柴胡汤。

老师：痰浊易阻气机，小柴胡汤可以疏理气机，使“上焦得通，津液得下，胃气因和”。

学生：食管位于上焦，小柴胡汤用得真妙。既然否定了阴虚证，为何还用生地黄、麦冬、天冬这些养阴生津的药。

老师：这叫作推理用药。

学生：如何推理呢？

老师：患者证型确定为痰热阻胃，痰热会不会灼伤胃部津液？

学生：会，不然大便怎么会干结。

老师：所以尽管患者的舌脉没有表现出阴液亏虚，但是我们通过理论推导，患者必定存在阴液亏虚，那这方面的药就可以用进去。只是这方面不是病症的主要矛盾，药不宜用多。

学生：这真可谓是料敌于先了！

19. 逍遥散加味治疗胃慌

李某　男　50岁

2018年2月11日初诊：多年来自觉胃脘部慌，如同心慌，发作时有濒死感，心电图、胃镜等各项检查无异常，长年求治于其他医院，无药可用，无效可言，特以疑难杂症来咨询。余按其脉弦劲有力，问：“发怒是否诱发胃慌？”患者点头称是，遂许以此病可疗。

现症见：胃慌多年，近来发作频繁，多则1日3～4次，少则1～2日1次，发怒可诱发，嘴唇紫暗，性情急躁易怒。

舌边尖红，舌苔淡黄略厚，舌下络脉粗大，脉弦劲有力。

当　归 15g	白　芍 20g	柴　胡 10g	茯　苓 30g
白　术 10g	炙甘草 10g	薄　荷 10g	全瓜蒌 20g
浙贝母 10g	丹　参 20g	桃　仁 10g	红　花 10g
土鳖虫 10g	郁　金 15g	5剂	

2018年2月21日二诊：从服药开始，胃慌未再发作。舌质淡红，舌苔薄白，舌下络脉粗大，脉弦缓。

续2月11日方，5剂。

学生：此案病症甚是奇特。

老师：是的，患者每次发病后，常立即送往医院，做了各项检查，均显示正常，医生告知他无病，患者痛苦难忍，坚称自己有病，常与医生发生争执。

学生：那到底是有病，还是无病？

老师：肯定是有病。器质性的病变，仪器可以检测出来；功能性的病变，仪器检测不出来。

学生：该患者是功能性的病变？

老师：是的，治这种病是中医的优势。

学生：如何分析患者的胃慌呢？

老师：胃慌可因发怒而诱发，且脉弦劲有力，可辨证为肝木克伐脾土。

学生：那也不至于胃慌啊？

老师：肝木过亢，引发肝阳上亢。《素问·至真要大论》说“诸风掉眩，皆属于肝”，“掉”是震颤之意，通常表现为肢体抖动，该患者表现在胃脘部。

学生：胃脘部出现震颤抖动，也就是患者所说的胃慌？

老师：可以这么理解。

学生：肝气郁滞不能推动血液运行，产生血瘀，故患者嘴唇紫暗、舌下络脉粗大；气滞不能推动津液运行，产生痰浊，故舌苔淡黄略厚。

老师：方中逍遥散为主方，疏肝扶脾，重用白芍柔肝，伍用郁金行气解郁；全瓜蒌、浙贝母化痰去浊；丹参、桃仁、红花、土鳖虫活血化瘀。

学生：患者服药后胃慌即愈，以后会不会复发？

老师：患者服药时间短了点，瘀血尚未消散，以后若有肝气郁滞，仍然会复发。

学生：由发怒而诱发的疾病，即使治愈了，以后还需节恚怒、调情志，避免复发。

老师：是的。

20. 柴胡陷胸汤合温胆汤治疗口臭

高某　女　67岁

2019年3月9日初诊：口气较重，口干口渴，食纳乏味，胃中不适，嗳气则舒，咽喉异物感，吞之不下，吐之不出。

舌质红，舌苔淡黄厚，脉弦滑。

柴　胡 10g	黄　芩 10g	法半夏 10g	全瓜蒌 20g
黄　连 3g	陈　皮 10g	茯　苓 30g	枳　实 15g
竹　茹 10g	炒莱菔子 15g	神　曲 20g	炒山楂 15g
砂　仁 10g	丹　参 20g	土牛膝 20g	7剂

2019年3月17日二诊：口气减轻，纳食增加，矢气增多，异物感减轻大半。舌质红，舌苔薄黄，脉缓滑。

续3月9日方，7剂。

2019年3月24日三诊：诸症基本消失。舌质淡红，舌苔薄白，脉缓滑。

续3月9日方，5剂。

学生：口气较重，是不是常说的“口臭”？

老师：是的。

学生：这类人群非常多，很多牙膏广告都是以清新口气为噱头。

老师：口香糖即是为此而设。

学生：口臭是如何形成的呢？

老师：一般是由胃热较盛，蒸腾胃中浊气，上升于口所致。另外，龋齿也可以导致口臭。

学生：现在人们的饮食偏于辛辣，容易生热；偏于油腻，嗜食甜食，易生痰浊。

老师：这就为口臭的发生创造了条件。

学生：也就是说口臭的病位在胃，并不在口？

老师：对！

学生：患者同时伴有胃中不适、食纳乏味等胃部症状。咽喉异物感，这个跟胃没有关系吧？

老师：足厥阴肝经“循喉咙之后，上入颃颡”，肝经气机郁滞，故咽喉有异物感。

学生：脉弦也说明存在肝郁气滞。

老师：胃中痰浊壅盛，阻滞气机运行，肝主疏泄气机，疏泄不及，故而肝气郁滞，这称为土壅木郁。

学生：方中小柴胡汤疏肝理气，小陷胸汤清胃中痰热，温胆汤化胃中痰浊，炒三仙健脾消食，祛胃中陈腐之气。

老师：还用了丹参饮，去掉了檀香。

学生：丹参活血化瘀，砂仁芳香辟秽。

老师：是的。中医还有一个理论，叫“香可除臭”，口臭较严重时，可以再加入一些芳香类的药材。

学生：如藿香、佩兰、白芷、白豆蔻、石菖蒲之类的药物？

老师：是的。以这个思路为主，随证加减，半个月左右可将口臭治愈。

21. 六君子汤加味治疗口角流涎

王某　男　71岁

2018年10月28日初诊：退休后无事可做，爱上钓鱼，逐渐成瘾，凌晨3～4时即骑摩托车到达钓鱼点，虽隆冬季节，寒风刺骨，亦不间断。近年来自觉精力不济，容易疲劳，白天稍坐片刻即鼾声如雷，口角有涎液流出，色白黏稠，垂于口角可达一尺多长，醒来时抬头则涎液黏附于衣服之上，故其衣服上常有涎渍，容易腹泻，胃纳尚可，夜尿3次，矢气较少。

舌质淡嫩，舌苔中后部白略厚，脉沉。

黄　芪 40g	党　参 20g	茯　苓 20g	白　术 10g
炙甘草 10g	陈　皮 10g	法半夏 10g	补骨脂 15g
益智仁 15g	车前子 20g	炒莱菔子 15g	红景天 20g
仙鹤草 30g	绞股蓝 20g	炒薏苡仁 30g	7剂

2018年11月4日二诊：精神振奋，口角不再流涎，未见腹泻，矢气增多。舌质淡红，舌苔薄白，脉沉缓。

续10月28日方，7剂。

老师：分析一下这个病案。

学生：脾在液为涎，患者流涎如此之多，应为脾虚证。

老师：脾虚证可分为脾气虚证和脾阳虚证，到底是哪个呢？

学生：脾气亏虚，不能收摄，故涎液外流，应该是脾气虚证。

老师：其实两者皆有，我们来看下患者的病因。

学生：看不出有什么原因引起患者脾虚啊！

老师：患者71岁，年龄偏大，是什么体质？

学生：年老之人，肾阳渐衰。

老师：每日凌晨3～4时即骑摩托车，即使冬天也不例外，可感受什么邪气？

学生：寒邪。

老师：寒邪损伤肾阳，肾阳为一身阳气之根本，阳气衰微，不能温运周身，故精力不济，容易疲劳，坐即嗜睡，夜尿频数；肾阳亏虚，不能温煦脾阳，阳不化气，脾气亦虚，气虚无力收摄津液，故涎液外流；脾虚运化水液失职，故容易腹泻。

学生：此案可辨证为脾肾阳虚证，兼有脾气亏虚、水湿内停。

老师：脾气亏虚是主证，因为患者的主诉是流涎！千万不能主次颠倒，如果脾肾阳虚是主证，那么患者的主诉应该是四肢畏冷、脘腹冷痛等。

学生：所以您用六君子汤为主方，加黄芪增强补益脾气之力。

老师：是的，后面的仙鹤草、红景天也是补气的。

学生：温补脾肾之阳的只用了补骨脂。为何用益智仁？

老师：益智仁可以暖肾温脾开胃摄唾，脾肾阳虚所致的涎唾自流，本品为必用之药。

学生：为何用车前子？

老师：治湿不利小便，非其治也。车前子、薏苡仁都可以利湿，使体内多余的水液从小便排出。

学生：为何用炒莱菔子？

老师：补气药如此之多，用炒莱菔子行气，防止产生气壅。

22. 补中益气汤合槐花散治疗痔疮

孙某 男 19岁

2019年11月20日初诊：素有痔疮病史，前日饮酒吃辣，导致痔疮发作，肛门疼痛，坐立不安，伴有痔核脱出，大便干结带血，夜间盗汗，面部少许痤疮。

舌质淡红，舌苔薄白，两尺脉滑大。

黄　芪 30g	党　参 20g	白　术 10g	陈　皮 10g
升　麻 6g	柴　胡 6g	炙甘草 10g	当　归 15g
炒莱菔子 15g	酒大黄 6g	槐　花 15g	生地榆 15g
侧柏叶 15g	金银花 15g	连　翘 15g	7剂

2019年12月6日二诊：肛门疼痛大减，可以坐立，痔核回缩，大便不带血，盗汗消失，苔脉同上。

续11月20日方，7剂。

2019年12月20日回访：服完上方，诸症痊愈。

学生：教材上治疗痔疮一般推荐槐花散、槐角丸，您为什么不直接用完整的槐花散、槐角丸？

老师：我初上临床的时候，也是直接用槐花散、槐角丸，后来发现疗效不好，所以转换了思路。

学生：痔疮为风热湿毒壅遏大肠所致，属于实证，为何用补虚的补中益气汤呢？

老师：得了痔疮会不会流血？

学生：会。

老师：血流的时间长了会怎么样？

学生：会形成血虚。

老师：血能载气，随之导致气虚，最终形成气血两虚证。

学生：是不是所有的痔疮都可以用补中益气汤呢？

老师：具体问题具体分析。痔疮初期，邪气盛、正气不虚的时候，可以用槐花散、槐角丸。如果后期正气已虚，那就可以使用补中益气汤加减。

学生：补益气血的处方那么多，为何选用补中益气汤？

老师：痔疮一般都会有痔核脱出，大便用力或者劳累后更甚，我分析是由中气下陷、气不收摄所致。

学生：风热湿毒壅遏大肠，也可以导致痔核脱出啊？

老师：即使如此，补中益气汤益气升清，也有利于浊邪的下降。

学生：对，正气充盛了，更利于邪气的排出。

老师：针对大肠的风热湿毒，加入金银花、连翘清热解毒，槐花、地榆凉血止血，侧柏叶凉血散风，大黄泻下通便，使邪气从大便而解。

学生：槐花散由槐花、侧柏叶、荆芥穗、枳壳组成，您处方中加入的一组用药相当于加强版的槐花散。

老师：是的，槐花散的药力偏弱，经过加减后药力增强了不少。

学生：行气的枳壳改成了炒莱菔子。

老师：是的，炒莱菔子偏重行大肠之气，本草言其有“推墙倒壁之功”，比枳壳力量更强，更具有针对性。

学生：抄方统计，您用这个处方治疗痔疮的疗效非常好！

老师：是的，学古人的方要善于变通，这样才能提高疗效。

23. 补中益气汤合桂枝汤治疗脱肛

王某　女　19岁

2021年5月10日初诊：脱肛，便后可自行回纳，无疼痛，大便不带血，久蹲后站立时头晕眼花，平素嗜辣。

舌质淡红，舌苔白略厚，脉弱。

黄　芪 30g　党　参 20g　白　术 10g　陈　皮 10g
升　麻 6g　柴　胡 6g　炙甘草 10g　当　归 10g
桂　枝 10g　白　芍 10g　生地榆 15g　槐　花 15g
酒大黄 6g　炒莱菔子 15g　7剂

2021年6月8日二诊：服上药后，脱肛基本已愈，停药后又复发。舌淡红，舌苔薄白，脉较前有力。

续5月10日方，7剂。

学生：我发现患痔疮的人有个共同特点，都喜欢吃辛辣的食物。

老师：是的。长青春痘的人也喜欢吃辛辣的食物。

学生：吃辛辣的食物容易生火。“火曰炎上”，火热之邪易侵害人体上部，青春痘多发于人的面部，这个好理解，而痔疮位于人体的下部，这个怎么解释呢？

老师：人吃的饮食都要经过胃肠的消化，经大便而排出。如果吃了辛辣的食物，整个消化道都会感受热邪。

学生：现在的饮食都偏辣，这就是长青春痘、患痔疮的人非常多的原因吧！

老师：对，是一个很重要的因素，但不是全部因素。你认为长青春痘、患痔疮是好事还是坏事？

学生：生病了肯定是坏事！

老师：体内有邪气，表现于体表，及时地去消除邪气，我觉得是好事。如果体内有邪气，不表现出来，自己察觉不到，最终可能酿成大患。

学生：难怪有些人平时身体挺好的，一旦生病就是重病、大病。

老师：是的，所以小病小灾是好事，可以引起重视，及时治疗，并加以注意。患者知道吃辛辣食物可以患痔疮，经过痔疮的痛苦后，以后就忌口不吃了，热邪也就少了产生的途径。

学生：这位患者是脱肛，没有表现出肛门疼痛、出血，痔核脱出，您还是用了生地榆、槐花、酒大黄、炒莱菔子这些治痔疮的药，是不是考虑患者嗜食辛辣食物，大肠蕴有热毒？

老师：是的。这是从患者的饮食习惯来用药。

学生：患者脱肛为中气下陷证，用补中益气汤即可，为何还加了桂枝、白芍。

老师：这要和后文治疗低血压的案例相互参看。患者久蹲后站立时头晕眼花，说明伴有低血压，补中益气汤加入桂枝、白芍可以升血压。

学生：辛温之桂枝与寒凉之地榆、槐花、大黄相互制衡。

老师：是的。辛温过度，可增热势，迫血妄行，则便血；寒凉过度，脾胃阳气受损，则腹泻。

学生：相互制衡之后，这些弊端都没有产生。

老师：开方的时候，要注意药物之间的配伍，这个非常重要！

24. 补中益气汤加味治疗肛门下坠

朱某　男　41岁

2018年10月4日初诊：肛门坠胀感、灼热感，便意频繁，每次蹲厕至少半小时，努挣无物，用力过大则便血，自觉有气停于肛门排不出来，每日蹲厕5～6次，大便后肛门稍有脱出。曾做2次小肠镜检查，均显示无异常。患者为健身教练，体型健硕，肌肉满壮，常年食用蛋白粉、牛肉、鸡蛋等。

舌质淡红，舌苔中根白厚，脉沉弱。

黄　芪 30g	生晒参 10g	白　术 10g	陈　皮 10g
升　麻 6g	柴　胡 6g	炙甘草 10g	当　归 15g
炒莱菔子 15g	木　香 10g	槟　榔 10g	薤　白 15g
仙鹤草 30g	7剂		

2018年10月13日二诊：坠胀感消失，排气顺畅，每日蹲厕4次，每次蹲厕10分钟左右。舌质淡红，舌苔中根白厚，脉较前有力。

续10月4日方，加三七10g，14剂。

2018年10月28日三诊：灼热感大减，每日蹲厕2次，每次蹲厕1～2分钟，近日痔疮发作，大便带血。舌质淡红，舌苔薄白，脉滑大。

续10月13日方，加酒大黄6g，7剂。

学生：患者为健身教练，每日运动量很大，还参加冬泳，正气充沛，语声洪亮，兼之体型健硕，肌肉满壮，无论如何也辨不出气虚证而用补中益气汤。

老师：患者辗转经治多医而不愈，必须另辟蹊径。

学生：一般的医生可能都是这种看法。

老师：但是病没有治好啊！所以要从相反的方向来思考一下。

学生：您是怎么辨证的？

老师：患者给我的初始印象和你说的差不多，但是诊脉时，脉象又沉又弱，我就判断此患者是气虚证。

学生：舍症从脉？

老师：是的。患者长年进行超负荷的体育锻炼，虽然肌肉满壮，但是气已暗耗；冬季为阳气潜藏之时，患者坚持冬泳，激发潜藏之阳气，阳气亦已耗伤。阳气无力鼓荡脉道，故脉象又沉又弱。

学生：患者肛门不适的症状是如何导致的呢？

老师：患者健身，为塑造肌肉体型，必须摄入大量的蛋白质，常年食用蛋白粉、牛肉、鸡蛋，这些食物生湿生热，湿性下趋，湿热搏结于肠道，而生诸症。

学生：湿性黏滞，故大便排出不畅；湿阻气机，气机不畅，故自觉有气停于肛门排不出来；热性燔灼，故肛门灼热；热邪迫血妄行，导致血溢脉外，故大便带血。

老师：气虚下陷可导致肛门坠胀感，大便时肛门脱出。

学生：总而言之，患者的病机为：气虚下陷，湿热、气滞搏结于肠道。

老师：所以用补中益气汤益气升清，木香、槟榔、薤白、炒莱菔子行大肠气滞，仙鹤草收敛止血。

学生：为什么不用化湿药？

老师：气行则湿化。

学生：为什么不用清热药？

老师：湿化则热无所附。先以调理气机为主。

学生：二诊为什么加用三七？没有出现大便带血啊？

老师：三七可以活血止血。一方面，止血可以防止再出血；另一方面，气滞必兼血瘀，用三七活血化瘀。

学生：三诊加酒大黄，引湿热邪气从大便而出。

老师：是的。

25. 补中益气汤合槐花散治疗肛裂

安某　男　31岁

2020年12月25日初诊：肛裂1年，每次大便时带有鲜血，大便偏干硬，容易疲劳，平素口味偏重。

舌质淡红，舌边有点刺，舌苔白厚，脉沉滑，按之无力。

黄　芪 30g	党　参 20g	生白术 30g	陈　皮 10g
升　麻 6g	柴　胡 6g	炙甘草 10g	当　归 10g
酒大黄 10g	炒莱菔子 15g	槐　花 20g	生地榆 15g
侧柏叶 15g	7剂		

2021年1月12日二诊：服药后出血止，大便顺畅，精神振奋。舌质淡红，舌苔薄白，脉较前有力。

续2020年12月25日方，加马齿苋20g，14剂。

学生：患者无肛门下坠感，无肛门脱出，为什么还要用补中益气汤？

老师：患者容易疲劳，脉重按无力，可辨为气虚证。

学生：气虚不是主症，不必用这么多药，是否还取“升清降浊”的意思？

老师：是的，此方的重点在于降浊。清气上升，更有利于浊气的下降，正所谓“将欲降之，必先升之”。

学生：大便干硬，撑裂肛门，故而肛裂，导致大便带血。其病因乃是大肠蕴热，其治疗当降泻大肠热毒。

老师：患者平素口味偏重，为致病之因。

学生：热毒蕴于大肠，本着“因势利导”的原则，从大便泻出最为便捷。所以用补中益气汤升清，酒大黄、炒莱菔子降浊。

老师：为什么加槐花、地榆、侧柏叶？

学生：这三味药均入大肠经，功能凉血止血。

老师：导致大便带血有两个因素：第一，粪质干硬撑破肛门而出血；第二，大肠蕴热，迫血妄行，血溢脉外而出血。

学生：生白术、酒大黄、炒莱菔子是针对第一个因素，槐花、地榆、侧柏叶是针对第二个因素。

老师：是的。

学生：二诊为何加马齿苋？

老师：马齿苋入大肠经，具有清热解毒、凉血消肿、收敛止血之功，加入以增强疗效。

第四章
肝系病案

1. 镇肝熄风汤加味治疗高血压（一）

余某　女　61岁

2015年3月9日初诊：近几日头痛欲裂，眩晕欲仆，口角不自觉有涎液流出，特来门诊咨询。测量血压170/100mmHg（药后），断为中风之先兆。患者述病情与情绪波动有关，每次与孙女争吵后症状加重，甚则全身肌肉颤动。余视其病势迅猛，嘱其住院治疗。患者觉得住院不方便，且尚未中风，要求在门诊服用中药。

现症见：高血压病史10年，头昏，头顶胀痛欲裂，情绪激动则甚，晨起头部畏冷，面部烘热，两颧潮红，低头即觉面部胀满难忍，自觉气血聚于面部，中午为甚，眼花，视物模糊，乍热乍汗，乍觉身热便汗出，脱衣又觉身冷，心慌胸闷，牵及左臂内侧抽掣样疼痛，口舌干燥，大便难解，有下坠感，急躁易怒。

舌质红，舌苔黄燥，舌下络脉粗大，脉弦滑。

白　芍 30g	天　冬 15g	玄　参 30g	生龙牡各 30g
茵　陈 10g	代赭石 30g	川牛膝 30g	龟　板 20g
生麦芽 15g	炙甘草 10g	川楝子 10g	虎　杖 20g
炒莱菔子 15g	5剂		

2015年3月16日二诊：面部烘热、胀痛大为减轻，矢气频多，大便通畅，心情好转，口干减，舌苔退，舌上有津液，脉缓滑。患者自行

停服降压药，只服用中药，血压140/80mmHg。

续3月9日方，5剂。

2015年3月21日三诊：面部不再胀痛，头顶胀痛大减，口不干，仍有乍热乍汗，舌脉同上，血压120/80mmHg。

续3月9日方，5剂。

2015年3月27日四诊：诸症基本缓解，血压120/80mmHg。

为巩固疗效，续3月9日方，5剂。

停药后，在未服用西药的情况下，每日监测血压，仍为120/80mmHg。

学生：这位患者病势危急，不去住院风险很大！

老师：是的，离中风只差一步，幸亏药证相符，及时见效，否则可能一边喝药一边中风。

学生：症状纷纭复杂，是一个什么证呢？

老师：肝阳上亢，气血上逆之类中风。

学生：这个病机如何解释症状呢？

老师：肝肾阴虚，肝阳上亢，甚则阳亢化风，风动气血上逆，上扰清窍，故头昏头胀；肝阳上升太过，血随气逆，并走于上，则面部烘热，两颧潮红；肝开窍于目，肝肾阴虚，则视物模糊；阴虚不能潜阳，虚火上扰，故乍热乍汗。

学生：心的症状如何解释？

老师：肝木生心火，母病及子，故心慌胸闷。

学生：这个处方是张锡纯的镇肝熄风汤吧？

老师：是的，原方照用。在使用时需要注意药物剂量。方中川牛膝引血下行，龙骨、牡蛎、代赭石镇肝息风，为治标之主药，急则治其标，用量宜重；龟板、玄参、天冬滋肝肾之阴，芍药柔肝养血，乃治本之药，用量居其次；茵陈、川楝子、麦芽顺肝木之升发，条达肝气而防郁滞，甘草调和诸药，用量最轻。

学生：为什么要加虎杖、炒莱菔子？

老师：患者大便不畅，大便在体内也会化热，增加体内的热势。

学生：为什么选用这两个药呢？

老师：前文提到过，这相当于减弱版的小承气汤。小承气汤由枳实、厚朴、大黄组成，枳实、厚朴行气力猛，用炒莱菔子代替；大黄泻下力峻，用虎杖代替。这样容易控制药物的药力，既能泻下，又不伤正气。

学生：师其法而不用其方。

老师：是的，方者，法也，开方要追求"法"这个层次。

2. 镇肝熄风汤加味治疗高血压（二）

台某　女　49岁

2019年3月2日初诊：四肢乏力1个月余，不能站立行走，两颧潮红，厌恶嘈杂环境，头昏耳鸣，多梦，烦躁易怒，大便干结，呈羊屎状，矢气少。高血压病史，即刻血压230/180mmHg。

舌质淡红，舌苔薄白，两关脉弦滑。

白　芍30g　　天　冬10g　　玄　参15g　　煅龙牡各30g
茵　陈10g　　代赭石30g　　川牛膝30g　　龟　板20g
生麦芽15g　　炙甘草10g　　川楝子10g　　炒莱菔子15g
生白术30g　　7剂

2019年3月9日二诊：血压130/80mmHg，上症均减，大便正常。舌质淡红，舌苔薄白，脉弦缓。

续3月2日方，7剂。

2019年3月16日三诊：血压110/70mmHg，症状基本痊愈。

续3月2日方，7剂。

2019年3月23日四诊：血压110/70mmHg，无特殊不适。

续3月2日方，7剂。

学生：患者血压这么高，为什么不服用降压药？

老师：患者是农村人，平时不注重体检，来看病的时候，我测量了一下血压，高得吓人。

学生：血压这么高，她没有症状吗？

老师：农村人都是小病拖成大病，症状确实严重到不能承受时，才找医生治疗。

学生：这么高的血压挺危险的。

老师：是的，这类患者有个特点，就是症状很典型，非常好辨证。

学生：我一看症状就觉得可以使用镇肝熄风汤。

老师：也是一个肝阳上亢、气血上逆证。

学生：有一个症状不明白，患者为什么会出现四肢乏力？

老师：全身气血上逆于头面部，四肢的气血随之减少，当然四肢乏力。

学生：患者大便干结，为什么没有用虎杖？

老师：这里改成了生白术，生白术可以润肠通便，并且可以健脾。

学生：为什么要健脾？

老师：见肝之病，知肝传脾，当先实脾。脾主四肢，患者四肢乏力，为脾气虚证，故用白术健脾。

学生：一物二用，既能健脾，又能通便。

老师：令人不可思议的是，患者血压下降非常快，并且保持平稳，张锡纯的处方确实好用。

3. 天麻钩藤饮加味治疗高血压

熊某　女　50岁

2019年2月18日初诊：头昏头胀，前额为主，难以入睡，多梦，腰痛，月经有血块。血压180/110mmHg。

舌质淡红，舌苔薄白，舌下络脉粗大，两关弦滑。

天　麻 15g　　钩　藤 15g　　石决明 30g　　栀　子 10g

黄　芩 10g　　生杜仲 15g　　川牛膝 15g　　桑寄生 15g
茯　苓 10g　　夜交藤 30g　　益母草 30g　　葛　根 20g
丹　参 20g　　桃　仁 10g　　红　花 10g　　10 剂

2019 年 3 月 3 日二诊：头昏头胀减轻，睡眠改善，腰痛缓解，苔脉同上。血压 160/100mmHg。

续 2 月 18 日方，加土鳖虫 10g，14 剂。

2019 年 3 月 17 日三诊：头昏头胀基本痊愈，睡眠正常，苔脉同上。血压 110/70mmHg。

续 3 月 3 日方，7 剂。

2019 年 4 月 6 日四诊：无特殊不适。血压 120/80mmHg。

续 3 月 3 日方，14 剂。

2020 年 12 月 6 日回访：血压一直维持在 120/80mmHg，无特殊不适。

学生：这是一个什么证？

老师：肝阳偏亢，肝风上扰，兼有血瘀证。

学生：肝阳偏亢，阳亢化风，风阳上扰，故头昏头胀。为什么会出现失眠呢？

老师：肝木生心火。肝阳有余，化热上扰心神，故难以入睡，多梦纷纭。

学生：腰者，肾之府。肝肾阴虚，故腰痛。

老师：血瘀证是从哪里诊断出来的？

学生：月经有血块，舌下络脉粗大，都是血瘀之征。

老师：是的。此案选择用天麻钩藤饮加减来治疗。

学生：同是治疗肝阳上亢证，镇肝熄风汤和天麻钩藤饮有什么区别吗？

老师：镇肝熄风汤兼有气血上逆，病势较重，随时有中风的可能，舌质深红或红绛，少苔或无苔；天麻钩藤饮兼有肝风上扰，病势较轻，症状不多，舌质淡红，舌苔薄白。

学生：日常生活中，没有什么症状，仅有轻微头昏头胀，体检血压偏高，舌质淡红，舌苔薄白，符合这些条件，是不是可以使用天麻钩藤饮？

老师：是的。

学生：这应用的范围相当广泛啊，这种证型的高血压患者非常多。

老师：可惜大部分人没有用中医来治疗。

学生：方中加了丹参、桃仁、红花活血化瘀，为什么用葛根？

老师：这和现代人的生活方式有关。工作离不开电脑，生活离不了手机，低头一族太多，长时间低头会造成颈椎病，压迫椎动脉会引起脑部供血不足。很多高血压的患者都伴有颈椎病，葛根为治疗颈椎病之要药，对头晕头痛有辅助治疗作用。

学生：抄方统计，本方服用2～3个月可以使血压恢复正常。

老师：是的，贵在坚持。

4. 半夏白术天麻汤合小柴胡汤治疗高血压

崔某　女　71岁

2021年7月18日初诊：左手不自主颤抖，影响端碗，注意力集中时抖动尤甚，下颌偶发颤动。睡眠不佳，心中有事则彻夜难寐，焦躁不安，烦躁易怒。如果睡眠不好，晨起则头昏脑涨。大便不畅，排出费力，夜尿2次，小便后难以入睡。面色晦暗，唇有瘀点。经检查：高血压病史，160/80mmHg（服药后）；高血脂病史，甘油三酯、胆固醇偏高。现服药降压药、降脂药（西药）。

舌质淡红，舌苔白略厚，舌下络脉粗大，脉弦滑，左关尤显。

法半夏10g　炒白术10g　天　麻15g　钩　藤15g
陈　皮10g　茯　苓30g　柴　胡10g　黄　芩10g
葛　根20g　丹　参20g　川牛膝20g　生杜仲20g

白　芍 20g　　刺蒺藜 20g　　7剂

嘱降压药继续服用，降脂药停服。中药与西药隔开 1 个小时服用。另每日采新鲜荷叶1张，切丝，煮水，代茶饮。

2021 年 7 月 25 日二诊：颤抖变化不大，大便排出较前顺畅，每日一行，烦躁易怒减轻，心情较前平和。舌质淡红，舌苔白略厚，脉较前柔和。

续7 月 18 日方，加土鳖虫 15g，7 剂。

2021 年 8 月 1 日三诊：手抖明显减轻，晨起未见头昏头胀，小便后入睡困难改善，血压 140/80mmHg（服药后）。舌质淡红，舌苔白略厚，两关脉滑大。嘱降压药停服，坚持服用荷叶茶。

续7 月 25 日，7 剂。

2021 年 8 月 22 日四诊：患者因故中断服药，降压药、降脂药亦未服用。手抖减轻，仍有唇颤，心情愉悦，睡眠良好。舌质淡红，舌苔薄白，舌下络脉粗大，脉弦。血压 140/80mmHg。

法半夏 10g　　炒白术 10g　　天　麻 15g　　钩　藤 15g
陈　皮 10g　　茯　苓 30g　　柴　胡 10g　　黄　芩 10g
葛　根 20g　　丹　参 20g　　川牛膝 20g　　生杜仲 20g
桃　仁 10g　　红　花 10g　　土鳖虫 15g　　7剂

2021 年 8 月 29 日五诊：服上方第 1～2 日会出现短时间的头晕乏力，过后即觉轻松，面色变红，唇部瘀斑渐消。舌质淡红，舌苔薄白，舌下络脉明显变细，两关弦滑。血压 140/80mmHg。

续 8 月 22 日方，7 剂。

2021 年 9 月 5 日六诊：无特殊不适，偶见唇颤，时间极短。舌质淡红，舌苔淡黄略厚。血压 136/80mmHg。

续 8 月 22 日方，7 剂。

2021年9月12日七诊：去医院检查：胆固醇已正常，甘油三酯稍有偏高，数值较前明显降低，血压136/80mmHg。无其他任何不适，嘱停药，续服荷叶茶，不适随诊。

学生：西医认为高血压病需要终身服药，此患者吃中药不到2个月，降压药停服，而且血压正常、稳定。

老师：所以不要受到西医观点的干扰。但是很难，你一发问我就知道你关注的是血压，说明你的中医思维还不纯粹。

学生：治疗高血压是患者的主要诉求啊？那关注什么呢？

老师：你应该关注的是患者是什么证！中医没有治疗高血压的药，中医治的是证！不是病！

学生：抱歉！老师当头棒喝有如醍醐灌顶！

老师：那你分析一下是什么证。

学生：《素问·至真要大论》云“诸风掉眩，皆属于肝”，患者手抖唇颤，可辨为肝风内动证；患者头昏脑涨，舌苔白厚，可辨为风痰上扰证；患者面色晦暗，唇有瘀点，舌下络脉粗大，可辨为血瘀证。患者病情复杂，三证兼有。

老师：不错，以后看病就要用这样的思维看，血压只是一个数值而已，针对血压去治，这个病是治不好的。要针对这三个证去治，不降血压而血压自降。分析一下这个处方的方义。

学生：风痰上扰用了半夏白术天麻汤；肝风内动用了小柴胡汤疏肝解郁，白芍柔肝，刺蒺藜平肝，川牛膝、生杜仲补肝；血瘀用了葛根、丹参。这个处方中，有几处用药不明，请您指导！

老师：分析得不错，说一说。

学生：患者并未出现腰膝酸软，为什么用川牛膝、生杜仲？

老师：注意患者年龄，已经过了70岁，身体上已经存在肝肾亏虚。川牛膝可以引火下行，也可以引上亢之阳下行。并且临床用药经验表明，川牛膝和生杜仲有明显的降压之效。

学生：患者血瘀之象非常明显，为什么选用的都是药力比较轻的药，而且还用葛根？

老师：本方以攻伐为主，考虑患者年龄偏大，所以先降肝阳、化痰浊，等患者慢慢适应药力，二诊时加入土鳖虫，四诊时再加入桃仁、红花。如果攻伐的药一起上，担心患者正气不支，反生他患。葛根为颈椎专药，患者就诊时坐姿不当，头向前倾，应该有颈椎病隐患，而且部分患者的高血压是由颈椎病引起的，所以加用了葛根。

学生：患者服用的降压药和降脂药应该怎么处理呢？

老师：这个要视病情而定。有的医生比较盲目，吃中药就不准吃西药，这是不对的，容易出问题。对于已经服降压药的患者，要监测血压，像这位患者服降压药后血压仍为 160/80mmHg，是不能突然停药的。患者服药 2 周后，血压下降为 140/80mmHg，并且全身症状明显减轻，这时才能让患者停药。降脂药一开始我就让患者停服了，这是因为血脂高对人体的危害不是太大，也没有明显的症状。但是高血压就不一样了，这个得引起注意！

学生：让患者坚持服用荷叶茶，是来治疗高血脂的吧？

老师：是的。西药降血脂需要长期服用，药物的副作用对肝肾功能影响较大。荷叶自己去采，不花一分钱，坚持服用半年到 1 年，血脂就慢慢降下来了。

5. 补中益气汤合桂枝汤治疗低血压（一）

徐某　女　55 岁

2013 年 7 月 15 日初诊：1 周前在田间插秧时，突然一头栽入泥水中，旁人慌忙将她拉出，抬至田埂边，清理鼻孔中淤泥，逐渐苏醒后回家休息。至此后出现阵发烘热，动则汗出，以下午为主，测量体温正常，伴有头昏乏力，面色㿠白，语音低微，眠浅易醒，大便干结难解，呈羊屎状。血压 90/60mmHg。

舌质淡红，舌苔薄白，脉细弱。

黄　芪 30g　党　参 10g　白　术 10g　陈　皮 10g
升　麻 6g　柴　胡 6g　炙甘草 10g　当　归 15g
桂　枝 10g　白　芍 10g　酸枣仁 20g　夜交藤 30g
麻子仁 15g　玄　参 15g　5 剂

2013 年 7 月 20 日二诊：烘热程度大减，气力增加，睡眠改善，大便日行 1 次，排出通畅，仍有头昏。血压 100/70mmHg。舌质淡红，舌苔薄白，脉较前有力。

续 7 月 15 日方，5 剂。

2013 年 7 月 26 日三诊：近日稍有劳作症状即有反复，神疲嗜睡，食少纳差，脘腹胀满。舌质淡红，舌苔薄白，脉细弱。

黄　芪 30g　党　参 10g　白　术 10g　陈　皮 10g
升　麻 6g　柴　胡 6g　炙甘草 10g　当　归 15g
酸枣仁 15g　麻子仁 15g　女贞子 20g　墨旱莲 20g
炒莱菔子 15g　炒三仙各 10g　5 剂

2013 年 8 月 1 日四诊：诸症基本痊愈。血压 120/80mmHg。

续 7 月 26 日方，加桂枝 10g，白芍 10g，5 剂。

2014 年 3 月 27 日回访：诸症已愈，血压 120/80mmHg。

学生：患者为什么会突然晕倒？

老师：结合后续的检查来看，应该是低血压伴有低血糖。

学生：属于中医的气虚证？

老师：不够准确，气虚伴有气机下陷。头部是人体的最高部位，当气血不足时，头部最先出现亏虚。这就像日常生活中，当自来水管停水的时候，顶楼总是最先没有水。

学生：患者后来出现下午阵发烘热，是什么机理？

老师：这就是我们通常所说的气虚发热。中焦脾胃元气虚衰，升降失常，清阳下陷，湿气郁阻，压制下焦阳气的升发，郁而化热。

学生：郁热在下焦，煎灼津液，故大便干结。

老师：头昏乏力、面色㿠白、语音低微皆为气虚之证。

学生：气虚引起血虚，血不养心，故眠浅易醒。

老师：方选补中益气汤。

学生：为何用桂枝、白芍？

老师：桂枝、白芍配合炙甘草，相当于是桂枝汤。患者阵发烘热、动则汗出，考虑有营卫不和，用桂枝汤来调和营卫，用上去疗效还不错。后来思考病机，不存在营卫不和，但是为什么用之有效，我们后文再讲。

学生：酸枣仁、夜交藤都能养血安神，麻子仁润肠通便，玄参清热生津。药证相符，故首诊即见显效。三诊为何稍有劳作症状即有反复？

老师：劳则气耗，稍有劳作即会耗气。患者气虚尚未复原，辛勤之人闲不住，稍有力气便去劳作，故病症容易反复。

6. 补中益气汤合桂枝汤治疗低血压（二）

廖某　女　19岁

2014年6月24日初诊：1周前，走路时突然昏倒于地，2～3秒后自然苏醒，与常人无异。家人恐惧，特来就诊。

现症见：神疲乏力，运动后更甚，蹲下后站立时头晕眼黑，月经时间尚准，月经量偏少，身体消瘦，冬天畏冷，手脚冰凉。血压90/60mmHg。

舌质淡红，舌苔薄白，脉弱。

黄　芪30g　党　参15g　白　术10g　陈　皮10g
升　麻6g　柴　胡6g　炙甘草10g　当　归15g
桂　枝10g　白　芍10g　酸枣仁30g　鸡血藤30g
补骨脂15g　5剂

2014年7月2日二诊：症状变化不大，人较前稍有力，苔脉同上。

续6月24日方，5剂。

2014年7月8日三诊：精神振奋，蹲下后站立时头不晕。舌质淡红，舌苔薄白，脉较前有力。血压100/70mmHg。

续6月24日方，5剂。

2014年7月13日四诊：上症消失，服药期间月经来潮，经量较前增多。舌质淡红，舌苔薄白，脉缓滑。血压110/70mmHg。

续6月24日方，5剂。

学生：这是低血压病。

老师：是的，有了上案治疗低血压的经验，我从理论上又进行了思考，将中医治疗低血压的理、法、方、药进行了梳理。

学生：愿闻其详！

老师：低血压是体循环动脉压低于正常的总称。常表现为久蹲后站立时头晕目眩，短气乏力，失眠多梦，肢冷畏寒，舌质淡红，舌苔薄白，脉弱等症。

学生：低血压的病因是什么？

老师：脾胃虚弱，气血化生不足，气虚为主，血虚为辅。

学生：低血压的病机是什么？

老师：气虚无力鼓荡营血，营血不能充盈脉道。

学生：低血压如何治疗呢？

老师：补益气血即可。饮食水谷入胃，最后转化为气血，这条代谢链上的脏腑功能都要进行加强，以促进气血的化生。

学生：涉及哪些脏腑呢？

老师：第一，胃气虚。胃主受纳水谷，为“水谷之海”，胃气虚弱，则饮食量减，脾之运化乏源。第二，脾气虚。脾主运化，将胃所受纳的饮食水谷转化为水谷精微，通过升腾作用而上输于肺，脾气虚弱，则健运失常，清阳不举，上输于肺的水谷精微随之匮乏。第三，肺气虚。脾胃运化而来的水谷精微与肺吸入的自然界清气相结合，生成宗气，而宗气有“贯心脉”以推动血液运行的作用。另外，血液的运行，有赖于肺气的推动和调节，肺气具有助心行血的作用。若肺气虚弱，则无力鼓荡营血。第四，心阳虚，上注于肺的水谷精微经心阳的化赤作用，化为赤色血液。若心阳虚衰，可致血液化生障碍，营血不足，则不能充盈脉道。第五，肾阳虚。肾阳为一身阳气之本，五脏之阳气，非此不能发，肾阳能推动、激发脏腑的各种功能，促进水谷精微的化生、运行和输布。肾阳虚衰，可导致其他脏腑功能减弱，间接影响气血的生成和运行。

学生：低血压涉及的脏腑有胃、脾、肺、心、肾，这条气血生成链环环相扣，缺一不可。

老师：是的，需要针对整条气血生成链施治。

学生：治疗这么多的脏腑，方子岂不是要开很大？

老师：那倒不一定！胃、脾、肺的气虚，用一个处方即可。

学生：补中益气汤。

老师：方中参、芪、术、草大补脾胃之气的同时亦能益肺气，脾胃纳运司职，则生化有源，肺气充沛旺盛，则鼓荡有力。然恐补药多滞，故用陈皮宣利之。升麻、柴胡升举清阳之气，将脾胃所吸收的水谷精微上注于肺。生化乏源，气不生血，营血亏虚，又佐当归以养血。

学生：补中益气汤可以使胃、脾、肺生成气血的功能得到恢复，治疗心阳虚选用何方？

老师：桂枝甘草汤。心为阳中之阳，桂枝配甘草辛甘化阳，只需在补中益气汤的基础上加入桂枝即可。

学生：温补肾阳的药非常多，当选用哪一味药呢？

老师：明代缪希雍《神农本草经疏·卷九·补骨脂》言“其主五劳七伤。盖缘劳伤之病，多起于脾肾两虚，以其能暖水脏、补火以生土，则肾中真阳之气得补而上升，则能腐熟水谷、蒸糟粕而化精微”。

学生：补骨脂为壮火益土之要药，所以方中选用了补骨脂。

老师：是的。

学生：补中益气汤加桂枝、补骨脂，补益了人体的气血生成链。

老师：气血生化充足，自能充盈脉道，血压自然提升。

学生：方中为何使用白芍、酸枣仁？

老师：白芍味酸微寒，功能养血敛阴，配伍炙甘草酸甘化阴，且能监制诸药之辛温；酸枣仁味酸而敛，益肝血而敛阴生津，其益心阴之功，与桂枝强心阳之效相辅相成，且能安神助眠。

学生：方中鸡血藤是用来补血吗？

老师：不完全是。藤蔓之属，皆可通经入络。鸡血藤可以补血通络，这里主要取其通络。

学生：低血压和络脉之间有什么联系吗？

老师：低血压病的病机存在络脉多虚多瘀的特点。经气为络气之源，经气不足，则络脉中气血虚少；气虚鼓动乏力，血行不畅，迁延日久，则络脉中血脉瘀滞。

学生：络脉多虚多瘀由气血亏虚而产生，脉道气血充足则络中虚瘀自痊，为何还要补络脉之血，通络脉之瘀？

老师：人体正常生理功能的运转关键在于血的濡养，特别是络中之血。以河流设喻，经脉如川，络脉如渠，田中庄稼生长全赖渠水，如水川中满溢，渠中阻塞不通，庄稼亦无水滋养。所以加入养血通络之药，能使气血生成链所化生的气血尽快达于络脉，濡养脏腑、肢体、肌肤、官窍，消除症状，缩短病程。

学生：综合来看，低血压的病机相当复杂啊！

老师：是有点复杂，但用药很简单。上面这个处方基本固定下来了，可以作为一个治疗气虚型低血压的专方。

学生：临床疗效非常显著，从抄方的统计来看，有效率 90% 以上。

7. 补中益气汤合桂枝汤治疗低血压（三）

王某　女　55 岁

2016 年 4 月 11 日初诊：头昏乏力，蹲下后站立时头晕眼黑，食后腹胀，难以入睡，多梦纷纭，面色㿠白。血压 90/60mmHg。

舌质淡红，舌苔薄白，脉弱，按之无力。

黄　芪 30g　党　参 15g　白　术 10g　陈　皮 10g
升　麻 6g　柴　胡 6g　炙甘草 10g　当　归 15g
桂　枝 10g　白　芍 10g　酸枣仁 20g　夜交藤 30g
炒莱菔子 15g　补骨脂 15g　5 剂

2016 年 4 月 21 日二诊：头昏消失，人较前有力，矢气增多，入睡时间缩短，血压 100/70mmHg，苔脉同上。

续 4 月 11 日方，5 剂。

2016 年 4 月 30 日三诊：诸症基本痊愈，血压 120/80mmHg。舌质淡红，舌苔薄白，脉缓有力。

续 4 月 11 日方，5 剂。

学生：气虚型低血压可以直接使用这个处方，临床加减变化有什么规律吗？

老师：有几点需要注意。

学生：是那几点呢？

老师：第一，补中益气汤的药物使用剂量。一般认为，黄芪超过 30g 降血压，低于 30g 升血压，用量太少了又起不到补气的效果，所以黄芪的一般用量为 15～30g。升麻、柴胡的用量为 3～6g，升麻超过 6g 功能为清热解毒，柴胡超过 6g 功能为疏肝解郁。

学生：难怪说“中医不传之秘在于量”，即使处方开对了，药物剂量不对，喝了也没有效果。

老师：是的，这种独到的用药心法在古代是秘而不宣的！

学生：方中的党参是否也可以用人参？

老师：原方本为人参，只是人参价格昂贵，换成了党参。在使用党参时，剂量为 15～20g，如果患者兼有腹胀，可以加炒莱菔子行气。

学生：教材上说人参恶莱菔，两者不能同用啊？

老师：尽信书不如无书，要学会思考。人参补气，莱菔子行气，古人认为莱菔子可降低人参补气的功效，所以说不能同用。但是深入思考，人参补正气，莱菔子行浊气，浊气排出更有利于正气的生成，且无气壅之弊，所以我在临床上大部分时候是人参或党参与莱菔子同用，效果更佳。

学生：患者服完药后，您每次都问矢气是否增加，是不是在推测浊气是否排出？

老师：是的，矢气增加即是病症好转的表现。

学生：还需要注意哪些用药呢？

老师：第二，是补血药的应用。本证虽然存在气血两虚，但以补气为主，补血为辅，因为有形之血不能速生，当补气以生血。如果补血药用得太多，会影响脾胃的运化，所以补血药不能多用。

学生：方中已有当归、白芍，其他补血药不宜多用？

老师：如果失眠多梦，可以加酸枣仁养血安神；如果四肢畏冷、月经量少，可以加夜交藤、鸡血藤养血通络。

学生：也就是说尽量不要用带有滋腻碍胃性质的补血药。

老师：第三，温补肾阳药只需用1～2味，不宜喧宾夺主。兼见大便干结，可以加入肉苁蓉。

学生：如果患者食少纳差，可否加入健脾消食药？

老师：这就是我要说的第四点，可以加入炒山楂、炒麦芽、炒神曲。

学生：经过抄方统计，这个处方服用1个月左右，血压会恢复正常，以后再坚持服用，血压也不会升高变成高血压，停药后血压也不下降，维持在正常血压范围，这和西药的降压药、升压药完全不一样啊！

老师：是的，这个处方恢复了人体正常的生理功能，当然可以达到这个效果。

8. 柴胡温胆汤合生脉饮治疗低血压

张某　男　60岁

2018 年 3 月 1 日初诊：头昏乏力，夜间口干，多梦纷纭，心情不畅，大便 2～10 日一行，不干结，排出不畅，矢气少。血压 90/60mmHg。

舌质红，舌苔黄厚，脉沉弦略滑。

柴　胡 10g	黄　芩 10g	法半夏 10g	党　参 20g
陈　皮 10g	茯　苓 30g	全瓜蒌 15g	炒莱菔子 15g
枳　实 10g	竹　茹 10g	麦　冬 10g	五味子 10g
黄　芪 30g	虎　杖 20g	5 剂	

2018 年 3 月 10 日二诊：头昏乏力减轻，大便通畅，1～2 日一行，舌苔退至中根部。

续 3 月 1 日方，去枳实、竹茹，加红景天 30g，仙鹤草 60g，5 剂。

2018 年 3 月 24 日三诊：头昏乏力基本消失，夜间不口干。舌质淡红，舌苔根部略厚，脉缓滑。

续 3 月 10 日方，改全瓜蒌 20g，5 剂。

2018 年 3 月 31 日四诊：大便每日一行，矢气频多。舌质淡红，舌苔薄白，脉缓。血压 120/80mmHg。嘱停药观察。

学生：此案为何不用补中益气汤呢？

老师：中医要辨证论治，不能用一个处方包打天下！

学生：您说补中益气汤适合治疗气虚型低血压，此案也兼有气虚啊！

老师：此案为实中夹虚证！舌苔黄厚，是痰热蕴阻之象。气虚型低血压的舌苔是薄白苔，这是两者的鉴别要点。

学生：此案的病机是什么呢？

老师：气血生成链被痰湿所阻，蕴而化热，故舌苔黄厚；痰湿阻滞气机，气机不宣，故心情不畅，大便不通；后天气血生化乏源，清气不升，故头昏乏力，血不养心，故多梦纷纭；气血不能充盈鼓荡脉道，故血压值偏低。

学生：方中小柴胡汤宣畅气机，温胆汤燥湿化痰，虎杖清热泻下通便，使痰热邪气从大便泻出。

老师：是的，这是针对实证而用药，还需补虚。

学生：党参、麦冬、五味子是生脉饮，能补益心肺之气，使整个气血生成链恢复至正常状态。

老师：是的。黄芪配伍生脉饮称为黄芪生脉饮，补益之力更强。

学生：虽然辨证是实中夹虚证，到底哪里虚？哪里实？

老师：在这个气血生成链中，脾胃是实证，心肺是虚证，肾的虚实还辨不清，所以没有用药。

学生：二诊为何去掉枳实、竹茹？加入红景天、仙鹤草？

老师：患者服药后舌苔已退至中根部，是痰湿渐除之象，故化痰除湿药可以适量减少。红景天、仙鹤草可以补气，特别是善补心肺之气，所以大剂量地使用后，头昏乏力很快就消失了。

9. 小柴胡汤合桂枝加葛根汤一仙四藤汤治疗颈椎病（一）

毛某　女　50岁

2012年11月21日初诊：颈项疼痛，左右转侧受限，牵及背部不适，右上肢麻木，抬举困难，大便偏干，1日2次，食纳尚可。高血压病史。

舌质淡红，舌苔薄白，脉沉滑。

柴　胡 10g	黄　芩 10g	法半夏 10g	葛　根 30g
桂　枝 10g	白　芍 10g	威灵仙 25g	络石藤 15g
海风藤 15g	鸡血藤 30g	钩　藤 15g	天　麻 15g
当　归 10g	川　芎 10g	5剂	

2012年12月3日二诊：颈项活动灵活，稍有疼痛，大便通畅，苔脉同上。

续11月21日方，加刘寄奴15g，徐长卿15g，5剂。

2012年12月11日三诊：近日低头较多，症状稍有复发。

续12月3日方，5剂。

学生：现在的颈椎病可真多啊！古代有没有颈椎病呢？

老师：古代文献中，没有“颈椎病”这个提法，它的相关内容包含在“头痛”“眩晕”“痹证”等病证中。

学生：古代的颈椎病比现在少一些吗？

老师：既然古籍记录得少些，没有作为一个专病来介绍，肯定少一些。

学生：现在的颈椎病已经大众化、年轻化了。

老师：是的。

学生：颈椎病的发病原因有哪些呢？

老师：第一，不当的工作姿势。现在的工作基本离不开手机、电脑，长时间低头看手机、电脑，这是导致颈椎病的普遍因素。第二，不良的睡眠体位。枕头偏高，或枕头偏低都不行，以一拳头高为适宜。第三，不良的衣着习惯。你看古人穿的衣服都是高领，可以把颈椎护住，现在的服装设计基本都是低领，风寒邪气可以直接侵入。

学生：颈椎为什么要保暖呢？

老师：颈椎这个地方有督脉、足太阳膀胱经循行经过，督脉为阳脉之海，足太阳膀胱经为一身之藩篱，容易遭受风寒邪气的侵袭。

学生：冬天的时候都有围脖，保护得挺好啊！

老师：现在感受寒邪不是在冬天，而是在夏天！

学生：夏天不是应该感受火热邪气吗？

老师：夏天室外温度接近40℃，大汗淋漓，毛孔大开，室内空调降温，温度26℃左右，温差接近14℃，突然由室外到室内，寒邪一下子就进去了。

学生：对，夏天都是穿的低领，颈椎全露在外面，风寒邪气最容易侵袭。

老师：当然，一次这样的行为，侵入进去的寒邪是无法形成颈椎病的，日积月累之后，颈椎病就形成了。

学生：那平时怎样预防颈椎病呢？

老师：第一，保暖，尽量穿有领子的衣服，保护颈椎。另外，颈椎部位尽量不要对着电扇或空调直接吹。第二，运动，颈椎病一般是由低头过度引起的，所以要多做昂头的运动，比如篮球、羽毛球、游泳等。

学生：现在的"低头族"那么多，最重要的还是要少看手机、少看电脑。

老师：是的，不然颈椎病真的会发展成为疾病谱里的第一大病。

10. 小柴胡汤合桂枝加葛根汤一仙四藤汤治疗颈椎病（二）

阳某　女　46岁

2013年12月16日初诊：颈项疼痛，转侧不利，天气变化则甚，倦怠乏力，有胆结石病史。

舌质淡红，舌苔薄白，脉弱。

柴　胡 10g	黄　芩 10g	法半夏 10g	党　参 15g
葛　根 30g	桂　枝 10g	白　芍 10g	威灵仙 20g
络石藤 10g	海风藤 10g	钩　藤 10g	鸡血藤 30g
当　归 10g	土鳖虫 10g	刘寄奴 20g	5剂

2014年1月5日二诊：诸症缓解十之八九。

续2013年12月16日方，5剂。

学生：这个处方是不是您治疗颈椎病的经验方？我看使用的频率很高，效果也非常好。

老师：是的，此方适合治疗风寒凝滞经脉导致的颈椎病。

学生：西医认为颈椎病是由于颈椎长期劳损、骨质增生或椎间盘脱出、韧带增厚，致使颈脊髓、神经根、椎动脉受压，交感神经受到刺激，出现一系列功能障碍的临床综合征。它的病位在颈椎上，按照中医理论，肾主骨，颈椎病应该从肾来论治，为什么这个处方一味补肾的药也没用呢？

老师：我治疗颈椎病是从肝来论治的，而不是从肾来论治！

学生：颈椎病为什么从肝论治？

老师：第一，从经络而言，足少阳胆经“起于目锐眦，上抵头角，下耳后，循颈行手少阳之前，至肩上却交出手少阳之后，入缺盆”，此循行部位与颈椎病疼痛部位高度吻合，肝胆相表里，故可从肝论治。

学生：这与颈椎病常见疼痛的部位确实相吻合。

老师：第二，从解剖而言，颈椎由肌肉、韧带、椎间盘、脊椎、神经、血管构成，病理情况下摄片多有颈椎关节紊乱、骨刺、增生、椎间盘突出等，压迫神经、血管而致诸症。而医者亦先入为主，认为此属中医之骨，当从肾论治，此乃浅显之见。试问颈椎病有骨骼之病变，难道包裹的韧带没有病变吗？起病之初，必先韧带松紧适宜，而后颈椎之受力系统不稳定，渐而影响骨骼。故欲治其本者，当先治其韧带，而韧带属于“筋”的范畴，故当从肝论治。

学生：没想到您分析得这么细致，韧带没有调理好，花再多精力去治疗骨骼，功效也是有限的。倒不如先治好韧带，恢复颈椎受力系统的稳定性，而骨骼自愈。看来解剖学的知识必须要掌握好啊！

老师：第三，从症状而言，少阳主枢机，颈椎病会导致颈项转侧不利，是枢机不利的表现；颈椎病会导致头晕目眩、恶心欲吐，符合“诸风掉眩，皆属于肝”。

学生：综上所述，从肝论治颈椎病有充分的理论依据。

老师：光有理论也不行，还要经得起临床检验。

学生：经抄方统计，临床有效率也在 90% 以上。

老师：需要强调的是，本方只适合风寒凝滞经脉所导致的颈椎病。

学生：这种证型的颈椎病有辨证要点吗？

老师：有，只要是舌质淡红，舌苔薄白即可使用。

11. 小柴胡汤合桂枝加葛根汤一仙四藤汤治疗颈椎病（三）

肖某　女　51岁

2017年1月15日初诊：左侧肩关节抽掣样疼痛，颈项转动不适，头昏，腰椎间盘突出症病史。

舌质淡红，舌苔白略厚，脉缓滑。

柴　胡 10g	黄　芩 10g	法半夏 10g	葛　根 30g
桂　枝 10g	白　芍 20g	炙甘草 10g	威灵仙 20g
络石藤 10g	海风藤 10g	鸡血藤 30g	钩　藤 10g
天　麻 10g	当　归 10g	川　芎 10g	土鳖虫 10g

7剂

2017年1月22日二诊：疼痛显著减轻，苔退。

续1月15日方，7剂。

学生：从肝论治颈椎病，您选择小柴胡汤，并且一般去掉了人参、大枣、生姜、炙甘草。

老师：是的，把整个小柴胡汤作为一个引经药来使用，引诸药入肝经。

学生：这个用法比较奇特，只听说过引经药，没听说过引经方。

老师：运用之妙，存乎一心。小柴胡汤为治肝之妙方，方中柴胡与黄芩相配，可引药入少阳经，治疗颈椎转动不适，法半夏兼能化痰祛湿。

学生：为何要化痰祛湿？

老师：少阳为枢机，能疏通气机，气机不畅，津液停滞而生湿化痰。

学生：人参、大枣、炙甘草味甘，甘能助满，不利于祛湿，所以去掉了。

老师：是的。

学生：从肝论治外，您还从足太阳膀胱经论治颈椎病。

老师：是的，足太阳膀胱经为一身之藩篱，风寒邪气容易侵袭，所以用了桂枝加葛根汤。

学生：桂枝汤解肌祛风，调和营卫；葛根舒筋通络，解经脉之凝滞。

老师：桂枝加葛根汤也只取用了葛根、桂枝、白芍三味药，去掉了生姜、大枣、炙甘草。

学生：此案为何用炙甘草？

老师：炙甘草配伍白芍可以缓急止痛，用来治疗患者左侧肩关节抽掣样疼痛。

学生：威灵仙、络石藤、海风藤、鸡血藤、钩藤这几味药我看您经常一起使用，是什么方吗？

老师：这叫一仙四藤汤。威灵仙辛散温通，性猛善走，通行十二经，既能祛风湿，又能通经络而止痛，主治在经；络石藤、海风藤、鸡血藤、钩藤属藤类植物，皆能祛风通络，主治在络。

学生：此五药疏通经络，可治疗韧带之病变，使韧带的经络得以畅通，气血得以濡养，则病变之骨骼亦随之而愈。

老师：是的，这就是本方之妙。骨头的营养物质来自包裹的韧带，韧带的经络不通，从补肾入手来治骨，是无效可言的。所以放弃了从肾论治颈椎病，转而从肝来论治。

学生：原来如此！

12. 小柴胡汤合桂枝加葛根汤一仙四藤汤治疗颈椎病（四）

胡某　女　45岁

2019年2月18日初诊：颈项僵硬疼痛，上肢麻木，偶有头晕目眩、恶心欲吐，视物模糊。

舌质淡红，舌苔薄白，脉沉弦。

柴　胡 10g	黄　芩 10g	法半夏 10g	葛　根 30g
桂　枝 10g	白　芍 10g	威灵仙 20g	络石藤 10g
海风藤 10g	鸡血藤 30g	钩　藤 10g	黄　芪 30g
蜈　蚣 2条	桑　枝 15g	10剂	

2019年3月3日二诊：服药后颈部周围流汗较多，汗液黏稠，自觉颈部肌肉较前柔软，未出现头晕恶心，苔脉同上。

续2月18日方，14剂。

学生：方中药物的用量、药味加减的变化很有特点。

老师：是的，有几味药的剂量比较大。

学生：葛根为什么用到30g？

老师：在桂枝加葛根汤中，葛根的剂量最大，用到了四两，所以在处方中葛根的剂量可以用得大些。

学生：对人体没有什么影响吗？

老师：这个不必担心，我们平时吃的葛粉就是用葛根制成的，可以当作食物来吃。如果颈项强痛比较严重，葛根可以用到60g。

学生：威灵仙的剂量也比较大。

老师：威灵仙能消骨鲠，兽骨卡喉，可单用或与砂糖、醋煎后慢慢咽下。颈椎病、腰椎病大多有骨质增生，取威灵仙消骨鲠之义，可治骨质增生。

学生：威灵仙之性猛急，不伤胃气吗？

老师：对胃气多少有点影响。胃气强者，威灵仙用30g；胃气弱者，威灵仙用20g。用量不能太少，否则影响疗效。

学生：部分患者服药后，颈部周围流汗较多，是不是威灵仙的功效？

老师：是的，《本草汇言·卷之六·威灵仙》言“追逐风湿邪气，荡除痰涎冷积，神功特奏”，颈部周围风湿邪气经威灵仙祛除后，会流出黏稠汗液，颈部周围肌肉组织放松，病情迅速缓解。

学生：方中有时会加入天麻？

老师：天麻既息肝风，又平肝阳，为治眩晕、头痛之要药，不论实证、虚证，随不同配伍皆可应用。天麻配伍钩藤，功效更强，颈椎病表现为头痛眩晕较甚者，可以选用。

学生：在治疗颈椎病时，为何选用当归、川芎、黄芪、土鳖虫、刘寄奴之类的药?

老师:兼有气血亏虚者,加黄芪、当归;兼有血虚者,加当归、川芎;兼有血瘀者,加土鳖虫;疼痛较甚者,加刘寄奴、徐长卿。

学生:颈椎病兼有手麻,如何用药?

老师:加入桑枝、片姜黄、蜈蚣即可。要注意的是,疼痛好治,麻木难疗,需要的治疗时间较长。

13. 补中益气汤合桂枝汤治疗颈椎病

雷某　女　45岁

2022年3月27日初诊:颈椎活动时头中嗡嗡作响,神疲乏力,无精打采,食纳乏味,多梦纷纭,眠浅易醒,情绪低落。既往有甲状腺功能亢进病史。

舌质淡红,舌苔薄白,脉弱,按之无力。

黄　芪 30g	党　参 20g	炒白术 10g	陈　皮 10g
升　麻 6g	柴　胡 6g	炙甘草 10g	当　归 15g
桂　枝 10g	白　芍 10g	酸枣仁 20g	夜交藤 30g
炒莱菔子 15g	炒山楂 15g	生麦芽 20g	佛　手 15g

7剂

2022年4月3日二诊:头中嗡嗡作响大减,精神略振,食欲增加,睡眠较前深沉,每晚可睡5～6小时。舌质淡红,舌苔薄白,脉较前有力。

续3月27日方,加丹参20g,14剂。

2022年4月27日三诊:服完上方后,诸症基本消退。近日颈椎疼痛,头中又发嗡嗡作响,余无不适。

续3月27日方,加葛根20g,7剂。

学生:为什么患者颈椎活动时头中嗡嗡作响?是颈椎病变引起的吗?

老师：中医详于气化，略于解剖，若从颈椎病变去推求病因，治病思路难免走向西医思维。

学生：那如何用中医思维来思考这个病案呢？

老师：中医讲究整体观念，可以先将其他的兼症进行辨证，然后用得出的证型再反过来推导本病。

学生：患者食纳乏味，是脾胃的运化功能减弱；脾胃为后天气血生化之源，气虚则神疲乏力、无精打采，血虚则神无所依，出现多梦纷纭、眠浅易醒；肝主藏血、主疏泄气机，肝血亏虚则疏泄不及，从而表现为情绪低落。

老师：是的，舌苔、脉象也符合气血亏虚证。

学生：气血亏虚可以导致头中嗡嗡作响吗？

老师：《灵枢·口问》言"故上气不足，脑为之不满，耳为之苦鸣，头为之苦倾，目为之眩"。这句话如何解释？

学生：五脏六腑上升于头部的精气不足，头目上窍失养，从而出现头晕昏沉、耳中鸣响、视物昏花等病症。

老师：脾胃为后天气血生化之源，五脏六腑之精气来源于脾胃。脾胃不足，故上升于头目上窍的精气亏少。

学生：脑窍失养，故头中嗡嗡作响。为何颈椎活动可诱发？

老师：从西医的角度来解释，可能患者素有颈椎病史，压迫了椎动脉，导致脑部供血不足。中医在治疗时，暂且忽略这一诱发因素，从主要病因来论治。

学生：方选补中益气汤，补益脾胃之气，升发清气于头目。配伍桂枝入心化赤以生血，白芍滋阴养血，酸枣仁、夜交藤养血安神。为何不直接用炒三仙？将炒麦芽换成了生麦芽？

老师：生麦芽不但能健脾消食，而且可以疏肝解郁，配合佛手解郁，治疗患者的情绪低落。

学生：二诊加入丹参，是不是考虑颈椎间盘突出压迫了椎动脉，用丹参来活血化瘀？

老师：是的。

学生：三诊为何不继续用丹参，而换成了葛根呢？

老师：三诊时患者有明显的颈椎疼痛，葛根擅长治疗颈项强痛。

14. 半夏白术天麻汤合柴胡温胆汤治疗颈椎病

高某　女　50岁

2022年5月15日初诊：颈项疼痛，转侧不利，颈后恶风吹，右上肢麻木，频发乍热乍汗，大便不畅，每日一行，身体肥胖。

舌质淡红，舌苔淡黄厚，脉弦滑。

法半夏 10g	白　术 10g	天　麻 15g	钩　藤 15g
陈　皮 10g	茯　苓 30g	枳　实 15g	竹　茹 10g
柴　胡 10g	黄　芩 10g	葛　根 30g	丹　参 20g
虎　杖 20g	炒莱菔子 15g	泽　泻 20g	决明子 30g
荷　叶 30g	7剂		

2022年5月31日二诊：服药时颈项疼痛减轻，右上肢麻木缓解，乍热乍汗次数减少，大便通畅。舌质淡红，舌苔稍退，脉缓滑。

续5月15日方，加赤小豆30g，7剂。

2022年6月7日三诊：颈项舒适，手麻消失，未发乍热乍汗，体重减轻1～1.5kg。舌质淡红，舌苔根部略厚，脉缓。

续5月31日方，去泽泻，加车前子20g，7剂。

学生：此案的颈椎病治疗为何用半夏白术天麻汤？该方不是用来治疗风痰上扰所导致的眩晕的吗？

老师：这叫异病同治！都是属于风痰上扰证，为何不能用该方呢？

学生：患者没有眩晕、头痛啊！

老师：我们来分析一下。患者身体肥胖、舌苔淡黄厚，可以确定痰湿邪气；颈后恶风吹，可以确定风邪。

学生：可是半夏白术天麻汤治的是内风，属于肝风内动。颈后恶风吹，感受的是外风。

老师：不错。方中天麻、钩藤既能息内风，也能祛外风。

学生：患者身体肥胖，为痰湿之体，痰浊上泛，阻滞颈部、上肢经络，故颈项疼痛、右上肢麻木；湿阻气机，气机不畅，郁而发热，热迫汗出，故频发乍热乍汗。

老师：患者痰湿重一些，风邪轻一些，嫌半夏白术天麻汤化痰之力不够，故合入温胆汤。针对风邪，用天麻的同时，配入钩藤。

学生：为何加入柴胡、黄芩组成小柴胡汤？

老师：小柴胡汤可以舒展气机，气行则一身之津液随之而顺矣。

学生：葛根、丹参是为颈项疼痛而设吧？我看您每次治疗颈椎疼痛都会加入这一组对药。

老师：是的，葛根是治疗颈椎病之专药。湿阻经络，产生气滞血瘀，丹参可以活血化瘀。

学生：后面为什么还要用虎杖、炒莱菔子、泽泻、决明子、荷叶、赤小豆、车前子等药呢？

老师：体内痰湿壅盛，在燥湿化痰的同时，要为湿邪寻找出路。湿性趋下，增加大小便的排出，有利于湿邪更快地祛除。

学生：决明子、虎杖通导大便；泽泻、赤小豆、车前子、荷叶通利小便。

老师：是的，选择这些药有一定的技巧性，尽量选择药性平和之药，做到“泻下不伤正，利尿不伤阴”。

学生：患者大小便排出增多，体重也跟着下降。

老师：所以治疗肥胖可以从“通大便，利小便”来入手。

15. 半夏白术天麻汤合柴胡二陈汤治疗颈椎病

熊某　女　32岁

2022年4月10日初诊：颈项疼痛不适，转动则头晕，甚则天旋地转，倦怠乏力，月经周期尚准，月经量少，夹有血块。

舌质淡红，舌苔淡黄略厚，左关脉沉弦。

法半夏 10g　炒白术 10g　天　麻 15g　钩　藤 15g
陈　皮 10g　茯　苓 30g　葛　根 20g　丹　参 20g
柴　胡 10g　黄　芩 10g　桃　仁 10g　红　花 10g
杜　仲 20g　炒莱菔子 15g　7剂

2022年4月17日二诊：颈项疼痛大减，头晕消失，蹲下后站立时头晕眼黑，眠浅多梦，手脚冰冷。

舌质淡红，舌苔白略厚，脉弱。

黄　芪 30g　党　参 30g　炒白术 10g　陈　皮 10g
升　麻 6g　柴　胡 6g　炙甘草 10g　当　归 10g
桂　枝 10g　白　芍 10g　酸枣仁 15g　夜交藤 30g
炒莱菔子 15g　薏苡仁 30g　炒山楂 15g　炒麦芽 20g
7剂

2022年4月24日三诊：蹲下后站立时头晕眼黑减轻，人较前有精神，食欲欠佳。舌质淡红，舌苔白略厚，脉稍有力。

续4月17日方，7剂。

2022年5月3日四诊：症状基本消失，食欲增加。舌质淡红，舌苔白略厚，脉缓滑有力。

续4月17日方，加白豆蔻 10g，7剂。

学生："诸风掉眩，皆属于肝"，患者头晕较甚，天旋地转，可辨为肝风内动。

老师：患者舌苔淡黄略厚，乃痰湿之体，结合来看，属于风痰上扰证。

学生：我看您辨证很简单，只要舌苔偏厚，伴有眩晕的，基本上都是用半夏白术天麻汤加减治疗。

老师：是的，舌苔偏厚说明有痰湿，眩晕说明有肝风，颈项疼痛或头痛，说明病位在人体上部。

学生：此案用葛根、丹参治疗颈项疼痛，为何还要加入桃仁、红花？

老师：患者月经夹有血块，说明有瘀血，加入桃仁、红花增强活血化瘀之力。

学生：为何加入杜仲？

老师：月经量少，肝主藏血；颈项疼痛，肾主骨。故考虑为肝肾亏虚，用杜仲补肝肾、强筋骨。

学生：一诊眩晕消失，颈项疼痛大减，为何不乘胜追击，守方继续服用？

老师：一诊服药后证型已变，由风痰上扰的实证，变为气血亏虚的虚证。

学生：对，患者二诊的主述是蹲下后站立时头晕眼黑。

老师：符合低血压的症状，所以改成了补中益气汤加味。

学生：二诊时舌苔白略厚，是湿邪仍存，加入薏苡仁健脾渗湿，炒山楂、炒麦芽开脾胃之纳运。

老师：脾胃健运，则湿邪自除，气血生化有源。气血充足，能濡养四肢百骸，则精神振奋，睡眠安好。

学生：四诊时诸症基本消失，为何加入白豆蔻？

老师：这是针对舌苔来用药。健脾化湿的药用了这么多，舌苔一直没退干净，故加入芳香化湿之药，进一步地祛除湿邪。

16. 半夏白术天麻汤合温胆汤治疗眩晕

秦某　女　30岁

2019年1月15日初诊：眩晕，蹲下后站立时头晕眼黑，倦怠乏力，食少纳差，食多欲吐，矢气较多，经常熬夜。

舌质淡红，舌苔淡黄厚腻，脉弱。

法半夏 10g　　白　术 10g　　天　麻 15g　　陈　皮 10g

茯　苓 30g　　枳　实 10g　　竹　茹 10g　　党　参 20g
炒莱菔子 15g　　炒山楂 10g　　神　曲 15g　　炒二芽各 15g
黄　芪 30g　　7 剂

2019 年 1 月 25 日二诊：头晕大减，左右转侧时头稍晕，纳食增加，精神振奋。舌质淡红，舌苔中根部略厚，脉较前有力。

续 1 月 15 日方，加葛根 20g，丹参 20g，10 剂。

2019 年 2 月 14 日三诊：诸症基本痊愈，因工作原因仍需熬夜。

续 1 月 15 日方，加枸杞子 20g，制首乌 20g，7 剂。

学生：此案是否可以用补中益气汤？

老师：不能。

学生：眩晕，蹲下后站立时头晕眼黑，倦怠乏力，食少纳差，这些都是中气下陷的症状啊。

老师：舌苔是淡黄厚腻，与中气下陷证不符合。

学生：对，补中益气汤是治疗气虚证，舌苔是薄白苔。

老师：看病必须四诊合参，症状与舌苔不吻合，这样的辨证是不能成立的。

学生：那此案是什么证呢？

老师：风痰上扰，兼脾气虚证。

学生：如何解释这些症状呢？

老师：脾虚失运，聚湿生痰，肝风上扰，故见眩晕；痰浊上逆，致头部经脉气血不利，体位改变则头晕眼黑；脾运失健，故食少纳差；痰浊阻胃，故食多欲吐。

学生：半夏白术天麻汤功能燥湿化痰、平肝息风，方中二陈汤化痰之力不够，加入枳实、竹茹组成温胆汤，化痰之力更强；脾虚失运，炒山楂、炒二芽、神曲健脾消食；再用黄芪、党参补气，面面俱到。

老师：分析得不错。

学生：二诊为何加入葛根、丹参？

老师：患者左右转侧时头稍晕，考虑为颈动脉受压迫所致。参考药理知识，葛根、丹参能直接扩张血管，使外周阻力下降，脑部供血恢复正常，缓解头晕等症状。

学生：三诊的药物加减不明白，为什么熬夜要加枸杞子、制首乌？

老师：仔细揣摩一下患者的病因，肝风上扰从哪里来？

学生：阳亢化风？

老师：肝阳为什么会亢盛？

学生：患者自身体质的原因？

老师：不对。患者工作原因需要熬夜，白天养阳，夜晚养阴，长时间熬夜，阴气得不到滋养，会导致肝肾阴虚，阴虚则阳亢。

学生：白天养阳，夜晚养阴，这是哪里的理论？

老师：春夏养阳，秋冬养阴，对应一下不就行了。

学生：枸杞子、制首乌可以补益精血。

老师：熬夜会脱发，制首乌可以生发乌发。

学生：患者以后还是会继续熬夜，加枸杞子、制首乌可谓是料敌于先了。

17. 九味羌活汤加味治疗头痛（一）

周某　男　32岁

2017年11月25日初诊：头痛近10年，以两侧、前额为主，呈胀痛，遇风寒则疼痛加重，睡眠不好会诱发头痛。

舌质淡红，舌苔薄白，舌下络脉粗大，脉沉弦。

羌　活 15g	防　风 10g	细　辛 6g	苍　术 10g
白　芷 10g	川　芎 15g	黄　芩 10g	生地黄 10g
生甘草 10g	桃　仁 10g	红　花 10g	黄　芪 30g
蜈　蚣 2条	土鳖虫 10g	全　蝎 10g	10剂

2018 年 2 月 4 日二诊：服完药后，头痛至今未作，前日偶感风寒，稍有头痛。舌质淡红，舌苔薄白，舌下络脉略粗，脉弦缓。

续 2017 年 11 月 25 日方，7 剂。

老师：这例头痛如何辨证？

学生：头痛在两侧，是病在少阳经；在前额，是病在阳明经；遇风寒则疼痛加重，可推知感受了风寒邪气。综上所述，可辨证为风寒阻络证。

老师：方向是对的，还不够全面。

学生：方选九味羌活汤发散风寒，该方方歌有一句“分经论治宜变通”，您为什么用原方，而不加以变通？

老师：你说说如何“分经论治”？

学生：羌活入足太阳膀胱经，白芷入足阳明胃经，黄芩入足少阳胆经，苍术入足太阴脾经，细辛入足少阴肾经，川芎入足厥阴肝经。

老师：不错，记得还比较清晰。方中羌活、苍术、细辛、川芎、白芷虽各有归经，但皆辛温之药，都能发散风寒，患者病久邪深，所以没有“分经论治”，而是直接用了原方。

学生：为什么要加桃仁、红花活血化瘀？

老师：久病多瘀。风寒邪气留滞经络，寒凝血瘀，所以要用活血化瘀之类的药。

学生：为什么要加蜈蚣、全蝎、土鳖虫，虫类药用得如此之多？

老师：久病入络。虫类药可以搜剔经络，患者头痛难忍，说明寒凝血瘀较甚，单纯靠桃仁、红花难以疏通经络，故多用虫类药，使通则不痛。

学生：难怪患者服药后，头痛迅速消失。

老师：为什么要用黄芪？

学生：久病多虚。

老师：这只是一方面，我取的是玉屏风散的含义，用黄芪配防风。

学生：黄芪得防风，则固表而不留邪，使邪去而不复至；防风得黄芪，则祛邪而不伤正，也有利于邪气之外出。

老师：是的。

18. 九味羌活汤加味治疗头痛（二）

周某　男　41岁

2015年7月10日初诊：夏日炎炎，饮冰镇饮料，开车时摇下车窗，吹着凉爽的江风，颇觉畅快，如此几年后，头部便不能受风，即使炎热夏季，开车时亦不能开空调，不能开车窗，否则疼痛难忍。

现症见：受风则头后部疼痛，牵及颈项，痛时伴有心慌。血脂偏高，下肢静脉曲张。

舌体胖大，舌质淡，舌苔薄白，舌下络脉粗大，脉紧，略滑。

羌　活 15g	防　风 10g	细　辛 6g	苍　术 10g
白　芷 10g	川　芎 10g	黄　芩 10g	生地黄 10g
生甘草 10g	桃　仁 10g	红　花 10g	黄　芪 30g
白　芍 20g	全　蝎 10g	10剂	

2016年3月6日回访：上方服用8剂，头痛逐渐减轻，因药味腥臭，难以下咽，余下2剂扔掉，迄今未出现头痛。

学生：头部为什么容易感受风邪？

老师：高巅之上，唯风可到。爬山的时候越往上爬风越大，达到山顶的时候风最大。头部是人体最高的地方，取类比象，头部易感风邪，古代即有"头风""首风"等病名。

学生：患者在炎热的夏季开车，为什么容易感受风寒邪气？

老师：炎热的夏季，汗出较多，腠理大开，此时风邪最易侵入；江风凉爽，相对炎热的夏季，即可认为是寒邪。

学生：也就是说，中医的寒邪，一方面是指气温低，另一方面是指温差大。

老师：是的，气温低很好理解，比如冬季气温低，容易感受寒邪。其实温差大也可以导致寒邪，比如夏天室外温度 40℃，室内温度 20℃，从室外大汗淋漓地进入室内，温度相差 20℃，那就可能感受寒邪。

学生：其实气温 20℃并不寒冷，感受寒邪的概率比较小，但是遇到了温度差，20℃也可以视为寒邪了。

老师：是的。所以本案的头痛从风寒阻络来治疗。

学生：为什么患者是几年之后才发病，而不是立即发病呢？

老师：患者正值壮年，正气旺盛，能抵御风寒邪气，只有等邪气逐渐积累，积累到一定的程度后，再开始发病。

学生：方选九味羌活汤发散风寒，桃仁、红花活血化瘀，黄芪益气固表，全蝎搜剔经络。为何重用白芍？

老师：白芍和甘草组成芍药甘草汤，可以缓急止痛。

学生：为何患者会觉得药味腥臭？

老师：全蝎是属于动物药，容易腐烂发臭，一般放在冰箱保存。患者来诊时正值炎热夏季，抓药回去后未放入冰箱，全蝎腐烂，故而药味较臭。

学生：看来药物的保存也非常重要。

19. 半夏白术天麻汤合小柴胡汤桂枝加葛根汤治疗头痛

向某　女　19岁

2021 年 4 月 20 日初诊：两侧太阳穴胀痛，痛甚欲吐，上楼时明显，转侧不利，牵掣颈项疼痛，月经颜色较深，有血块。

舌质淡红，舌苔白略厚，舌下络脉粗大，脉沉涩。

法半夏 10g	白　术 10g	天　麻 15g	钩　藤 15g
陈　皮 10g	茯　苓 30g	葛　根 30g	丹　参 20g
柴　胡 10g	黄　芩 10g	桂　枝 10g	白　芍 10g
桃　仁 10g	红　花 10g	7剂	

2021 年 4 月 27 日二诊：服药期间月经至，量多，色鲜，有少量血块。太阳穴胀痛已愈，转侧灵活。舌质淡红，舌苔白略厚，舌下络脉

粗大，脉缓涩。

续4月20日方，加土鳖虫10g，7剂。

2021年5月10日三诊：中午偶有太阳穴胀痛，痛势轻微。舌淡红，舌苔薄白，舌下络脉略粗，脉缓滑。

续4月27日方，改土鳖虫15g，7剂。

学生：两侧太阳穴头痛，按照经络辨证，病位在足少阳胆经。

老师：是的，少阳为枢机，患者头部转动不灵活，牵掣颈项疼痛，可以认为是少阳枢机不利。

学生：方中柴胡、黄芩、法半夏，即是小柴胡汤的三味主药，用以和解少阳。

老师：头痛欲吐如何解释？

学生：联系不起来。

老师：舌苔白略厚，头的部位最高，易感风邪，可辨为风痰上扰证。

学生：风痰上扰不是眩晕吗？这里是头痛！

老师：风痰上扰清空，故眩晕；风痰上扰，阻滞经络，不通则痛，故头痛。病症不一样，病机是一样的。

学生：呕吐如何解释呢？

老师：脾胃为生痰之源，痰湿内生，阻碍脾胃气机之升降。胃气以降为顺，胃气随风痰上升，故呕吐。

学生：所以方中用半夏白术天麻汤燥湿化痰、平肝息风，不但能止头痛，还能治呕吐。

老师：天麻配伍钩藤，息风之力更强。

学生：为何用桂枝、白芍？

老师：葛根、桂枝、白芍是桂枝加葛根汤，去掉了炙甘草、大枣、生姜。

学生：桂枝加葛根汤可以治疗颈项强痛。

老师：头痛连及颈项，病位也波及了足太阳膀胱经，足太阳膀胱经为一身之藩篱，邪气最易入侵。现在的衣着都是低领，颈部露出于外，容易感受风寒邪气，引起头项强痛。桂枝加葛根汤可以发散膀胱经的风寒邪气，且能解肌舒筋。

学生：剩下的丹参、桃仁、红花是用来活血化瘀的吧。

老师：是的。

学生：为什么要用活血化瘀的药呢？

老师：月经有血块、舌下络脉粗大，即是血瘀证的表现，有是证，用是药。

学生：二、三诊还用了土鳖虫。

老师：虫类药可以搜剔经络。患者年龄尚小，生病时间不长，病邪较轻，所以没有使用蜈蚣、全蝎、乌梢蛇之类的药。

20. 龙胆泻肝汤加味治疗暴怒

李某　男　17岁

2022年8月28日初诊：2～3年来，患者性格逐渐易怒，与父母稍有争吵后，即离家出走，其父母以为患者正值青春叛逆期，未予重视，后来不再离家出走，而是执刀相向。今年正值暑假，患者不思学习，每日通宵达旦玩游戏，其父母敢怒不敢言，商治于余。

现症见：心情烦躁易怒，彻夜不眠亦不思睡，畏热，即使室内空调打开也打赤膊，小便色黄且臭，每次小便后，臊臭之味很久才能散去，平时喜食辛辣厚味。

舌质红，舌苔薄黄，脉沉弦滑有力。

龙胆草 10g	栀　子 10g	黄　芩 10g	柴　胡 10g
生地黄 10g	车前子 10g	泽　泻 10g	川木通 10g
生甘草 10g	当　归 10g	金银花 15g	连　翘 15g
丹　参 20g	淡竹叶 15g	黄　连 6g	7剂

2022年9月4日二诊：患者仍易发怒，但不再拿刀，小便气味仍

重，苔脉同上。

续8月28日方，10剂。

2022年9月14日三诊：患者不再易怒，即使父母批评教育，也笑脸相迎，并表示改正，小便臭味消失，小便色淡黄。患者自觉心态平静，能安静下来学习，且知疲倦，能按时就寝，面部散布几粒痤疮，要求继续服药。

续8月28日方，去黄连，加蒲公英20g，7剂。

学生：患者的性格也可以用中药治好啊！

老师：情志过激，属于病态，当然可以调理。

学生：肝者，将军之官，在志为怒，肝火过亢，所以患者烦躁易怒。

老师：是的，用了一个完整的龙胆泻肝汤来清泻肝火。后面的加减你来分析一下。

学生：加了黄连、淡竹叶，配合前面的生地黄、川木通、生甘草，组成了黄连导赤散，可黄连导赤散是泻心火的处方啊！患者辨证是由肝火过亢所致，是不是没有用对？

老师：思考一下五行之间的生克制化。

学生：肝主木，心主火，木生火，心为肝之子，难道是“实则泻其子”？

老师：对的。

学生：金银花、连翘功能清热解毒，为治疗疮痈之要药，这里为何要加入呢？

老师：肝主藏血，肝火过亢，火热邪气郁于血分，金银花、连翘可以“透热转气”，使郁于血分的热邪透于气分而解。

学生：这个加减真不简单，就这么几味药，蕴含的医理真是深刻。

老师：你再看看，为何用丹参？

学生：丹参凉血散血，患者血分有郁热，可以促使郁热的散发。

老师：是的。患者病的时间不算久，症状消失后，清淡饮食即可，不需进一步调理。若是血热灼伤阴液，还当以养阴疏肝而收功。

21. 黄连温胆汤加味治疗失眠

李某　男　54岁

2013年5月14日初诊：失眠，难以入睡，每晚仅睡1小时左右，腰痛，大便干结。

舌质淡红，舌苔淡黄厚腻，脉滑大。

黄　连 6g	法半夏 10g	陈　皮 10g	茯　苓 30g
枳　实 10g	竹　茹 10g	夜交藤 30g	夏枯草 10g
煅龙牡各 30g	酸枣仁 20g	柏子仁 20g	合欢皮 15g

7剂

2013年6月25日回访：服完上方，既能酣睡。

学生：此案症状较少，不好辨证。

老师：主要从舌脉来分析。

学生：舌苔厚腻，是痰湿壅盛的表现；舌苔淡黄色，是有热的表现；脉象滑大，也支持痰热内蕴。综合舌脉，可以辨证为痰热扰心。

老师：是的，所以选择了黄连温胆汤。

学生：方中药物加味比较有特点。

老师：分析一下。

学生：夜交藤、酸枣仁、柏子仁养心安神，煅龙骨、煅牡蛎镇心安神，合欢皮解郁安神，为何使用夏枯草呢？

老师：单独的夏枯草不具备治疗失眠的功效，必须配伍半夏。

学生：教材上没有讲过啊？

老师：教材上没有相关记载。清代陆以湉《冷庐医话·卷三·不寐》中记载一则案例，云："余尝治一人患不睡，心肾兼补之药，遍尝不效。诊其脉，知为阴阳违和，二气不交，以半夏三钱，夏枯草三钱，浓煎服之，即得安睡，仍投补心等药而愈。盖半夏得至阴而生，夏枯草得至阳而长，是阴阳配合之妙也。”

学生：不是太明白。

老师：半夏是夏天的时候生长发芽，夏枯草是夏天的时候成熟枯萎，两者配伍，可以交通阴阳。

学生：阳入于阴则寐，阳潜藏到阴里面人才能睡觉。用药物的阴阳交通，来顺应人体的阴阳，引阳入阴而达到治疗失眠的目的。

老师：是的。所以夏枯草必须和半夏配伍应用，这样才有治疗失眠的效果。

22. 柴平散加味治疗眼胀

周某　女　41岁

2016年3月25日初诊：患者母亲4日前去世，哀痛不已，几日来嚎啕大哭，泪流满面，寝食俱废。今日双眼胀痛，不欲睁眼，头昏乏力，胃脘牵及后背疼痛，毫无食欲。

舌质淡红，舌苔淡黄略厚，脉弦。

柴　胡 10g	黄　芩 10g	法半夏 10g	党　参 15g
苍　术 10g	厚　朴 15g	陈　皮 10g	茯　苓 20g
炒莱菔子 15g	车前子 15g	女贞子 15g	枸杞子 15g
白菊花 10g	5剂		

2016年3月31日二诊：服药后食欲旺盛，精神转佳，眼睛胀痛消失，现睡不安稳，经常梦中哭泣而醒。舌质淡红，舌苔薄黄，脉弦缓。

续3月25日方，加酸枣仁20g，5剂。

学生：此案有几个疑问，《中医基础理论》讲过悲不是伤肺吗？为何患者没有咳嗽之类的病症呢？

老师：伤肺不一定表现为咳嗽，肺主气司呼吸，伤肺还可以出现气虚的症状，如案中头昏乏力、不欲睁眼，即是气虚的表现。

学生：所以方中用了党参补气。为何用小柴胡汤疏肝理气呢？

老师：患者至亲逝世，过悲的同时，也有肝气不畅。

学生：肝开窍于目，肝气不畅，故两眼胀痛。

老师：你分析一下为何还有胃脘疼痛。

学生：肝木克伐脾土，脾主运化水谷，脾运失职，则毫无食欲；脾胃为一身气机之枢纽，肝气郁结，故气滞而胃脘疼痛。

老师：舌苔较厚如何解释？

学生：患者起病才 4 日，即使脾主运化水液功能失常，也不至于水湿停留引起舌苔变厚，可能是患者平素即有湿困脾胃，只是症状不明显，此次肝木克伐脾土，导致脾主运化水液的功能进一步减弱，水湿内停，阻滞气机，不通则痛。

老师：方中平胃散合二陈汤，称为“平陈散”，燥湿健脾之力较强，伍用车前子导湿从小便而出。

学生：车前子用得很妙，不但能利湿，还具有明目的功效。

老师：是的。

学生：为何还要用女贞子、枸杞子、白菊花来养肝明目？

老师：肝在液为泪，患者整日泪流满面，会耗损肝阴，所以需要滋养肝阴。

学生：二诊患者睡不安稳，是不是肝阴耗损，不能藏魂所致？

老师：是的，所以加了酸枣仁养血安神。

23. 小柴胡汤合越鞠丸治疗两胁胀满

熊某　男　20 岁

2019 年 10 月 28 日初诊：两胁胀满，嗳气频繁，睾丸胀痛，伴有下坠感，牵及腹股沟不适。

舌质淡红，舌苔薄白，两关脉弦滑。

柴　胡 10g　黄　芩 10g　法半夏 10g　党　参 15g
栀　子 6g　香　附 10g　川　芎 10g　苍　术 15g
神　曲 20g　炒莱菔子 15g　川楝子 10g　橘　核 15g
青　皮 10g　丹　参 20g　7 剂

2019 年 11 月 6 日二诊：胀满减轻大半，胀痛范围缩小，睾丸胀痛消失。舌质淡红，舌苔薄白，舌下络脉粗大，两关脉弦缓。

续 10 月 28 日方，加土鳖虫 10g，7 剂。

2019 年 12 月 2 日三诊：服完上方，症状消失，现又复发。

续 10 月 28 日方，7 剂。

学生：患者的病位比较复杂啊！

老师：哪里复杂了？

学生：两胁属肝，嗳气属胃，睾丸属肾。

老师：在我看来，病位全部在肝。足厥阴肝经布于两胁，肝气郁滞，故两胁胀满；肝木克伐脾土，胃气不降反升，故嗳气；足厥阴肝经“循股阴，入毛中，过阴器，抵小腹”，与睾丸、腹股沟部位高度重合，也可认为是肝郁气滞所致。

学生：肾开窍于二阴，睾丸又称为外肾，为何不认为病位在肾呢？

老师：肾主前阴，一般症状表现为小便不利或频数，这是因为膀胱的气化功能由肾所主。

学生：患者小便无任何异常，这就可以排除病位在肾。

老师：是的。此案比较特殊，症状都出现在肝经循行的部位。

学生：在治疗上，只需要疏肝行气就行了。

老师：方选小柴胡汤合越鞠丸，增强疏肝理气之效。

学生：既然是气滞，为何还用补气的党参，不怕气壅吗？

老师：患者睾丸有下坠感，说明存在气虚下陷，故用党参补气，配伍炒莱菔子行气，则无气壅之虑。

学生：方中又用川楝子、橘核、青皮行气疏肝，难道柴胡、香附还不够吗？

老师：患者肝经循行的部位均出现气滞的症状，说明气郁较甚，故加大行气疏肝之品，以求速效。

学生：二诊为何用土鳖虫？

老师：观其舌下络脉粗大，推测气滞产生了血瘀，故用土鳖虫活血化瘀，且能入络搜邪。

学生：三诊为何症状反复？

老师：只要有肝气郁结，症状皆会反复，所以平时要性格开朗，心胸豁达，这才能治病之根本，药物只能改善症状而已。

24. 柴平散加味治疗肝硬化

彭某　女　56岁

2012年11月26日初诊：血吸虫病导致慢性肝硬化10余年，现发展为中度肝硬化。患者来诊时闷闷不乐，长吁短叹，询问缘由，方知之前其他医生告知患者，肝硬化不能逆转，只能由轻度发展为中度，由中度发展为重度，现已为中度肝硬化，生存时日不多，故而感叹人生。我说："何不尝试一下中医中药？中医可没有说不能逆转啊！"患者颇觉惊讶，表示愿意接受中医治疗。

现症见：右胁偶有针刺样疼痛，天亮时胃脘及右胁胀痛，神疲乏力，情绪低落，面色黧黑，食纳尚可，二便正常。

舌质淡红，舌苔中根部白厚，两关脉弦滑。

柴　胡 10g	黄　芩 10g	法半夏 10g	党　参 15g
苍　术 10g	厚　朴 10g	陈　皮 10g	茯　苓 20g
炒莱菔子 15g	当　归 10g	赤　芍 10g	桃　仁 10g
红　花 10g	鳖　甲 15g	丹　参 20g	7剂

2012年12月3日二诊：自觉疼痛稍有缓解。舌质淡红，舌苔中

根部略厚，两关脉弦滑。

续11月26日方，8剂。

2013年11月21日十一诊：三诊至十诊，未曾更方，连续服用11月26日方约200剂，现已无任何不适。来诊前，去医院复查，肝脏B超检查显示：正常肝脏形态。患者欣喜无比。

学生：血吸虫病可以导致肝硬化吗？

老师：血吸虫虫体及虫卵大量沉积在肝组织内，导致肝脏结构严重损伤，出现炎症、纤维化，最终发展为肝硬化。我工作的地方属于血吸虫病疫区，这样的患者非常多。

学生：如何思考本病的治疗呢？

老师：血吸虫病属于什么邪气？

学生：寄生虫。

老师：属于湿热邪气，湿热生虫。湿热去，虫自灭。

学生：方中用了平胃散合二陈汤，燥湿健脾之力较强，没有清热之药啊？

老师：舌苔中根部白厚，说明湿重热轻，故以祛湿为主。

学生：患者诊断为肝硬化，可以确定病位在肝。

老师：确定病位在肝不是依据西医的检查，西医的肝不等于中医的肝！

学生：那依据什么确定呢？

老师：足厥阴肝经布于两胁，患者右胁胀痛、刺痛。

学生：方选小柴胡汤，既能疏肝解郁，也能燥湿清热。

老师：为何小柴胡汤保留党参？

学生：久病多虚，患者神疲乏力，是气虚之证，用党参补气。

老师：是的，患者天亮时胃脘及右胁胀痛，是有气滞，又用炒莱菔子行气导滞。

学生：当归、赤芍、桃仁、红花、丹参养血活血，既补血之不足，又散血之瘀滞。为何用鳖甲？

老师：方中鳖甲这味药非常重要，鳖甲归肝经，可以软坚散结，入络搜邪，是肝硬化必用之药。如果患者经济条件较好，鳖甲可用至20～30g，效果更好。

学生：患者毅力可嘉，喝了大半年的中药。

老师：肝硬化的治疗需要那么长的时间，不是短时间内可以治愈的，医生和患者都要有耐心。

第五章
心脑病案

1. 小柴胡汤合瓜蒌薤白半夏汤生脉饮治疗心慌

皮某　女　19岁

2021年4月10日初诊：心慌胸闷，心率最快可达130次/min，常因劳累、心情不畅而诱发，平时入睡困难。

舌尖略红，舌苔白略厚，舌下络脉粗大，脉沉弦。

柴　胡 10g	黄　芩 10g	法半夏 10g	党　参 20g
全瓜蒌 30g	薤　白 20g	陈　皮 10g	茯　苓 30g
枳　实 10g	竹　茹 10g	麦　冬 10g	五味子 15g
丹　参 20g	红景天 20g	7剂	

2021年4月17日二诊：服药期间未出现心率增快，睡眠良好。舌质淡红，舌苔薄白，脉缓有力。

续4月10日方，加黄芪20g，7剂。

学生：这是不是胸痹？

老师：是的。胸痹的典型表现是胸痛彻背，背痛彻心。患者年龄还小，病情尚浅，仅表现为胸闷心慌。

学生：《金匮要略》中治疗胸痹的处方有瓜蒌薤白白酒汤、瓜蒌薤白半夏汤、枳实薤白桂枝汤、人参汤等，患者的这个处方开得有点复杂啊！

老师：你分析一下，这个处方是由哪些方构成的？

学生：小柴胡汤、瓜蒌薤白半夏汤、温胆汤、生脉饮。

老师：为什么用这些方呢？

学生：处方里面化痰的药占据了近一半，据此推测老师的辨证核心应该是“痰浊痹阻心脉”，所以用瓜蒌薤白半夏汤宣通心阳，温胆汤化痰去浊。

老师：是的，我是根据患者舌苔白略厚来判断的。

学生：劳累可诱发，是正虚的表现，用生脉饮合红景天补益心气；情志不畅可诱发，是气滞的表现，用小柴胡汤疏肝理气。

老师：分析得很正确。

学生：舌下络脉粗大，是血瘀的表现，为何只用了一味丹参活血化瘀？

老师：这要看血瘀是如何产生的。痰浊易阻气机形成气滞，气滞不能推动血液运行，从而形成血瘀。

学生：血瘀的形成在于痰浊，痰浊化掉后，气机通畅，血瘀自然疏通。

老师：所以活血化瘀的药不需要用太多。

学生：患者舌尖略红，是心火偏旺的表现，为何不用清心泻火的药？

老师：同样的道理，这要看心火偏旺是如何产生的。心为阳中之阳，痰浊痹阻，阳气发散不出去，逐渐堆积而形成火。

学生：痰浊祛除后，阳气自然能发散出去。

老师：所以不需要使用清心火的药。

2. 小柴胡汤合枳实薤白桂枝汤治疗胸闷心慌

蒋某　女　19岁

2019年10月15日初诊：心慌胸闷，胸部憋闷感，夜间为甚，口干舌燥，喜热饮，性情急躁易怒，月经夹有血块，大便2～3日一行，伴有里急后重。心电图检查无异常。

舌质淡红，舌苔白厚，舌下络脉粗大，脉结代。

柴　胡 10g	黄　芩 10g	法半夏 10g	全瓜蒌 30g
薤　白 20g	桂　枝 10g	枳　实 10g	陈　皮 10g
茯　苓 30g	丹　参 20g	桃　仁 10g	红　花 10g
青　皮 10g	7剂		

2019 年 11 月 4 日二诊：心慌胸闷大减，矢气增多，里急后重感消失，余症同上。

续10月15日方，加土鳖虫10g，7剂。

2019 年 11 月 25 日三诊：心慌胸闷消失，大便 2～3 日一行，排出不畅，倦怠乏力。舌质淡红，舌苔中根部略厚，舌下络脉粗大，脉结代。

柴　胡 10g	黄　芩 10g	法半夏 10g	全瓜蒌 30g
薤　白 20g	桂　枝 10g	枳　实 10g	丹　参 20g
虎　杖 20g	炒莱菔子 15g	桃　仁 10g	红　花 10g
红景天 20g	绞股蓝 20g	7剂	

2020 年 4 月 6 日回访：心慌胸闷未作，大便正常，脉结代。

学生：此案症状杂乱，感觉无法入手。

老师：看病要平心静气，这样才能抽丝剥茧，理清思路。

学生：您帮忙分析一下！

老师：首先确定病位，患者自觉最不舒服的症状是什么？

学生：心慌胸闷，胸部憋闷感。

老师：这可以确定病位在心，病名为胸痹。然后再寻找病因。

学生：心慌胸闷夜间为甚，说明有寒邪。

老师：喜热饮也说明有寒邪。

学生：为何口干舌燥？

老师：口中津液由胃阳熏蒸胃阴，上承于口而生成。寒能伤阳，阳气亏虚，津液不能上承于口，故口干舌燥。

学生：患者性情急躁易怒，说明有肝郁气滞。

老师：是的，大便里急后重也可说明这一点。

学生：两者之间有什么联系吗？

老师：刘完素说“调气则后重自除”，调理大肠气机可以治疗里急后重，说明里急后重是由大肠气滞所致。

学生：月经夹有血块，说明有血瘀。

老师：是的，舌下络脉粗大也是血瘀之象。

学生：我发现您不用单一的症状来确定一个证型，往往最少用两个症状来确定一个证型。

老师：是的，数学里面两点确定一条直线，三点确定一个平面，一点什么也确定不了，所以辨证时我最少使用两个症状来确定一个证型，这样辨证的准确率高些。

学生：辨证准了，疗效才好。

老师：当然也有例外，比如此案舌苔白厚，我就直接认定有痰湿邪气。

学生：这是为什么呢？

老师：舌苔、脉象在某些时候与证型是一一对应关系，凭某苔某脉可以直接断为某证，但是症状不行。

学生：综上所述，本案病位在心，病名为胸痹，病因有寒凝、气滞、血瘀、痰湿。

老师：终于理清了，现在可以开始用药。

学生：寒凝用瓜蒌薤白半夏汤、枳实薤白桂枝汤，气滞用小柴胡汤加青皮，血瘀用丹参、桃仁、红花，痰湿用二陈汤。

老师：是的。

学生：药证相符，诸症均减。二诊为何加入土鳖虫？

老师：久病入络，既已奏效，当乘胜追击，用虫类药搜剔经络。

学生：三诊为何去掉二陈汤，加入虎杖、炒莱菔子？

老师：大便干结，故用虎杖泻热通便，炒莱菔子降气化痰，使痰浊从大便而去。

学生：三诊为何加红景天、绞股蓝？

老师：邪气已去大半，当考虑扶正，此两味药能益气扶正。

3. 济川煎加味治疗中风后遗症

杨某　女　74岁

2017年12月17日初诊：中风2年余，现左上肢乏力，抬举困难，语言謇涩，说话不流畅，食少纳差，大便干结如羊屎，4～5日一行，大便时有下坠感，夜尿频数，每夜5～6次。

舌质淡红，舌苔薄白，脉弱无力。

当　归 30g	川牛膝 15g	肉苁蓉 20g	泽　泻 10g
升　麻 6g	枳　壳 10g	生白术 60g	炒莱菔子 15g
黄　芪 30g	炒二芽各 15g	炒山楂 15g	陈　皮 10g

5剂

2017年12月23日二诊：大便不干结，1日一行，排出顺畅，下坠感消失，夜尿4次，食纳旺盛。舌质淡红，舌苔薄白，脉较前有力。

续12月17日方，5剂。

2018年1月20日三诊：夜尿1～2次，说话较前流畅，左上肢较前有力，可小幅度抬举，苔脉同上。

续2017年12月23日方，5剂。

学生：我觉得这位患者可以用补阳还五汤。

老师：说说你的理由。

学生：患者中风，上肢乏力，脉弱无力，一派气虚之象。

老师：大小便如何解释呢？

学生：气虚收摄无力，故小便频数；气虚推动无力，故大便秘结。

老师：既然气虚不能收摄小便，应该白天晚上小便都多啊，为何仅表现为夜尿频数？

学生：难道辨证不准确？

老师：不够准确，起码不能解释夜尿频数。

学生：那您为何用济川煎呢？

老师：患者 74 岁，夜尿频数，大便秘结，我考虑为肾虚便秘。当然气虚是绝对存在的，所以在济川煎的基础上加大量补气的药。

学生：为何不在补阳还五汤的基础上加通便的药呢？

老师：这个问题问得很好。患者便秘，会阻滞气机，补气之药过重，会产生气壅。以济川煎为主，兼以补气，则不会产生这个弊端。俟大便通畅后，再以补阳还五汤为主也不迟。

学生：所以方中黄芪用了 30g。

老师：要知道补阳还五汤是“四两黄芪为君药”。

学生：为何用生白术？且用量如此之大？

老师：第一，生白术可以通便，必须用至 30g 以上方显疗效。第二，生白术可助黄芪补气。第三，患者食少纳差，生白术配合炒二芽、炒山楂健脾开胃。

学生：方中补气之药颇多，为避免气壅，故用陈皮、炒莱菔子行气。

老师：是的。

学生：药证相符，患者诸症皆有减轻，手臂不能抬举是中风后遗症，方中没有用药，为何亦见减轻？

老师：患者食纳增加，气血生化有源，肢体百骸得以濡养，功能恢复，自然可逐渐抬举。

学生：后期大便通畅、食纳增加，为何一直守上方，而不用补阳还五汤？

老师：效不更方是有一定道理的，既然以温肾益精、补脾益气治之有效，何必一定执着于补气活血的补阳还五汤呢！

学生：看来开方的时候必须思虑周详，不能有丝毫差池。

4. 归脾汤加味治疗自汗盗汗

何某　女　28岁

2013年3月9日初诊：1个月前诊断为输卵管堵塞，行腹腔镜术后，出现自汗、盗汗，稍一活动则全身汗出，一觉醒来全身汗透，终日嗜睡，神疲乏力，面色萎黄，食少纳差，月经经期推迟5～7日，经量偏少。

舌质淡，舌苔白稍厚，脉弱。

黄　芪 30g	党　参 15g	白　术 10g	当　归 10g
炙甘草 10g	茯　苓 30g	远　志 10g	酸枣仁 30g
木　香 10g	龙眼肉 10g	浮小麦 30g	煅龙牡各 30g
陈　皮 10g	法半夏 10g	神　曲 10g	5剂

2014年5月2日回访：服完上药，自汗、盗汗消失，精神振奋，食欲旺盛，面色红润。

学生：手术对患者身体伤害挺大的！

老师：是的。

学生：用腹腔镜做手术，伤口较小，不至于如此虚弱啊！

老师：人体就像一个气球，里面充满了气，伤口再小，气也会泄漏。

学生：是的，腹腔镜出血量少，血能载气，虽然可以引起气虚，也不会如此严重。

老师：分析一下此案是什么证？

学生：心脾气血两虚证。汗为心之液，气虚不能收摄汗液，故自汗、盗汗；劳则气耗，故稍一活动则全身汗出；脾主运化水谷，脾气亏虚，运化无力，则食少纳差；脾为后天气血生化之源，生化乏源，气血不能濡养肌肤，则面色萎黄。

老师：为何终日嗜睡？

学生：也是气血亏虚吗？

老师:《素问·生气通天论》云“阳气者,若天与日,失其所,则折寿而不彰,故天运当以日光明”。天体的运行离不开太阳的照耀,人体的功能活动也离不开阳气的温煦。

学生:阳气失于温煦,故嗜睡。《伤寒论·辨少阴病脉证并治》中也有“少阴之为病,脉微细,但欲寐也”。

老师:《伤寒论》中的少阴病是寒邪伤了阳气导致的嗜睡。日常生活中,肥胖患者也嗜睡,是何种原因引起的?

学生:胖人多痰湿,痰湿阻滞阳气的运行,故嗜睡。

老师:是的,同是嗜睡,病因很多,归纳而言,分为阳气不足和阳气阻滞,随证治疗即可。

学生:患者为何还有月经量偏少?

老师:人体多余的血才会形成月经,患者血虚较甚,自然月经量偏少。

学生:归脾汤为治疗心脾气血两虚之方,加浮小麦固表止汗,煅龙骨、煅牡蛎收敛止汗,为何合入二陈汤?

老师:脾主运化水液,脾运无力,水液停留,化为痰湿,患者舌苔白稍厚即是证明,故用二陈汤燥湿化痰。

5. 防风通圣散加味治疗汗闭症

段某　男　46岁

2016年8月12日初诊:20多年前夏季炎热难耐,全身大汗淋漓时突用井水冲凉,之后夏季便不再出汗。

现症见:身热难耐,周身无汗出,天气凉快时腋下有少量汗出,天气炎热反倒不出汗,行走于太阳下,轻则皮肤瘙痒,重则皮肤如针刺,饮食二便正常。

舌质红,舌苔薄白,脉沉滑有力。

防　风 10g	酒大黄 6g	荆　芥 10g	麻　黄 10g
栀　子 10g	白　芍 10g	连　翘 10g	生甘草 10g

桔　梗 10g	川　芎 10g	当　归 10g	生石膏 30g
滑　石 20g	薄　荷 10g	黄　芩 10g	白　术 10g

2剂

2017年7月20日回访：服上方后，微微汗出，全身通畅，颇为舒适，自此后汗出正常。

学生：此为何病？

老师：日光病，又名热干疾。

学生：此病甚是少见。

老师：是的，在以前的农村非常常见，现在基本绝迹了。

学生：为什么呢？

老师：以前的农村条件艰苦，没有电风扇、空调等解暑电器，夏季外出劳作后，热不可耐，突用冷水冲凉，或于池塘游泳，使寒邪骤闭肌腠汗孔，热邪内郁不能外达，发为此病。

学生：现在电风扇、空调、冰箱普及，夏季外出劳作较少，所以这种病基本见不到了。

老师：你分析一下这是一个什么证？

学生：经您的提示，应该是外寒内热证。寒主收引，郁闭肌腠，汗孔随之闭塞，故无汗；热闭于内，不能发越，热盛生风则皮肤瘙痒，热迫血行，尚未溢出脉外，故痛如针刺。

老师：为何患者没有其他症状表现？

学生：病位在皮毛腠理之间，尚未波及脏腑，故无其他症状表现。

老师：这是用的什么方？

学生：防风通圣散。

老师：分析一下方义。

学生：荆芥、防风、麻黄为辛温之品，外散风寒。为何又用辛凉的连翘、薄荷？

老师：风寒郁闭日久，化热则为风热邪气，故用连翘、薄荷疏散风热，但总体以发散风寒为主。

学生：栀子、黄芩清上焦之热，生石膏清中焦之热，大黄清下焦之热。为何去芒硝，改生大黄为酒大黄？

老师：患者饮食二便正常，只用酒大黄可减弱其泻下之力，使热邪从大便而走。

学生：方中滑石、甘草组成六一散，可使热邪从小便而去。

老师：是的，本方从毛孔、大便、小便三个途径给热邪以出路。

学生：为何用桔梗载药入肺？

老师：肺主皮毛，病位在此。

学生：白术健脾，防诸苦寒药败胃。为何用当归、川芎、白芍补血？

老师：治风先治血，血行风自灭。

学生：此方外散内清，祛邪与扶正并行，果然汗出而愈。

老师：本方不宜久用，一旦全身汗出通透，即停止服用。否则，发汗过度，会使人体阴液耗损。

6. 黄连导赤散加味治疗口腔溃疡（一）

刘某　男　25岁

2013年12月7日初诊：3年来反复口腔溃疡，现在近2/3的舌面生有豆大溃疡，部分溃疡连接成片，稍食辛辣、热烫食物即疼痛难忍，平时只能喝凉的稀饭，小便稍黄。

舌质红，舌苔白厚，脉沉滑。

黄　连 6g　　生地黄 10g　　川木通 10g　　生甘草 10g
淡竹叶 10g　　土茯苓 30g　　金银花 15g　　赤　芍 10g
丹　皮 10g　　法半夏 10g　　陈　皮 10g　　茯　苓 30g
5剂

2014年4月1日二诊：服完上药后症状大减。现又复发如上，口中涎多，苔脉同上。

续 2013 年 12 月 7 日方，加苍术 15g，薏苡仁 30g，5 剂。

2014 年 4 月 5 日三诊：溃疡面显著减少，疼痛减轻，舌苔退尽。

续 4 月 1 日方，7 剂。

学生：这么严重的口腔溃疡很少见啊！

老师：是的，非常痛苦，喝水都疼。

学生：西医认为口腔溃疡是缺乏维生素或免疫力低下所致，中医怎样去认识呢？

老师：对了，你们的教材上没有讲这个病，要学了《中医耳鼻咽喉科学》才知道具体治法。但是万变不离其宗，应用《中医基础理论》的知识，照样可以把口腔溃疡的病因病机推理出来。

学生：如何推理呢？

老师：患者的溃疡面发生在舌头上，舌头与脏腑相配属，配属于哪一脏？

学生：心开窍于舌。

老师：稍食辛辣、热烫食物即疼痛难忍，是哪种邪气？

学生：病症得热则增，是热邪。

老师：是不是可以判断为“心经热盛”证？

学生：是的，心与小肠相表里，心经之热下移于小肠，故小便色黄。

老师：这不是推理出来了吗？

学生：《中医基础理论》的知识如此好用，学的时候只觉得枯燥乏味。

老师：学中医一开始就学《中医基础理论》，都觉得枯燥乏味，不好好地学，用的时候就不知道怎么用了。你来分析一下处方中加入的药物。

学生：方中金银花可以清热解毒，为何用丹皮、赤芍来凉血散血？

老师：心主血脉，心经热盛，热邪煎灼血液，恐血热成瘀，故用丹皮、赤芍来凉血散血。

学生：患者舌苔白厚，是脾胃湿盛的表现，所以用二陈汤燥湿化痰。

老师：为何用土茯苓？

学生：土茯苓甘淡渗利，解毒利湿，擅长治疗湿热引起的湿疹湿疮，患者的口腔溃疡也可以看作湿疮，只是长在口腔里。

老师：分析得很正确。

学生：二诊为何会出现口中涎多？

老师：脾在液为涎，湿邪壅盛，困阻脾胃，脾运化水液功能失职，故涎多。

学生：所以加入苍术燥湿，薏苡仁利湿。

老师：是的。

7. 黄连导赤散加味治疗口腔溃疡（二）

洪某　女　19岁

2019年9月15日初诊：口腔溃疡2周，舌面有5～6个溃疡面，饮食稍有辛辣、冰冷刺激则疼痛难忍，面部稀发痤疮，小便黄色，大便秘结，呈羊屎状，4～5日一行。

舌质淡红，舌苔薄白，脉沉滑。

黄　连 3g	生地黄 20g	川木通 10g	生甘草 10g
淡竹叶 10g	金银花 20g	连　翘 20g	蒲公英 20g
炒莱菔子 15g	虎　杖 20g	升　麻 6g	7剂

2019年9月23日二诊：口腔溃疡愈合，大便通畅，2日一行。舌质淡红，舌苔薄白，脉缓滑。

续9月15日方，加决明子30g，7剂。

学生：此案也是用黄连导赤散来治疗口腔溃疡，为何清热解毒药用得多些？

老师：患者面部有痤疮，说明热邪较重。

学生：金银花、连翘、蒲公英都能清解火热毒邪，可用于治疗痈肿疔疮。

老师：不但可以治疗口腔溃疡，还能治疗面部痤疮，一举两得。

学生：患者大便秘结，与口腔溃疡有联系吗？

老师：有联系。火曰炎上，大便秘结，可形成肠道郁热，上炎于口腔，从而形成溃疡。

学生：所以本证的治疗，在清热解毒的同时，需要泻热通便。

老师：对，釜底抽薪，热邪有外出之机，自不上炎于口腔、面部。

学生：方中虎杖具有通便之效，为何不用大黄？

老师：患者女性，体质柔弱，恐药力峻猛，泻下太过。虎杖的泻下之力较大黄柔和，先用药力缓和之药一探虚实。

学生：服药后，大便虽通，但 2 日一行，是药力偏弱，故又增润肠通便的决明子。

老师：是的，决明子也有清热之功。

学生：为何用升麻？

老师：患者面部痤疮，考虑火热郁于上焦，取“火郁发之”之意。

学生：对，黄连配升麻，取自“清胃散”。

8. 清胃散加味治疗口腔溃疡（一）

蔡某　男　40 岁

2015 年 7 月 19 日初诊：口腔溃疡多年，久治不愈，现口腔黏膜散布多个溃疡点，大如绿豆，小如针尖，不能进食热物，否则疼痛难忍，平素喜食辛辣。

舌质偏红，舌苔薄白，脉沉滑。

升　麻 6g	黄　连 6g	当　归 15g	生地黄 15g
丹　皮 10g	生石膏 30g	知　母 10g	土茯苓 30g
金银花 15g	生甘草 10g	黄　柏 10g	淡竹叶 10g
炒莱菔子 15g	丹　参 20g	5 剂	

2015 年 7 月 25 日二诊：溃疡面全部愈合。舌质淡红，舌苔薄白，脉缓。

续 7 月 19 日方，5 剂。

2015 年 8 月 13 日三诊：近日吃辛辣食物，下唇又生 3 个绿豆大小溃疡面，苔脉同上。

续 7 月 19 日方，5 剂。

2016 年 2 月 19 日四诊：口腔溃疡复发，小便黄色，苔脉同上。

续 2015 年 7 月 19 日方，加川木通 10g，5 剂。

学生：此案为何不用导赤散？

老师：口腔溃疡发生的部位包括唇内侧、舌头、舌腹、颊黏膜、前庭沟、软腭等，不管具体是哪个部位，西医的治疗方法是一样的，但中医区分得比较细致。

学生：中医如何划分呢？

老师：心开窍于舌，脾开窍于口。舌体上面和附近的溃疡从心来论治，口腔其余部位从脾胃来论治。

学生：患者的溃疡发生在口腔黏膜上，所以用了清胃散，而没有用导赤散。

老师：是的，清胃散功能清泻胃火。

学生：为何加生石膏、知母？

老师：白虎汤擅长清泻胃火，所以用了部分的白虎汤，只是没有用粳米。

学生：在清热泻火方面还有金银花、黄柏，泻火之药用得很重啊。

老师：患者喜食辛辣，火热内蕴，且正值壮年，阳气旺盛，所以可重用清热泻火之力，以求速效。

学生：加入淡竹叶，差不多快组成黄连导赤散了。

老师：是的，引热从小便而出。

学生：患者没有遵守饮食禁忌，口腔溃疡屡次发作。

老师：患者的饮食习惯不改变，后面还会有复发的可能。

学生：喜食辛辣食物容易产生火热邪气，火热邪气积累到一定程度后又会复发口腔溃疡。

老师：饮食要以清淡为主，多吃蔬菜、水果。

9. 清胃散加味治疗口腔溃疡（二）

胡某　女　72岁

2017年7月17日初诊：近1/3的舌面、舌底密布溃疡面，大多连接成片，焮红疼痛，口中流涎，胃中有灼热感，喜冷饮，有胃下垂病史，左胸部偶有针刺样疼痛，神疲乏力，大便干结，呈羊屎状，7～10日一行。

舌质红，舌苔白厚，脉沉细滑。

升　麻 6g	黄　连 3g	当　归 20g	生地黄 20g
丹　皮 10g	生石膏 20g	知　母 10g	淡竹叶 10g
苍　术 10g	薏苡仁 30g	黄　芪 30g	丹　参 20g
金银花 15g	5剂		

2017年7月23日二诊：诸症大减，溃疡面只剩2～3个，大便通畅，1日一行，胃中灼热消失，未见左胸部疼痛。舌质淡红，舌苔薄白，脉缓滑。

续7月17日方，5剂。

学生：这位患者的溃疡面在舌头上，为何用清胃散？

老师：你看看还有哪些兼证？

学生：胃中有灼热感，大便干结，还有胃下垂病史。

老师：如果用导赤散，能不能兼顾肠胃的这些症状？

学生：不能，导赤散清心经之火，药物组成比较单一，如果要兼顾肠胃的症状，则要另外加用一首处方。

老师：清胃散不但能治口疮、清心火，还能清胃热、治便秘。

学生：清胃散功能清泻胃中火热，这个好理解，为何也能清心火？

老师：实则泻其子。

学生：心火生脾土，可以通过泻胃火的方法泻心火。在清胃散的基础之上，加了淡竹叶，也相当于有了黄连导赤散。

老师：是的。一方二用，所以这里选择了清胃散。其中还有一层意思，清胃散里含有升麻。

学生：有何妙用吗？

老师：加入黄芪，与升麻相配，有补中益气汤的意思，可以升阳举陷，治疗胃下垂。

学生：这就非常之妙了！方中黄连为何只用3g？

老师：患者年龄偏大，且有胃病史，担心黄连用量大后苦寒败胃，所以小剂量使用。

学生：既然担心苦寒败胃，为何又用生石膏、知母？

老师：毕竟患者表现出来的热象很重，所以加了清泻胃热的白虎汤。宁愿清热的药多用几味，剂量轻一些，也不要单独大剂量地使用一味药。

学生：为何用苍术、薏苡仁？

老师：患者口中流涎，舌苔白厚，是脾胃湿盛的表现，所以用苍术苦温燥湿，薏苡仁淡渗利湿。

学生：患者大便秘结，方中一味通便的药都没有，为何患者服药后，大便正常了？

老师：方中其实有很多通便的药。第一，当归、生地黄重用，功能养血滋阴，可治疗血虚便秘；第二，黄连、石膏、知母清热泻火，可治疗火热便秘；第三，黄芪补气，可治疗气虚便秘。

学生：从服药结果来看，患者的便秘可能是由这三种因素引起的？

老师：是的。

学生：左胸部针刺样疼痛为何也消失了？

老师：左胸部属心区，针刺样疼痛为瘀血阻络，丹参入心经，功能活血祛瘀。

10. 清胃散加味治疗口腔溃疡（三）

李某　女　70岁

2020年11月20日初诊：口腔内散布2～3个黄豆大小溃疡面，舌尖有麻木感，长年口干，喜冷饮，自觉咽部干燥不适，大便正常，小便不黄。既往喜食辛辣厚味，今年春季切除两侧扁桃体。

舌质红，舌苔黄厚，脉沉滑。

黄　连 6g　　升　麻 6g　　当　归 10g　　生地黄 15g
丹　皮 10g　　生石膏 30g　　知　母 10g　　酒大黄 6g
炒莱菔子 15g　　白茅根 30g　　芦　根 30g　　蒲公英 30g
金银花 20g　　连　翘 20g　　7剂

2020年11月27日二诊：口腔溃疡逐渐愈合，进食时不再疼痛，口干、咽干、舌麻减轻，矢气增多，大便偏稀溏。舌质红，舌苔薄黄，脉缓滑。

续11月20日方，改酒大黄10g，7剂。

2021年1月15日三诊：近日吃辛辣食物，口腔溃疡有复发之势，大便呈颗粒状，1～2日一行。舌质淡红，舌苔淡黄略厚，脉缓滑。

续2020年11月27日方，7剂。

2021年1月22日回访：上药服完，诸症痊愈。

老师：分析一下此案的病因病机。

学生：患者一派火热之象，结合喜食辛辣厚味，病因是“内生火热”。

老师：病位在哪里呢？

学生：溃疡面在口腔，是在脾胃；咽喉干枯不适，是在肺；舌尖麻木，是在心。

老师：进一步提炼一下。

学生：脾胃属土，肺属金，心属火。火生土，土生金，核心在土，病位应该在脾胃。

老师：对的。心火生脾土，子病犯母，则心火旺；脾土生肺金，母病及子，则肺火旺。直清胃火，则心火、肺火皆除。

学生：所以您用清胃散做主方。方中不但黄连剂量大，而且也用了白虎汤，还要用了清热解毒的金银花、连翘、蒲公英，难道不考虑患者的年龄因素吗？

老师：当然得考虑。患者反复发作扁桃体肿大，今年春天做了切除手术，扁桃体虽然切除了，但是热毒还在，只是被郁在里面了，没有发出来。

学生：所以不但用了大量清热的药，还用了大黄泻热，使热有出路。

老师：足阳明胃经与手阳明大肠经同属阳明，大黄泻大肠之热，即能泻胃之热；肺与大肠相表里，咽喉为肺之门户，大黄泻大肠之热，即能泻咽喉之热。

学生：为何用芦根、白茅根？

老师：两者皆能清热生津，且能引热从小便而出。

学生：患者大便正常也用大黄吗？

老师：大黄酒制后泻下力缓，使患者保持微泻，有利于热邪快速排出，只要每日大便次数不超过3次，就可以酌量加入大黄。

学生：印象中大黄都是便秘才用，没想到还可以这样扩大化使用。

老师：运乎之妙，存乎一心。

11. 补中益气汤加味治疗口腔溃疡

石某　男　46岁

2021年1月14日初诊：口腔溃疡多年，此起彼伏，缠绵难愈，劳累后容易发作，长年从事重体力劳动，倦怠乏力，小便略黄。

舌质淡红，舌苔薄白，脉弱，按之无力。

黄　芪 30g	党　参 20g	白　术 10g	陈　皮 10g
升　麻 6g	柴　胡 6g	炙甘草 10g	当　归 15g
淡竹叶 20g	车前草 15g	川木通 6g	金银花 15g
炒莱菔子 15g	川牛膝 15g	7剂	

2022年2月16日回访：服上方1剂，溃疡即愈合大半。服完2剂，溃疡全部愈合。上方服完，迄今未发口腔溃疡。

学生：口腔溃疡用补中益气汤治疗，确实想不通啊？

老师："陷者升之"。

学生：溃疡面也可以看作下陷？

老师：是的。

学生：那是不是所有的口腔溃疡都可以看作下陷，都可用补中益气汤治疗？

老师：当然不能。本方只可用于脾胃气虚，不能濡养肌肤而出现的下陷。

学生：口腔溃疡的病因一般是从火热邪气来考虑，很少从气虚下陷来思考。

老师：清代程文囿《医述·卷十一·口》记载"龙雷之火，亦能焚焦草木，岂必实热方使口舌生疮乎？盖脾胃气衰，不能按纳，下焦阴火，得以上乘，奔溃肿烂。若一清胃，则中气愈衰，阴火愈炽。温补中、下二焦，使火有所接引而退舍矣"。

学生：脾气虚弱，中气不足，水湿运化失常，清阳不升，脾湿蕴久化热，导致口疮。

老师：在治疗上，一方面要补中益气，气血足则能濡养肌肤，疮面才能愈合；一方面要清热利湿，邪气去则病自愈。

学生：这种证型的口腔溃疡如何判断呢？

老师：抓住"气虚"这个主症。"劳则气耗"，劳累后口腔溃疡加重的，即是此证。

学生：这就好和前面的导赤散证、清胃散证相鉴别了。

老师：是的。

学生：利尿的药用了很多，有淡竹叶、车前草、川木通、川牛膝，为何清热的药只用金银花？

老师：叶桂有句名言，“或透风于热外，或渗湿于热下，不与热相搏，势必孤矣”。

学生：如何理解呢？

老师：风热相搏，着重散风；湿热相搏，着重利湿。热为无形之邪，湿从小便而去，热无所附，自然就散掉了。

学生：原来如此，川牛膝还可以引热下行呢！

老师：对，导热从小便而出。

第六章

肾系病案

1. 独活寄生汤加味治疗腰痛（一）

徐某　男　41岁

2014年3月6日初诊：辛勤之人，长期从事体力劳动。今日用力过猛而闪腰，现腰背酸痛，屈伸困难，劳作则甚，喜揉喜按。

舌质淡红，舌苔白略厚，舌下络脉粗大，脉缓滑。

独　活 20g	桑寄生 20g	秦　艽 10g	防　风 10g
细　辛 10g	生地黄 10g	当　归 10g	川　芎 10g
桂　枝 10g	白　芍 10g	茯　苓 30g	川牛膝 20g
杜　仲 20g	黄　芪 20g	土鳖虫 10g	5剂

2014年3月13日二诊：腰痛减轻大半，苔脉同上。

续3月6日方，5剂。

2015年1月14日回访：服完上方后腰痛即愈，迄今未作。

学生：独活寄生汤可谓是专病专方啊，您治疗腰腿疼痛基本上都是此方，而且疗效颇佳。

老师：是的，我用独活寄生汤治疗腰腿疼痛，可是走了一段相当长的路程。

学生：您原来不是用的此方吗？

老师：我读大学时，寒暑假经常回家为左邻右舍、亲朋好友免费诊病，做推拿，拔火罐，开药方，经过两三年的统计，发现腰腿疼痛的患者特别多，当时我想自己学力有限，需要找到一个病种作为突破口，以后自己工作了也可以作为一个特长。于是将治疗腰腿疼痛的书籍找来，仔细研读，认真做笔记，学习各位名老中医的临床经验。

学生：那您在这方面应该积累了丰富的知识。

老师：经过几年的学习，笔记做了几大本，秘方抄了无数个，信心满满地去上临床，结果一下就碰了壁。

学生：为什么呢？

老师：一开始我在农村当医生，农村人以体力劳动为主，腰腿疼痛患者较多，本以为可以大展拳脚，可是疗效不能满足患者的需要。农村经济条件差，没有多少钱来治病，一般开药只开 5 日的。如果症状好转一半以上，认为吃药有效；如果稍有好转或者症状改善不明显，便认为无效。

学生：这要求也太高了吧！

老师：是的，前面学习的那些秘方满足不了这样的疗效，只能另觅他方。

学生：那您是怎么找到独活寄生汤的呢？

老师：一日闲坐看书，患者持方来抓药，解开几层衣服的扣子，从贴身衣服的口袋中拿出一个塑料袋，袋子中装着一块布，布中包裹着一张纸，将纸递给药房工作人员抓药。我见患者如此谨慎地保管处方纸，便打趣地问道："您这莫不是祖传秘方，保管得这么好？"患者说："确实是祖传秘方，先祖业医，此方传至现在已经 150 余年，周边几个村的村民全赖此方治腰腿疼痛，百试百灵。"我好奇地问道："能给我看一下吗？"患者说："可以看，但不能抄。"我过去瞟了一眼，是一个完整的独活寄生汤。患者抓了 2 剂药而去，第 3 日再来抓药时，患者说已经好了一半，再吃 2 剂药就好了。我心想如此好的效果，不就是我梦寐以求的处方吗？

学生：学习《方剂学》时讲过独活寄生汤，您怎么没注意呢？

老师：有一句话说得好——太容易得到的东西往往不值得珍惜。教材上的处方太容易得到，往往不会去重视。费尽千辛万苦，经历一番波折，这样获得的处方才会视若珍宝。我见疗效奇好，于是试之于临床，以验证疗效。

学生：抄方统计，有效率加治愈率在90%以上。

老师：是的，这就形成了我治疗腰腿疼痛的专方。

2. 独活寄生汤加味治疗腰痛（二）

王某　男　77岁

2013年4月9日初诊：右侧臀部环跳穴处生一包块，鸡蛋大小，边缘光滑，推之可移，疼痛，夜间为甚，劳作亦可加重，怀疑是肿瘤，但畏惧去医院检查。右上肢疼痛，抬举困难，畏寒怕冷，头昏乏力，食少纳差。

舌质淡红，舌苔薄白，脉沉弦细。

独　活 20g	桑寄生 20g	秦　艽 10g	防　风 10g
细　辛 6g	当　归 10g	川　芎 10g	桂　枝 10g
白　芍 10g	茯　苓 20g	杜　仲 15g	川牛膝 15g
黄　芪 30g	鸡血藤 30g	5剂	

2013年4月13日二诊：包块变软，疼痛大减，余症减轻。舌质淡红，舌苔薄白，脉弦细。

续4月9日方，5剂。

2013年4月20日三诊：包块缩小一半，右上肢疼痛大减，活动灵活，精力增加，饮食正常。舌质淡红，舌苔薄白，脉弦细有力。

续4月9日方，5剂。

2013年5月4日四诊：包块基本消失，仍觉腰部空痛，余无不适。舌质淡红，舌苔薄白，脉缓滑。

续4月9日方，加续断20g，土鳖虫10g，5剂。

2013年5月10日回访：包块已全部消失，腰部不疼。

学生：独活寄生汤疗效确切，为什么适用面也很广？

老师：独活寄生汤为攻补兼施之方，功能祛风散寒除湿、补益气血肝肾，面面俱到，只要善于加减化裁，适用面相当广泛。

学生：《素问·痹论》记载“风寒湿三气杂至，合而为痹也”，指出导致痹证的邪气是风邪、寒邪、湿邪。

老师：是的，我刚开始在农村行医，农民以体力劳动为主，不论风雨寒热，都得外出劳作，容易感受风寒湿三种邪气。

学生：《灵枢·百病始生》记载“风雨寒热，不得虚，邪不能独伤人”，痹证存在邪实的一面，是否也存在正虚的一面？

老师：是的，长年累月地肩挑背扛，容易耗损气血，劳伤筋骨，造成气血肝肾亏虚。

学生：针对邪实的一面，方中独活、秦艽、防风祛风，桂枝、细辛散寒，茯苓渗湿；针对正虚的一面，方中人参、茯苓、炙甘草补气，熟地黄、当归、川芎、白芍补血，桑寄生、杜仲、川牛膝补益肝肾。

老师：需要注意的是，此方用于农村辛勤劳作之人效果颇佳，对城市脑力劳动者效果不显。

学生：为什么会有这样的区别呢？

老师：独活寄生汤最早记载于孙思邈《备急千金要方》，古代的人多为体力劳动者，容易感染风寒湿邪，形成肝肾气血亏虚。现在城市里的人居处周密，风不吹，雨不淋，寒不侵，常因久坐久卧而致腰疼，病因不一样，用独活寄生汤治疗当然效果不好。

学生：此案患者环跳穴处的包块是什么病呢？

老师：具体什么病还确实不知道。

学生：那您是如何思考的呢？环跳穴是足少阳胆经的穴位，为什么不从胆来论治？

老师：环跳穴不仅是足少阳胆经的穴位，而且是足少阳胆经和足太阳膀胱经的交会穴，所以不能仅从胆经来思考。这个参考了西医解剖学的知识，腰椎间盘突出压迫坐骨神经，会引起环跳穴胀痛。患者尽管没有腰疼，但从环跳穴胀痛可以反推出病因在腰部，所以使用独活寄生汤探一探路。

学生：二诊验证了您的推测是正确的。

老师：临床上没有那么多典型的病给你治，要善于推理，勤于思考。

3. 独活寄生汤加味治疗腰痛（三）

许某　女　50岁

2016年2月4日初诊：腰痛，牵及右下肢沿坐骨神经走向疼痛，受冷则甚，跛行，行步不远，一次只能走10～20m，不能提重物。

舌质淡红，舌苔白略厚，脉弦长。

独活 15g	桑寄生 15g	秦艽 10g	防风 10g
细辛 10g	生地黄 15g	当归 15g	川芎 10g
桂枝 10g	白芍 10g	茯苓 30g	川牛膝 20g
杜仲 20g	黄芪 30g	土鳖虫 10g	5剂

2016年2月12日二诊：症状变化不大，嘱咐患者不要心急。

续2月4日方，5剂。

2016年2月17日三诊：疼痛大减，一次可走500m左右，现脚踝部不适。舌质淡红，舌苔薄白，脉弦缓。

续2月4日方，改土鳖虫15g，加红花10g，5剂。

2016年2月23日四诊：疼痛基本消失，可从事较轻的体力活，继续服药以巩固疗效。

续2月17日方，5剂。

学生：对于独活寄生汤的临床使用，有几味药想向您请教一下。

老师：哪几味？

学生：首先，细辛的用量。上中药课时，您讲“细辛不过钱，过钱命相连”，一钱大约是3g，方中细辛用了10g，剂量是不是太大了。

老师：我初入临床时，细辛基本都是用 3g，后来发现疗效不显，便深入地进行了研究。

第一，《本草纲目》引《本草别说》曰细辛“若单用末，不可过一钱”。单独将细辛研末服，剂量不能超过一钱。入煎剂后，细辛的有效成分随水蒸气蒸发一部分，药渣吸收走一部分，能作用于人体的药效就大打折扣了。

第二，古人所使用的细辛都是野生的，现在的细辛基本都是栽种的，药力相对来说减弱了。

第三，独活寄生汤原方剂量为：独活三两，桑寄生、杜仲、牛膝、细辛、秦艽、茯苓、桂心、防风、川芎、人参、甘草、当归、芍药、生地黄各二两。可以看出，除君药外，细辛与其他药是等量使用。这与细辛止痛之力颇强有关。

综上所述，我在使用细辛时，基本都用 10g，时至今日，没有出现 1 例不良反应。

学生：其次，茯苓的用量为什么偏大？

老师：我行医的地方在江汉平原，水网密布，湿气较重，故重用茯苓淡渗利湿。

学生：再次，为什么去人参，加黄芪？

老师：第一，人参价贵，黄芪价廉，农村人经济条件不好，能节约一点是一点。第二，黄芪得防风，则固表而不留邪；防风得黄芪，则祛邪而不伤正。第三，黄芪与茯苓相伍，气行则湿行。第四，黄芪与四物汤相伍，气行则血行。

学生：再次，您喜欢在本方中加入虫类药使用。

老师：第一，虫类药走窜之性较强，可疏通经络之壅塞；第二，虫类药祛风除痹的药力比草木类药强；第三，根据患者生病时间的久远、病情严重的程度，依次加入土鳖虫、地龙、乌梢蛇、蜈蚣、全蝎等。

学生：临床观察，虫类药用得多点，效果更好点。

老师：是的，但虫类药偏贵，要考虑患者的经济条件。

学生：最后，即使碰到明显的寒证，您也只在方中加入制附片，从来不用制川乌、制草乌、马钱子这类有毒的药。

老师：是的。药贵流通，体内寒邪再重，通过气血的流通，阳气的温运，也能将寒邪排出体外。如果一味求快而使用这类有毒之品，往往会造成肝肾功能受损。

4. 独活寄生汤加味治疗腰痛（四）

杨某　男　56岁

2016年7月4日初诊：长期做泥瓦匠，素患腰痛之疾，近因劳累过甚，导致腰痛陡作。腰部不能受力，否则不能俯仰，两手叉腰，表情痛苦。

舌质淡红，舌苔薄黄，两尺脉浮弦。

独　活 15g	桑寄生 15g	秦　艽 10g	防　风 10g
细　辛 6g	生地黄 10g	当　归 10g	川　芎 10g
桂　枝 10g	白　芍 10g	茯　苓 20g	川牛膝 15g
杜　仲 15g	黄　芪 30g	土鳖虫 15g	5剂

2016年7月9日二诊：腰痛消失，劳累后腰部疼痛。舌质淡红，舌苔薄白，两尺脉略浮。

续7月4日方，5剂。

2016年7月16日三诊：可正常劳作，重体力劳动后腰部不适，苔脉同上。

续7月4日方，5剂。

2016年7月24日四诊：已恢复日常重体力劳动，无特殊不适。患者要求开一日常保养方，以预防或减少腰痛，询知患者喜饮酒，遂开药酒方。

独　活 50g	桑寄生 50g	秦　艽 30g	防　风 30g

细　辛 30g	生地黄 30g	当　归 30g	川　芎 30g
桂　枝 30g	白　芍 30g	茯　苓 30g	川牛膝 30g
杜　仲 50g	黄　芪 50g	蜈蚣 10 条	三　七 50g

用 5kg 玻璃坛，取 3.5kg 的 45 度左右的粮食酒，浸泡 10 日后饮用，每日 2 次，每次 50ml。

学生：此案您使用了药酒这个剂型。

老师：是的，中医的剂型非常丰富，只是我们现在习惯于使用汤剂。

学生：我见您治疗腰腿疼痛，先用汤剂迅速缓解症状，再用丸剂、药酒巩固疗效。

老师：是的。汤者，荡也。汤剂能荡涤邪气，使邪气迅速排出体外。

学生：其他病症您很少开丸剂、汤剂继续治疗，为什么腰腿疼痛已经完全消失了，还要继续巩固呢？

老师：患腰腿疼痛的多是辛勤劳作之人，只要疼痛缓解，便会去劳作，用力过大、过猛，又会导致腰腿疼痛复发。持续用药，可以减少病症的复发。

学生：那在什么情况下使用丸剂呢？

老师：丸剂有携带方便，服用便捷的特点，如果消化功能正常，就可以使用丸剂。在独活寄生汤的基础上多加虫类药，如土鳖虫、地龙、乌梢蛇、黑蚂蚁、蜣螂、蜈蚣、全蝎等。

学生：什么时候方便使用药酒呢？

老师：如果患者素好饮酒便可使用。酒可行药势，温通经脉，散寒止痛，以之为媒介，能使药力迅达周身，更好地发挥药物功效。

学生：制作药酒有哪些需要注意的事项？

老师：第一，酒的度数以 45 度左右为宜，度数太高，药材的有效成分难以析出；度数太低，药材容易腐烂。第二，不能用瓶装酒，要用作坊酿造的粮食酒。第三，如果对药酒口感有要求，可以加入枸杞子 200g，药酒会变得甘甜。第四，血压偏高可以加入天麻 50g。第五，腰部酸软，阳事不兴，可加鹿角片 50g，海马 5 个。

学生：药酒每日可以喝多少呢？

老师：每日可以喝 1～2 次，每次 50ml 左右为宜。

学生：有的患者酒量很大，能不能多喝呢？

老师：不能多喝，如果酒量很大，可以将药酒兑入到白酒中再喝。药酒贵在坚持，不在一次多饮。

5. 四妙散加味治疗腰痛

王某　女　76 岁

2014 年 7 月 31 日初诊：腰痛，右下肢麻木，大便干结，呈羊屎状，排出不畅，夜间口干，夜尿 7～8 次。血压 160/100mmHg(未服降压药)。

舌质紫暗，舌苔根部黄厚，舌下络脉迂曲粗大，脉涩。

苍　术 10g	黄　柏 10g	薏苡仁 30g	川牛膝 30g
当　归 20g	川　芎 10g	桃　仁 10g	红　花 10g
土鳖虫 10g	地　龙 10g	炒莱菔子 15g	虎　杖 20g
丹　参 20g	杜　仲 20g	5 剂	

2014 年 8 月 5 日二诊：腰痛减轻，大便通畅，夜尿 1～2 次，血压 140/90mmHg(未服降压药)。舌脉同上。

续 7 月 31 日方，加黄芪 30g，5 剂。

2014 年 8 月 12 日三诊：腰痛基本消失，右下肢麻木大减，二便正常，血压 140/80mmHg(未服降压药)。舌质偏暗，舌苔薄白，舌下络脉变细，脉缓滑。

续 8 月 5 日方，5 剂。

学生：此案为何不用独活寄生汤？

老师：你辨证一下！

学生：患者腰痛，病位在肾；大便干结如羊屎，夜间口干，可辨为实热；夜尿频数，年龄较大，可辨证为肾阳亏虚。

老师：是不是感觉不好辨证？

学生：是的，症状支离破碎，联系不起来。

老师：此案要抓住舌脉。舌质紫暗，舌下络脉迂曲粗大，脉涩，可辨为什么证？

学生：血瘀证。

老师：血瘀证是不是全身任何地方均可发生？

学生：是的。舌苔根部黄厚如何解释呢？

老师：说明存在湿热下注，这是兼证。

学生：也就是说此案血瘀为主证，湿热下注是兼证。那症状如何解释呢？

老师：湿热与瘀血搏结，阻滞腰腿经络，不通则痛，故见腰腿疼痛；阻滞血脉，血液流通不畅，为保持血量供应，故血压偏高；湿热与瘀血郁阻阳气而化热，热邪煎灼津液，导致大便干结如羊屎；湿热与瘀血下注膀胱，影响膀胱气化，故小便频数。

学生：为什么小便频数发生在夜间？

老师：首先，本病为湿热夹瘀证，论邪气的主次，血瘀最重，湿邪其次，热邪最轻。其次，血瘀、湿邪皆属阴，白天属阳，夜间属阴，邪气在夜间影响膀胱气化功能为重。所以白天小便正常，夜间频数。

学生：针对血瘀，您用了桃红四物汤，去掉生地黄、白芍，加入丹参、土鳖虫、地龙，活血化瘀之力更强；针对湿热下注，您用了四妙散原方；另用虎杖、炒莱菔子泻热通便，给邪气以出路。

老师：这里要注意大剂量使用了当归，一可润肠通便，二可养血和血，防止攻伐之药伤正。

学生：没有用降血压的药，而血压下降至正常值，这是本案最值得深思的地方。

老师：李中梓《医宗必读·卷之一·肾为先天本脾为后天本论》记载“见

痰休治痰，见血休治血；无汗不发汗，有热莫攻热；喘生毋耗气，精遗勿涩泄；明得个中趣，方是医中杰”。

6. 四妙散合《湿热条辨》第四条方治疗腰痛（一）

朱某　女　57岁

2013年4月17日初诊：腰痛，左下肢牵扯样疼痛，小腿后部肌肉有凉水浇感，肌肤麻木，头重如裹，小便色黄，大便稀溏，日行2～3次，排出困难，每次排便量较少。

舌质淡红，舌苔中后部白厚，脉濡缓。

苍　术10g	黄　柏10g	薏苡仁30g	川牛膝30g
地　龙10g	秦　艽10g	威灵仙30g	滑　石20g
苍耳子10g	络石藤15g	鸡血藤30g	木　瓜15g
当　归20g	蜈　蚣2条	炒莱菔子15g	5剂

2013年4月23日二诊：腰及下肢疼痛程度大为减轻，头重如裹消失，大便稀溏，排出顺畅。舌质淡红，舌苔中后部白略厚，脉濡缓。

续4月17日方，5剂。

2013年4月29日三诊：下肢凉水浇感消失，腰及下肢稍有疼痛麻木，大小便时有下坠感，小便色黄，大便逐渐成形，排出顺畅。舌质淡红，舌苔根部白厚，脉濡缓。

续4月17日方，5剂。

2013年5月20日回访：诸症痊愈。

学生：此案基本没用祛风湿、补肝肾、强筋骨的药，为什么能治疗腰腿疼痛呢？

老师：有这个疑问的人很多。我初上临床时，经过摸索，发现独活寄生汤治疗腰腿疼痛的效果非常好，经过大量的使用，名声渐广，各种复杂的、久治不愈的腰痛患者纷然而至。

学生：都可以用独活寄生汤治好吗？

老师：当然不能，独活寄生汤只适合风寒湿邪所致的痹证。

学生：风寒湿邪所致的痹证在临床上占了大多数，并且一般的医生也会治疗这种痹证。

老师：是的。《中药学》中治疗这种痹证的药物很多，《方剂学》中治疗这种痹证的方剂也较多，所以大多数医生会治疗这种证型的痹证。

学生：如果是久治不愈的痹证，可能就不是这种证型了。

老师：对，此案即为湿热阻滞经络证。

学生：用药与风寒湿痹证完全不一样。

老师：所以不能被人理解。我还记得第一次治疗湿热阻滞经络证的情景。一患者因腰痛就诊，处方完毕后，患者持处方签凝视良久。我问："您懂中医中药？"患者："久病成良医，病腰痛多年，服药无数，自己也看过不少医书，医生的处方也研究过不少。"我说："您看这处方有什么问题吗？"患者说："药不对证，没有一味治风湿的药。"我见患者满脸狐疑，估计是认为年轻医生医术水平低，胡乱开处方，便说："您这么多年吃了这么多对证的药，腰痛好了没有呢？"患者："没见好转。"我说："这说明不对证啊！为什么不改弦易辙呢？"患者点头称是，持方抓药，问抓药的老师傅："您看此方治得好腰痛吗？"老师傅说："但愿能治好吧！"

学生：患者抓药没有呢？

老师：还是抓了 5 剂药，服完后即来复诊，说："年轻医生就是不一样啊，思路新奇。"抓药的老师傅还过来向我请教治病之理。

学生：风寒湿痹与湿热阻滞经络如何鉴别呢？

老师：关键在舌苔。风寒湿痹，舌质淡红，舌苔薄白；湿热阻滞经络，舌质淡红或红，舌苔白厚或黄厚。

学生：难怪您一看舌苔就开始写处方了。从症状上无法确定用哪个处方？

老师：是的。比如此案"小腿后部肌肉有凉水浇感"，你辨证一下。

学生：可以辨为寒邪。

老师：也可辨为湿邪。湿性黏滞，易阻阳气，阳气不能温煦肌肤，故有凉水浇感。所以从症状上来辨证有很多种可能性，我将鉴别的要点放在舌质舌苔上，可靠性强一些。

学生：患者还有“头重如裹”，是明显的湿邪。

老师：结合小便黄色，可以辨为湿热蕴阻证。

7. 四妙散合《湿热条辨》第四条方治疗腰痛（二）

魏某　男　51岁

2013年7月19日初诊：近2个月来出现右下肢牵扯样疼痛，活动不利，经检查腰椎无异常，小便黄色，大便干结呈羊屎状，每日一行。

舌质淡红，舌苔淡黄略厚，脉弦滑。

苍　术10g	黄　柏10g	薏苡仁30g	川牛膝20g
地　龙10g	秦　艽10g	威灵仙30g	滑　石20g
苍耳子10g	络石藤10g	鸡血藤30g	木　瓜10g
蜈　蚣2条	土大黄15g	5剂	

2013年7月24日二诊：疼痛大减，二便正常。舌质淡红，舌苔中后部略厚，脉缓滑。

续7月19日方，5剂。

2013年7月29日三诊：症状基本消失，舌苔根部略厚。

续7月19日方，5剂。

2013年9月10日回访：病已痊愈，未有复发。

学生：此案舌苔淡黄略厚，可辨为湿热阻滞经络证。

老师：是的，湿热阻滞经络，导致气血不畅，故下肢牵扯疼痛，活动不利。

学生：为什么会出现大便干结呢？

老师：湿性黏滞，易阻气机，气机不畅，不能推动肠道蠕动，导致大便不能及时排出；热邪煎灼肠中津液，导致大便干结呈羊屎状。

学生：治疗此证您一般使用四妙散。

老师：腰腿属于人体下焦，四妙散为治疗湿热下注之专方，故每用四妙散。

学生：后面的药是什么方呢？

老师：这是用了温病里面的一个处方。薛雪《湿热条辨》记载“湿热证，三四日即口噤，四肢牵引拘急，甚则角弓反张，此湿热侵入经络脉隧中。宜鲜地龙、秦艽、威灵仙、滑石、苍耳子、丝瓜藤、海风藤、酒炒黄连等味”。

学生：药物看上去比较凌乱，如何理解？

老师：肺主气，为水之上源，苍耳子辛温宣肺，使气行则湿化；滑石淡渗利窍，导湿邪从小便出；地龙、威灵仙、丝瓜藤、海风藤通行经络；秦艽祛风，黄连清热。全方共奏清热利湿、祛风通络之功。

学生：这张处方治疗湿热邪气侵入全身经络脉隧中，本案病位仅在下焦，故去黄连，合入四妙散，引诸药入下焦。

老师：丝瓜藤药房一般不备，可用海风藤、鸡血藤、钩藤等藤类药代替。

学生：加入蜈蚣是不是增强通行经络之功？

老师：蜈蚣性善走窜，通达内外，搜风定搐力强，具有良好的通络止痛功效。

学生：此方常配伍木瓜使用。

老师：木瓜味酸入肝，益筋和血，善舒筋活络，祛湿除痹，兼能化湿和胃，导湿邪外出。

学生：土大黄具有缓泻之功，可使体内湿热邪气从大便排出。

8. 逍遥散加味治疗腰痛

冯某　女　47岁

2021年9月5日初诊：两侧乳腺增生，左侧为甚，可触及豌豆大小包块，偶有疼痛，平素心情不畅，已绝经，阵阵烘热汗出，睡眠不佳，每晚仅睡4～5小时，多梦纷纭。7日前腰部摔伤，经拍片检查无异常，但佝偻而行，疼痛难忍。

舌质淡红，舌苔薄白，脉弦。

当归 15g	白芍 20g	柴胡 10g	茯苓 20g
白术 10g	炙甘草 10g	薄荷 10g	酸枣仁 20g
夜交藤 30g	女贞子 20g	墨旱莲 20g	全瓜蒌 30g
浙贝母 10g	青皮 10g	土鳖虫 15g	7剂

2021年9月12日二诊：患者极赞本方治腰痛之疗效，腰痛已减轻大半，睡眠改善，每晚可睡6～7小时，梦亦减少，烘热汗出消失，心情仍不畅，伴有腹胀。舌质淡红，舌苔薄白，脉弦。

续9月5日方，去女贞子、墨旱莲、青皮，加丹皮10g，栀子10g，炒莱菔子15g，7剂。

2021年9月19日三诊：腰痛完全愈合，矢气增加，腹胀减轻，自己触摸乳腺增生处较前柔软，心情仍不畅，小便色黄。舌质淡红，舌苔薄白，脉弦。坚持服用下方以治疗乳腺增生。

丹皮 10g	栀子 10g	当归 15g	白芍 20g
柴胡 10g	茯苓 20g	白术 10g	炙甘草 10g
薄荷 10g	全瓜蒌 30g	浙贝母 10g	橘核 15g
青皮 10g	刺蒺藜 20g	山慈菇 15g	7剂

学生：患者为治疗乳腺增生而来，没想到腰痛也一起治愈了，真的是意外收获啊！

老师：在我看来，并不意外。

学生：您根本没有用治腰痛的药啊，但是腰痛却好了，难道不意外吗？

老师：我用了的，你没看明白而已。分析一下本案的病因病机。

学生：患者正处"七七"之年，"任脉虚，太冲脉衰少，天癸竭，地道不通”，肝肾之阴渐亏，不能涵养阳气而生虚火。肝气疏泄不及，故心情不畅；气滞而津停，虚火灼津为痰核，形成乳腺包块；虚火迫津外泄，故阵发烘热汗出；虚火上扰心神，故睡眠不佳。

老师：方选逍遥散为主方，配伍青皮疏肝理气；加入全瓜蒌、浙贝母化痰核；重用当归、白芍养肝血，女贞子、墨旱莲滋肾阴，以滋阴降火；酸枣仁、夜交藤养血安神。

学生：处方针对乳腺增生、更年期综合征而设，效果明显。为什么腰痛也会好转呢？

老师：此腰痛为摔伤，并不是感受风寒湿邪所致的痹证，你见我没有用祛风湿、补肝肾、强筋骨之类的药，所以才认为我没有去治腰痛。

学生：是的，已经产生了习惯性思维，“腰者，肾之府”，没有用补肝肾、强筋骨的药，总觉得治不了腰痛。

老师：随着学习的深入，治病的思维要逐渐丰富起来。患者拍片检查并未发现骨骼方面的损伤，所以不必补肝肾、强筋骨。患者的这种腰痛只能算是在摔伤的过程中，发生了韧带的扭伤，通俗称为“闪腰”“岔气”，属于“筋”的范畴，而肝主筋，病位在肝，所以从肝来论治。

学生：原来如此！患者的筋伤导致了气机不循常道，从而发生气滞，所以用疏肝理气的逍遥散治疗有效。

老师：是的。这里的逍遥散其实治疗了两个病，一个是乳腺增生，一个是腰痛，这两个病的病机是一致的，都是气滞证。

学生：为什么加土鳖虫？

老师：气滞必然产生血瘀，加土鳖虫活血化瘀、疗伤止痛。

9. 独活寄生汤加味治疗膝关节疼痛

马某　女　51岁

2014年3月31日初诊：两膝关节疼痛，膝眼处呈针刺样疼痛，行走时痛甚，天气变化则加剧。

舌质淡红，舌苔薄白，脉沉缓。

独　活 15g	桑寄生 15g	秦　艽 10g	防　风 10g
细　辛 10g	生地黄 10g	当　归 10g	川　芎 10g
桂　枝 10g	白　芍 10g	茯　苓 10g	川牛膝 20g
红　花 10g	土鳖虫 10g	黄　芪 30g	5 剂

2014 年 4 月 10 日二诊：疼痛程度大为减轻，行走时不痛。舌质淡红，舌苔薄白，脉缓滑。

续 3 月 31 日方，5 剂。

学生：膝关节病变一般从哪个角度思考呢？

老师：膝者，筋之府，肝主筋。

学生：很多膝关节病变经检查是骨头的问题。

老师：肾主骨。所以一般膝关节病变是从肝、肾来考虑的。

学生：独活寄生汤具有补肝肾、强筋骨、祛风湿的功效，一般用于治疗腰痛，您用于治疗膝关节疼痛，属于拓展应用吧？

老师：你见我治腰痛多用独活寄生汤，也就产生了思维习惯，认为独活寄生汤是治疗腰痛的专方，你去查一下原方出处。

学生：孙思邈《备急千金要方·卷第八·偏风第四》记载“夫腰背痛者，皆由肾气虚弱，卧冷湿地当风所得也，不时速治，喜流入脚膝，为偏枯冷痹缓弱疼重，或腰痛挛脚重痹，宜急服此方”。

老师：从原文可以看出，腰以下的风湿痹痛都可以用独活寄生汤治疗。

学生：是的，那腰以上风湿痹痛可否用独活寄生汤治疗呢？

老师：独活入足少阴肾经，擅长治疗下肢的风湿痹痛；羌活入足太阳膀胱经，擅长治疗上肢的风湿痹痛。上半身的风湿痹痛，去独活，加羌活，再加相应的引经药。

学生：颈椎重用葛根，肩臂加用桑枝、片姜黄。

老师：是的。这样才能把独活寄生汤应用灵活。

学生：此案病位在膝关节，所以您重用了川牛膝。

老师：是的，“无牛膝，不过膝”。针对患者的症状，你辨证一下！

学生：膝眼处呈针刺样疼痛，痛处固定不移，可以辨证为血瘀；天气变化则疼痛加剧，可测知体内有寒湿邪气。

老师：本案只需要在独活寄生汤的基础上加用活血化瘀的药即可。

学生：您加用了红花、土鳖虫。您经常是桃仁、红花一起使用，此案为何用土鳖虫。

老师：桃仁、红花相须而用，活血化瘀之力较强。土鳖虫咸寒入血，主入肝经，性善走窜，能活血消肿止痛，续筋接骨疗伤，且能入络搜邪，与红花配伍，疗效更著。

学生：也就是说红花、土鳖虫相伍，比红花、桃仁相伍药力更强。

老师：是的。

学生：不担心药力峻猛损伤正气吗？

老师：独活寄生汤里含有四物汤，可以养血补血，如何伤正？

学生：是的，药物要放在方剂中来看，而不能孤立来看。

10. 四妙散合《湿热条辨》第四条方治疗膝关节疼痛

彭某　男　49 岁

2017 年 7 月 5 日初诊：双膝关节酸软不适，伴有冰凉感，得温则减，受寒加重，即使炎热夏季，亦不能吹风扇，小便黄色，大便稀溏，粘厕所。

舌质淡红，舌苔白厚腻，脉濡滑。

苍　术 10g	黄　柏 10g	薏苡仁 40g	川牛膝 20g
地　龙 15g	秦　艽 15g	威灵仙 20g	滑　石 20g
苍耳子 10g	络石藤 10g	海风藤 10g	鸡血藤 30g
木　瓜 10g	蚕　沙 10g	土鳖虫 10g	5 剂

2017 年 7 月 10 日二诊：膝关节冰凉感减轻，大便较前成形，苔退。

续7月5日方,5剂。

2017年7月28日三诊:膝关节无不适,可吹电风扇,小便清澈,大便成形,神疲乏力,容易疲劳。舌质淡红,舌苔根部白厚,脉缓。

续7月5日方,加黄芪30g,5剂。

学生:此案为何不用独活寄生汤?

老师:独活寄生汤适用于风寒湿痹,此案是何证?

学生:膝关节有冰凉感,得温则减,受寒加重,可辨为寒证;膝关节畏风吹,可推测感受了风邪;舌苔白厚腻,为湿邪之明证!综合可知,此案为风寒湿痹证,应该选用独活寄生汤。

老师:患者的大部分症状都符合这个证型,但有些症状不符合。小便黄色,提示体内有热邪;大便稀溏,粘厕所,脉濡滑,说明体内有湿热邪气。

学生:能否这样认为,风寒湿邪久蕴化热,用独活寄生汤加祛风湿热药?

老师:这个在医理上说得过去,但我看病独重脉象。如果用独活寄生汤,脉象整体以沉脉为主;此案脉濡滑,乃湿热之象,热势较重,所以要另觅他方。

学生:凭借脉濡滑、小便色黄、大便粘厕就否定大多数症状的辨证,是否可取?

老师:这叫作“独处藏奸”。运用四诊资料看病时,如果大部分证据都比较一致,但是有1～2处跟其他的证据不一致,这个时候不能盲目地按照少数服从多数的原则,往往不起眼的证据才能真实反映事实的真相。

学生:那此案该辨为什么证呢?

老师:湿热下注,阻滞经络。

学生:症状如何解释呢?

老师:湿热下注于膝关节,湿性黏滞,阻滞经络气血运行,故膝关节酸软不适;湿热阻滞阳气运行,阳气不能温煦肌肉,故肌肤冰凉;阳气不能抵御外邪，故恶风；湿热下注于前阴，故小便黄色；湿热下注于肠道，故大便稀溏而粘厕。

学生：您选用四妙散清利下焦湿热，经络阻滞选用何方呢？

老师：可以选用前文提到的《湿热条辨》第四条方。

学生：湿热阻滞经络脉隧，您经常使用此方。去黄连、丝瓜藤，加络石藤、鸡血藤，还可以加钩藤，增强入络搜邪之力。

老师：是的。患者湿邪较重，木瓜、蚕沙舒筋活络、去湿除痹，且能化湿和胃，有利于湿邪的排出。

学生：为何加土鳖虫？

老师：一者活血化瘀，二者入络搜邪。

11. 四妙散加味治疗膝关节疼痛

卢某　男　20岁

2019年9月23日初诊：3年前开始出现两膝关节红肿热痛，不能行走，经住院对症治疗而愈，此后每半年发作1次。7日前病发如上，入院诊断为膝关节积液，欲行抽积液治疗，患者恐惧而出院，转求中医治疗。

现症见：两膝关节红肿热痛，屈伸困难，按之痛甚，拄拐而行，小便色黄，大便正常。舌质淡红，舌苔白略厚，脉滑略数。

苍　术 10g	黄　柏 10g	薏苡仁 30g	川牛膝 15g
桂　枝 10g	白　芍 10g	桃　仁 10g	红　花 10g
地　龙 10g	土鳖虫 15g	穿山龙 20g	路路通 20g
黄　芪 30g	汉防己 10g	7剂	

2019年9月30日二诊：膝关节肿消大半，基本不疼，两膝关节可伸直，大便日行1～2次，粘厕所，苔脉同上。

续9月23日方，7剂。

2019年10月9日三诊：膝关节红肿热痛消失，可正常行走，每日行走超过 1km 则觉膝中酸痛，大便日行 3～4 次，粘厕所。舌质淡红，舌苔根部略厚，脉缓。

续 9 月 23 日方，去汉防己，加车前草 20g，7 剂。

2019 年 11 月 21 日四诊：症状基本消失，可上体育课打篮球，苔脉同上。

苍　术 10g	黄　柏 10g	薏苡仁 30g	川牛膝 15g
桂　枝 10g	白　芍 10g	桃　仁 10g	红　花 10g
地　龙 10g	土鳖虫 15g	穿山龙 20g	路路通 20g
杜　仲 20g	续　断 20g	7 剂	

2020 年 10 月 11 日回访：服完上方，病即痊愈，至今未发，特来门诊感谢。

学生：患者 17 岁即开始出现膝关节病变，是什么原因造成的呢？

老师：患者病愈之后，专程来门诊拜访，询问致病之因。我观其个头矮小，一身运动装，便问其是否热爱打篮球。患者表示非常喜欢，几乎每日都要打篮球，否则感觉生活中缺少什么东西。我便断言他的病是由打篮球所致。

学生：很多人都喜欢打篮球，为什么就他出现膝关节病变呢？

老师：他个头矮小，年轻气盛，求胜欲强，为摆脱防守，必须急停、急跳、急转向，这些动作都会对膝关节造成损伤。强烈的运动冲击首先造成瘀血，瘀血阻滞气机运行，形成气滞，气滞不能推动津液的运行，津停而生水湿、痰饮，最终形成膝关节积液。

学生：膝关节红肿热痛是属于热证，热邪从何而生？

老师：血瘀、气滞、湿阻皆可使阳气郁而化热。

学生：此案可辨证为湿热下注，兼有血瘀。

老师：是的，膝关节属于人体的下焦。

学生：方中四妙散清利下焦湿热，桃仁、红花、土鳖虫、地龙活血化瘀。

为何用桂枝、白芍？

老师：患者经检查存在有膝关节积液，积液属于中医“痰饮”范畴。《金匮要略·痰饮咳嗽病脉证并治》记载“病痰饮者，当以温药和之”。痰饮为有形之物，属阴，需要阳气的蒸化方能排出体外，故用桂枝温阳化气。膝者，筋之府，肝主筋，白芍入肝经，可引诸药入肝经，且方中攻伐之药颇多，白芍还能养血和血。

学生：患者乃热证，用桂枝不嫌其温吗？

老师：方中黄柏、汉防己皆为苦寒之药，可压制桂枝的温性。

学生：针对膝关节积液还用了路路通、汉防己利水消肿，使水湿排出体外。

老师：是的，黄芪与防己相伍，出自防己黄芪汤，利水之力更强。

学生：四诊为何加杜仲、续断？

老师：湿热渐去，当固本培元，用杜仲、续断补肝肾、强筋骨。

学生：此案是否可行抽积液治疗呢？

老师：从表面上看，积液是导致膝关节红肿热痛的病因，在临床上经抽积液后，确实短时间内症状可以减轻，但为什么会产生积液这一根本问题没有解决。所以即使抽了积液，用不了多久又会生成积液。

学生：中医认为积液是由血瘀、气滞、湿阻所致，针对这些病因治疗，从源头上解决了积液生成的原因，所以膝关节积液经治愈后，便不会再复发。

老师：这就是《素问·阴阳应象大论》所说的“治病必求于本”。

12. 补中益气汤加味治疗跟骨骨刺（一）

李某　女　58岁

2014年5月4日初诊：右侧足跟疼痛，不能沾地行走，否则疼痛难忍，头昏乏力，平时易感冒。拍片显示跟骨骨刺。

舌质淡红，舌苔根部白略厚，脉弱。

黄　芪 30g　　党　参 15g　　白　术 10g　　陈　皮 10g

升　麻 6g　　柴　胡 6g　　炙甘草 10g　　当　归 15g
桂　枝 10g　　白　芍 10g　　威灵仙 30g　　泽　兰 10g
川牛膝 20g　　土鳖虫 10g　　5 剂

2014 年 5 月 10 日二诊：疼痛稍有减轻，仍然头昏，纳食欠佳，苔脉同上。

续 5 月 4 日方，加炒山楂 15g，炒麦芽 15g，5 剂。

2014 年 5 月 18 日三诊：疼痛续减，足跟可着地，缓慢跛行，头昏减轻，胃纳增加。舌质淡红，舌苔薄白，脉较前有力。

黄　芪 30g　　党　参 15g　　白　术 10g　　陈　皮 10g
升　麻 6g　　柴　胡 6g　　炙甘草 10g　　当　归 15g
桂　枝 10g　　白　芍 10g　　威灵仙 30g　　鸡血藤 30g
川牛膝 20g　　土鳖虫 10g　　炒莱菔子 15g　　5 剂

2014 年 5 月 24 日四诊：足跟疼痛基本消失，用力按揉足跟时疼痛，头昏消失，苔脉同上。

续 5 月 18 日方，5 剂。

2014 年 5 月 31 日五诊：可正常行走，用力按揉足跟亦不痛。

续 5 月 18 日方，5 剂。

2014 年 6 月 28 日八诊：六诊、七诊未见特殊不适，继续服用 5 月 18 日处方，昨日拍片复查，显示跟骨骨刺已消失，嘱停药。

学生：跟骨骨刺为什么可以用补中益气汤啊？

老师：你觉得应该从哪个方面来思考？

学生：《灵枢·经脉》言“肾足少阴之脉，起于小趾之下，邪走足心，出于然谷之下，循内踝之后，别入跟中，以上踹内”。足后跟为足少阴肾经的循行之处，且肾主骨，所以跟骨骨刺应该从肾来论治。

老师：不错，我初入临床时，此类患者多用六味地黄丸、知柏地黄丸、金匮肾气丸等补肾之方，无效可言。一次闲谈之时，一位老中医言其师父用补中益气汤治疗跟骨骨刺有效，我连忙向其请教医理。答曰：自行车车胎没气的时候，骑在上面是不是磕着钢圈？

学生：这是什么医理啊？

老师：那位老中医的师父是中华人民共和国成立后的地方名医，没有太多的医学名词，擅长应用日常生活的事物打比方来说明医理。车胎比喻脚底的皮肉，钢圈比喻跟骨，我们都认为皮肉包裹着跟骨，其实这个认识是错误的，在皮肉和跟骨之间还充满着气！

学生：对！气是无形之物，充满全身，无处不到。

老师：认识到这一层，医理就好思考了。患有跟骨骨刺的人，多是辛勤劳苦之人，四处奔走，脚力多勤。劳则气耗，气虚而下陷，相当于车胎少气了，跟骨与皮肉之间少了升举的气，当然会疼痛。

学生：用补中益气汤升举清气，使车胎里面充满了气，病自然痊愈。所以这是一个气虚下陷证，而不是肾虚证。

老师：是的，患者头昏乏力，容易感冒，脉弱，都可以证明这是一个气虚证。

学生：大道至简，这个比喻太贴切了！

老师：那位老中医的师父还有很多治病的巧思呢！试举一例：三年困难时期，一患者冬季因烤火而牙痛，不堪忍受，呻吟而来求诊。察色按脉后，说道："我给你开个方子，但缺一味药引子，需要你亲自去弄来。"患者问："是何药引？"答道："河蚌 10 个。"患者赤脚下河，亲自去河中摸蚌，约半小时，集齐 10 个河蚌，拿到诊室，说道："医生，您可以给我用药了。"医生问道："你的牙还痛吗？"患者这才注意到牙痛已爽然若失。医生说："不用开药了，你的病已经好了！"

学生：这是什么治病的方法啊？感觉如同儿戏。

老师：其实我们上课的时候讲过，引火下行啊！不要只想着牛膝引火下行，万物皆药，看你如何应用罢了。

学生：牙痛为火热邪气在上，赤脚浸在冰冷的河水中，可以引火下行，火热下行后，牙痛自然止住。原来摸河蚌是为了引火下行。

老师：那时候的患者非常贫穷，饭都没有吃的，哪有钱吃药呢？没有药来引火下行，那就用其他的方法。

13. 补中益气汤加味治疗跟骨骨刺（二）

李某　女　56岁

2016年2月14日初诊：左侧足跟疼痛，跛足而行，不能触地，否则疼痛不能忍受，伴有下肢乏力。拍片显示跟骨骨刺。

舌质淡红，舌苔薄白，脉缓，重按无力。

黄　芪 30g	党　参 15g	白　术 10g	陈　皮 10g
升　麻 6g	柴　胡 6g	炙甘草 10g	当　归 15g
川牛膝 20g	鸡血藤 30g	土鳖虫 15g	威灵仙 20g
桃　仁 10g	红　花 10g	5剂	

2016年3月1日二诊：足跟疼痛消失大半，可以正常行走。舌质淡红，舌苔薄白，脉按之有力。

续2月14日方，5剂。

学生：抄方统计，此方疗效颇佳，您治疗气虚型的跟骨骨刺基本就是用的此方。

老师：是的，此方基本已经固定下来了。补中益气汤的医理上文已经讲解清楚，后面加入的几味药要好好分析一下！

学生：无牛膝，不过膝。病位在足跟，重用川牛膝引药下行。

老师：为何用桃仁、红花、土鳖虫活血化瘀？

学生：虚证喜按，实证拒按。足跟触地则痛，说明兼有实证。

老师：实证因何而致？

学生：观察您的用药，应该是瘀血。

老师：为何会产生瘀血呢？

学生：患者为气虚之体，无力推动血行，故而产生血瘀。

老师：这只是一个方面而已。脚底为人体最低之处，行走奔波过度，会产生瘀血。拍片显示跟骨骨刺，骨刺会阻滞周围组织的血液循环，从而产生瘀血。

学生：为何用鸡血藤？

老师：鸡血藤行血养血，舒筋活络，为治疗经脉不畅，络脉不和病证的常用药。鸡血藤与土鳖虫相伍，可搜剔经络中的邪气，鸡血藤补血，土鳖虫活血，相得益彰。

学生：为何用威灵仙？

老师：第一，威灵仙性猛善走，通行十二经，能通经络而止痛；第二，威灵仙可以消骨鲠。

学生：消骨鲠与跟骨骨刺有什么关系呢？

老师：这是我对威灵仙药理的一个推理。威灵仙既然可以软化消除兽骨，那么人的骨头可不可以消除呢？特别是人多余的骨头——骨刺。

学生：威灵仙可以祛风除湿，通络止痛，古人用得很多，人的正常骨头应该不会软化消除，需要验证的是能否消除骨刺。

老师：是的，所以只要患者拍片显示有跟骨骨刺，我在处方中必须加入威灵仙，等患者所有症状全部好转后，再让患者拍片复查，看骨刺消失了没有。

学生：经过临床验证，多例跟骨骨刺患者复查显示骨刺消失，说明您的推理是正确的。

老师：威灵仙要重用，体质壮实者可用至30g，疗效更佳。

14. 二妙四土汤加味治疗睾丸疼痛

吴某　男　36岁

2013年12月26日初诊：睾丸红肿疼痛1周，经打针输液治疗，病情有增无减，张腿蹒跚而来诊。

现症见：整个睾丸红肿疼痛，牵引小腹疼痛，行走则疼痛加剧，小便色黄，大便正常。舌质淡红，舌苔白略厚，脉沉滑。

苍　术 10g	黄　柏 10g	土茯苓 20g	土牛膝 15g
土贝母 10g	土大黄 10g	土鳖虫 10g	川楝子 10g
橘　核 15g	荔枝核 15g	皂角刺 6g	当　归 15g
赤　芍 10g	5 剂		

2013 年 12 月 31 日二诊：服完第 1 剂药肿胀疼痛即消失，现睾丸尚有一侧僵硬，大便顺畅。舌质淡红，舌苔根部略厚，脉缓滑。

续 12 月 26 日方，5 剂。

2014 年 3 月 3 日回访：服完上方，病即痊愈。

学生：此案您是如何思考的？

老师：首先确定病位。

学生：肾开窍于二阴，病位在肾。

老师：宋代钱乙《小儿药证直诀·五脏所主》言"肾主虚，无实也"。金代张元素《医学启源·卷之上》言"肾本无实，不可泻"。古人据此认为"肾无实证"。

学生：患者睾丸红肿热痛，当为实证，所以不从肾来论治。

老师：是的。即使肾有实证，案中症状、舌脉也不支持这一诊断。

学生：那病位在哪里呢？

老师：根据三焦来划分，睾丸属于下焦。应用经络来辨证，足厥阴肝经"过阴器，抵小腹"，患者疼痛部位与足厥阴肝经循行部位高度吻合。

学生：所以病位在下焦与足厥阴肝经。

老师：然后确定病因。

学生：睾丸红肿热痛，可以辨为热邪；舌苔白略厚，可以辨为湿邪。综合来看，病因是湿热搏结。

老师：病因病位确立后，方就好拟了。

学生：湿热下注，以二妙散为主方。土茯苓清热解毒，兼可消肿散结；土牛膝活血祛瘀，泻火解毒；土贝母解毒消肿，化痰散结；土大黄清热解毒，祛瘀消肿，泻下通便；土鳖虫活血消肿止痛，破血逐瘀通经。“五土”合用，共奏清热、解毒、活血、消肿之功，使体内湿热邪气从大便、小便排出。

老师：然后再考虑肝经如何用药。

学生：肝经还需要用清利湿热的药吗？

老师：不需要，只要用入肝经之药便可，可以引“二妙”“五土”入肝经，清泻肝经湿热。

学生：那肝经如何用药呢？

老师：肝主疏泄气机，肝经湿热可以阻滞气机的运行，从而形成气滞证。

学生：所以要用疏肝行气药。川楝子苦寒降泄，能清肝火、泄郁热、行气止痛；橘核主入肝经，行气散结、止痛；荔枝核辛行苦泄温通，有疏肝理气、行气散结、散寒止痛之功。

老师：三药皆入肝经，共奏行气、散结、止痛之功。

学生：为何用皂角刺？

老师：皂角刺功能消肿托毒，用于治疗痈疽疮毒初起或脓成不溃之证。患者睾丸红肿热痛，与痈疽疮毒的病机一致，所以选用皂角刺，有利于结块的消散。

学生：赤芍活血散血，也有利于结块的消散。为何用当归？

老师：方中攻伐之药太多，用当归养血和血。

15. 龙胆泻肝汤加味治疗睾丸疼痛

刑某　男　20岁

2021年4月8日初诊：4年前开始出现睾丸不适，逐渐加重。现睾丸胀痛，行走时间长则疼痛增剧，阴囊潮湿，晨起小便色黄，大便正常。经多方治疗无好转，心理负担沉重。检查：精索静脉曲张。

舌质红，舌苔薄黄，左关脉滑大。

龙胆草 10g	栀　子 10g	黄　芩 10g	柴　胡 10g
生地黄 15g	车前子 10g	泽　泻 10g	川木通 10g
生甘草 10g	当　归 10g	土茯苓 30g	橘　核 15g
忍冬藤 30g	7 剂		

2021 年 4 月 15 日二诊：睾丸胀痛减轻大半，阴囊干爽，倦怠乏力。舌质淡红，舌苔薄白，脉缓滑。

续 4 月 8 日方，改川木通 6g，加黄芪 20g，7 剂。

2021 年 4 月 22 日三诊：睾丸胀痛消失，苔净，脉缓和，嘱停药。

学生：此案为何用龙胆泻肝汤？

老师：你比较一下此案与前案的用药区别。

学生：前案用“二妙”“五土”为主方，加入川楝子、橘核、荔枝核，是从湿热下注来论治，兼及肝气郁滞；此案用龙胆泻肝汤为主方，是从肝胆湿热来论治。

老师：分析得不错。

学生：患者睾丸胀痛，阴囊潮湿，小便色黄，都是湿热下注证的表现啊！

老师：此案用龙胆泻肝汤主要是根据脉象。患者左关脉滑大，左关候肝，滑脉主湿热，故从肝胆湿热来论治。

学生：这是您看病的特色，很多时候都是凭脉用药。

老师：患者年纪轻轻，多方治疗未见好转，心理负担沉重，也提示有肝气郁结之象。而且舌苔薄黄，说明湿热不是太重。综合衡量，此案肝气郁滞大于湿热下注，故选用龙胆泻肝汤。

学生：湿热不是太重，为何还要加入土茯苓？

老师：清代张山雷《本草正义·卷之六·土茯苓》记载“此物蔓生，而根又节节连贯，性又利湿去热，能入络，搜剔湿热之蕴毒”。忍冬藤亦能入络搜邪。患者患病 4 年，湿热久羁入络，所以用这两味药搜剔湿热蕴毒。

学生：龙胆泻肝汤中疏肝行气的药只有柴胡，恐柴胡力量不够，故加入橘核行气散结。

老师：是的。为何加入忍冬藤？

学生：患者罹病4年之久，久病入络，用忍冬藤入络搜邪。

老师：二诊疗效颇佳，处方为何调整呢？

学生：舌苔薄白，是湿热渐去之象，故减川木通之渗利，亦恐苦寒败胃；倦怠乏力，是邪去正虚之象，故加黄芪补气，更有利于湿热邪气的排出。

老师：是的，处方一定要随着病情的变化而做出相应的调整。

16. 知柏地黄丸合生脉饮水陆二仙丹治疗早泄

徐某 男 30岁。

2021年8月17日初诊：早泄，经常晚上11～12时睡觉，包皮环切史，余无异常。

舌质淡红，舌苔薄白，脉按之有力，两尺脉浮。

知母 10g	黄柏 10g	熟地黄 30g	山茱萸 20g
山药 20g	丹皮 10g	泽泻 10g	茯苓 10g
桑螵蛸 10g	党参 15g	麦冬 10g	五味子 10g
金樱子 15g	芡实 15g	10剂	

2021年8月29日二诊：自述有所好转，两尺脉浮象不显。续上方，10剂。

2021年9月14日三诊：患者感觉病已愈，嘱续服上方，巩固疗效，10剂。

学生：这位患者症状极少，感觉无症可辨。

老师：是的，从症状上看，寒热虚实辨不出来，这个病我是从脉象上来诊断的。

学生：尺脉浮，能辨出什么证呢？

老师：两尺脉候肾，肾主封藏，故尺脉以沉为正常脉象，今尺脉不沉反浮，是为病态。

学生：那是肾阴虚？还是肾阳虚？

老师：阳主动，阴主静，肾阴充足，则能涵养肾阳，尺脉为沉。肾阴亏损，不能涵阳，阳浮越于外，尺脉为浮。此为阴虚火旺证。

学生：那病因是什么呢？

老师：晚睡！患者体格壮实，望之忠厚老实，应该没有不良嗜好。

学生：晚睡导致肾阴虚还是导致肾阳虚？

老师：《素问·四气调神大论》言“春夏养阳，秋冬养阴”，春夏属阳，人体顺应自然界的阳气，可以养人体之阳；秋冬属阴，人体顺应自然界的阴气，可以养人体之阴。同样的道理，夜间属阴，长期晚睡使人体之阴滋养不足，肯定会伤阴。

学生：为什么生活中有些经常上夜班的人会出现畏寒怕冷等肾阳亏虚的症状？

老师：有两个原因。第一，人体的活动由阳气支配，白天活动已经耗损了阳气，晚上又不休息，继续耗损阳气，日积月累，也会造成肾阳亏虚。第二，阴损及阳，肾阴亏虚波及肾阳，从而导致肾阳亏虚。

学生：也就是说熬夜既可以造成肾阳虚，也可以导致肾阴虚，这决定于患者具体的体质、具体的症状。

老师：是的，总结得很好。

学生：此案诊断为阴虚火旺证，用滋阴降火的六味地黄丸，收敛固涩的水陆二仙丹，固精缩尿的桑螵蛸，这都很好理解，但是用滋养心阴的生脉饮是什么道理呢？此案的病位并不涉及心啊！

老师：你这就犯了头痛医头、脚痛医脚的毛病，中医的整体观念怎样才能深入人心呢！病位在肾，就不会波及其他脏腑吗？

学生：请老师明示！

老师：心肾相交。心主火，肾主水，心火下潜于肾水，使肾水不太寒凉；肾水上济于心火，使心火不太炎热。今肾水不足，会不会影响心火？心火会不会灼伤心阴？会不会影响心主神明？要知道精的疏泄是跟肾的封藏有关，同时也与心主神明有关啊！

学生：老师的启发式提问，顿时思路开阔许多。

17. 金匮肾气丸合五子衍宗丸治疗弱精症

杜某　男　30岁

2021年11月28日初诊（线上问诊）：结婚5～6年未育，经检查发现左侧精索静脉曲张，精子质量低，治疗3个月后，精索静脉曲张稍有缓解，精子质量没有得到改善，身体无特殊不适。

患者发来舌苔照片，舌质淡红，舌苔薄白。

生地黄 20g	山茱萸 15g	山　药 15g	丹　皮 10g
泽　泻 10g	茯　苓 10g	桂　枝 6g	制附片 6g
车前子 15g	川牛膝 15g	韭菜子 15g	枸杞子 30g
覆盆子 20g	菟丝子 30g	沙苑子 20g	鹿角片 10g

嘱上方长期服用，平时不要喝酒，不要熬夜，清淡饮食。

2022年2月11日二诊：近日复查精子，精子质量指标增长了一倍多，嘱继续服药，直至精子质量完全正常为止。

2023年2月11日三诊：因他病咨询，方知其喜诞一女孩，现已3个月大。

学生：患者无特殊不适，舌苔正常，脉象没有，是真正的无证可辨。

老师：确实是的。

学生：那如何开方呢？

老师：抓住两点：第一，男性属阳；第二，肾主生殖。

学生：也就是说从恢复脏腑功能入手。

老师：是的，精子质量低就是肾主生殖功能异常的表现，所以要补肾填精；男子属阳，在补肾时要以补益肾阳为主。

学生：所以您选择了金匮肾气丸作为主方，但是您说过金匮肾气丸中补阴之药远多于补阳之药啊？为什么不直接全部选用补阳药？

老师：《素问·上古天真论》记载“二八，肾气盛，天癸至，精气溢泻，阴阳和，故能有子”。这里要注意“阴阳和”三个字，很多人在补肾阳时一味地选择补阳药，短时间有效，时间长了效果不佳，而且疗效不持久。

学生：阴精是物质基础，阳气是气化功能，功能建立在物质基础之上，所以用大剂量补阴药，以阴中求阳。如果一味地补阳，是不可能“阴阳和”的。

老师：是的。患者为男性，补阴的同时还需加用补阳的药。

学生：所以您合用了五子衍宗丸。

老师：五子衍宗丸出自明代张时彻《摄生众妙方》，由枸杞子、菟丝子、覆盆子、五味子、车前子组成。本方五药皆有“子”字，取“以子补子”之义，有填精补肾、助于生育、繁衍后代的作用，故名五子衍宗丸，被誉为“古今种子第一方”“补阳方药之祖”。

学生：金匮肾气丸配伍五子衍宗丸，阴阳并补，使阴阳调和，生殖功能自能恢复。为何用鹿角片？

老师：鹿角片甘温补阳，甘咸滋肾，禀纯阳之性，具生发之气，故能壮肾阳，益精血。且本品为血肉有情之品，补益之力较草木类药材快捷。

学生：本方连续服用，可以提高精子质量，促进生育。

18. 济生肾气丸加味治疗夜尿频数

张某　男　66岁

2015年6月24日初诊：近1个月来夜尿频数，每晚5～6次，尿急尿不尽，阳痿早泄，腰部酸痛，倦怠乏力，畏寒怕冷，口干。

舌质淡红，舌苔薄白，舌下络脉粗大，两尺脉浮。

生地黄 20g	山茱萸 15g	山　药 15g	丹　皮 10g
泽　泻 10g	茯　苓 10g	桂　枝 10g	制附片 10g

车前子 20g	川牛膝 20g	桃　仁 10g	红　花 10g
黄　芪 30g	土鳖虫 10g	刘寄奴 20g	5剂

2015年6月29日二诊：夜尿减少，每晚2～3次，排出较前顺畅，余症均有减轻，苔脉同上。

续6月24日方，5剂。

2015年7月6日三诊：患者自觉夜尿频数已无大碍，要求集中药力治疗阳痿早泄。舌质淡红，舌苔薄白，两尺部脉略浮。

生地黄 20g	山茱萸 15g	山　药 15g	丹　皮 10g
泽　泻 10g	茯　苓 20g	桂　枝 10g	制附片 15g
车前子 20g	川牛膝 20g	桃　仁 10g	红　花 10g
黄　芪 30g	土鳖虫 10g	巴戟天 20g	锁　阳 15g

5剂

2015年7月14日四诊：阳痿早泄大为改善，夜尿每晚1～2次，不再畏寒，神清体健。舌质淡红，舌苔薄白，脉缓有力。

续7月6日方，5剂。

学生：患者为什么夜尿频数，而白天小便正常？

老师：第一，肾气的蒸化功能发挥正常，膀胱开合有度，尿液才能正常地生成和排泄。若肾气亏虚，膀胱开合失权，则出现尿频尿急尿不尽。白天属阳，夜间属阴，肾中阳气与之相应，白天旺盛，晚上衰弱，故表现为夜尿频数。第二，即使白天小便次数较多，患者也习以为常，而夜间小便影响睡眠，即使次数较少，患者也颇为所苦。

学生：肾开窍于二阴，肾气亏虚，可导致男子阳痿；肾主藏精，如果肾气虚衰，闭藏精的功能减退，可出现早泄。

老师：腰者，肾之府。肾气亏虚，可致腰部酸痛。肾气不能温煦四肢百骸，则畏寒怕冷。

学生：为什么会出现口干？

老师：肾阳为一身阳气之本，“五脏之阳，非此不能发”，肾阳能促进精血津液的化生和运行输布。若肾气虚衰，津液不能上蒸于口，则口干。

学生：您辨证为肾气亏虚，所以选用了济生肾气丸。

老师：对，济生肾气丸是由金匮肾气丸加车前子、川牛膝组成，金匮肾气丸温肾化气，车前子、川牛膝通利小便。

学生：患者是小便频数，为什么还要利小便？

老师：这是“通因通用”，此案肾气亏虚只是一个方面，还存在水瘀互结。

学生：为什么会有水瘀互结呢？

老师：肾主水，肾气亏虚则水湿停留；舌下络脉粗大显示有瘀血。水瘀互结反过来又影响膀胱气化，导致尿频尿急。

学生：所以您用车前子、川牛膝通利小便，桃仁、红花、土鳖虫、刘寄奴活血化瘀。

老师：这一组活血化瘀药是我治疗前列腺血瘀证的常用药。

学生：二诊疗效颇佳，三诊症状基本消失。治疗早泄为何不用收涩之药，如莲须、桑螵蛸、芡实、金樱子等？

老师：收涩之药是治标之剂，补肾壮阳才是治本之药。

学生：是的，肾气旺盛，阳痿早泄自愈。

19. 济生肾气丸加味治疗尿频尿急

裴某　男　42岁

2017年7月15日初诊：尿频尿急，尿分叉，尿等待，小腹坠胀感，全身皮肤冰凉，倦怠乏力，检查显示：前列腺增生、钙化。

舌质淡红，舌苔白略厚，舌下络脉粗大，脉沉弦。

生地黄 20g	山茱萸 15g	山　药 15g	丹　皮 10g
泽　泻 10g	茯　苓 20g	桂　枝 10g	制附片 10g
车前子 20g	川牛膝 15g	桃　仁 10g	红　花 10g

土鳖虫 10g　　荔枝核 10g　　橘　核 10g　　黄　芪 30g

7 剂

2017 年 7 月 22 日二诊：小便较前通畅，次数减少，小腹坠胀感消失。舌质淡红，舌苔根部略厚，舌下络脉粗大，脉沉弦。

续 7 月 15 日方，7 剂。

学生：此案也是很典型的肾气亏虚证。

老师：是的。肾气亏虚，膀胱开合失度，故小便异常。

学生：为什么会出现小腹坠胀感？

老师：有两个方面的原因。第一，气虚下陷，患者倦怠乏力，可互为印证。第二，水瘀互结膀胱，阻塞严重，尿液排出不畅。

学生：舌苔白略厚，也证明体内有水湿。

老师：是的。肾主水，肾气亏虚则水湿停留。对于这一点，无论舌苔厚或薄，都可以认为体内有水湿停留，这是从医理推测而出的。

学生：您的处方有时根据症状用药，有时根据医理推测用药。

老师：是的，这也是金匮肾气丸、六味地黄丸中用泽泻的道理所在。

学生：您使用金匮肾气丸的药物剂量很有特点。

老师：金匮肾气丸的原方剂量是地黄八两，山茱萸四两，山药四两，丹皮三两，泽泻三两，茯苓三两，桂一两，附子一两。我一般没有严格按照这个比例，在开方时，生地黄剂量最大，山茱萸、山药次之，山药、丹皮、泽泻更次之，桂枝、附片剂量最小。

学生：患者是肾阳虚证，为什么不将桂枝、附片的剂量用大一点呢？

老师：一方面，方中桂枝、附片为补阳药，其余为滋阴药，滋阴药：补阳药 =25：2，体现的是“少火生气”。如果补阳药重用，会导致“壮火食气”。另一方面，肾为阴脏，补肾当以补阴为主，即使是阳虚，也当“阴中求阳”。

学生：为什么很多医家大量使用温阳药呢？

老师：大量使用温阳药可以迅速见效，但是火热灼伤阴精，后患无穷。

学生：难怪您的桂枝、附片从来不会超过10g。

老师：是的，宁愿慢一点，但可以从根本上得到治疗。

学生：此案为何使用橘核、荔枝核？

老师：足厥阴肝经环绕阴器，前列腺也为肝经循行之处，用荔枝核、橘核行气疏肝、软坚散结，有助于前列腺增生、钙化的病灶消散。

学生：脉弦也说明患者兼有肝气郁滞。

老师：这是将解剖学与经络学相结合而用药。

学生：您怎么认定前列腺为肝经循行之处呢？

老师：先建立假说，然后临床实践，通过用药发现确实可以提高临床疗效，从而证明假说的正确性。

20. 四妙四土汤加味治疗尿频

贺某　男　30岁

2017年7月5日初诊：两侧腹股沟有坠胀感，酸涩不适，无以言表，小便频数，白天10余次，晚上5～6次，小便黄色。

舌质淡红，舌苔白略厚，舌下络脉粗大，脉滑。

苍　术 10g	黄　柏 10g	薏苡仁 30g	川牛膝 20g
土茯苓 30g	土贝母 10g	土大黄 15g	土鳖虫 10g
荔枝核 15g	橘　核 15g	桃　仁 10g	红　花 10g
车前子 20g	覆盆子 20g	5剂	

2017年7月14日二诊：腹股沟坠胀感稍有减轻，小便次数略减，苔脉同上。

续7月5日方，加蜈蚣2条，5剂。

2017年7月20日三诊：腹股沟坠胀感大减，酸涩消失，小便清澈，白天5～6次，晚上3～4次。舌质淡红，舌苔根部略厚，舌下络脉粗大，脉缓滑。

续7月14日方，5剂。

2017年7月29日四诊：夜间小便3次，余无不适。舌质淡红，舌苔薄白，舌下络脉略粗，尺部脉略浮。

生地黄 20g	山茱萸 15g	山　药 15g	丹　皮 10g
泽　泻 10g	茯　苓 10g	桂　枝 6g	制附片 6g
车前子 15g	川牛膝 15g	荔枝核 15g	橘　核 15g
桃　仁 10g	红　花 10g	土鳖虫 10g	覆盆子 20g

5剂

2017年8月3日五诊：夜间无小便，苔脉同上。

续7月29日方，5剂。

学生：此案小便频数为什么没有用济生肾气丸？

老师：此案是实证！

学生：济生肾气丸用于肾气亏虚证，犯了惯性思维的错误。

老师：《素问·上古天真论》云"三八，肾气平均，筋骨劲强，故真牙生而长极；四八，筋骨隆盛，肌肉满壮；五八，肾气衰，发堕齿槁；六八，阳气衰竭于上，面焦，发鬓颁白；七八，肝气衰，筋不能动，天癸竭，精少，肾脏衰，形体皆极"。患者年方30岁，正是一生当中最为强壮之时，除非耗用过度，否则很少考虑虚证。

学生：是的。从条文来看，男子40岁才开始出现肾气衰。所以一般40岁以上的男子才考虑肾虚证？

老师：一般经验是这样，但也不一定。现在人的生活起居无节，纵欲无度，也有很多年纪轻轻就出现肾虚的。

学生：此案患者脉象呈滑脉，应该不是虚证。

老师：结合舌脉来看，应为湿热下注证。

学生：湿热下注如何导致小便频数呢？

老师：湿热下注于膀胱，导致膀胱气化失常，开合失度，从而出现小便频数。

学生：腹股沟不适是怎样导致的？

老师：足厥阴肝经“环阴器，抵小腹”，腹股沟为肝经循行之处。湿热下注于腹股沟，导致气机运行不畅，从而出现不适感。

学生：在治疗时还需要疏肝行气？

老师：是的。你分析一下处方的方义！

学生：方中四妙散清利下焦湿热，土茯苓、车前子引湿热从小便而出，土大黄引湿热从大便而出，荔枝核、橘核疏肝行气，伍用土贝母软坚散结，桃仁、红花、土鳖虫活血化瘀，覆盆子补肾缩尿。

老师：是的。舌下络脉粗大，说明有血瘀，所以用了一组活血化瘀药。

学生：为何要用覆盆子呢？

老师：邪气久蕴，会损伤正气，故加入一味覆盆子。

学生：四诊时为何更换处方？不是效不更方吗？

老师：四诊时舌苔已净，湿热已除。尺部脉略浮，显示出肾虚之象，故用济生肾气丸固本培元。

21. 补中益气汤合二陈汤治疗小便下坠

黄某　女　50岁

2013年9月11日初诊：小便时有下坠感，小便较短，呈黄色，头昏乏力，余无异常。屡经输液治疗而未愈，故求诊于中医。

舌质淡红，舌苔白厚，脉缓滑，按之无力。

黄　芪 30g	党　参 10g	白　术 10g	陈　皮 10g
升　麻 6g	柴　胡 6g	炙甘草 10g	当　归 10g
法半夏 10g	茯　苓 30g	黄　柏 10g	薏苡仁 30g
川牛膝 15g	车前草 15g	5剂	

2013年9月19日回访：病已痊愈。

学生：此病是淋证吗？

老师：淋证的诊断依据是小便频数，淋漓涩痛，小腹拘急引痛。此案仅表现为小便时有下坠感，与淋证不符。

学生：那这是什么病呢？

老师：不知道，与《中医内科学》上面的病证都对应不起来。临床上碰见的很多病证都没有对应的病名，没必要纠结病名是什么，我们关注的是什么证！

学生：对，中医是辨证论治。此案症状颇少，您是如何辨证的？

老师：此案要抓住"小便时有下坠感"这一症状？

学生：这个症状说明什么问题呢？

老师：我在治疗胃下垂、子宫下垂时，患者都会着重表述"下坠感"这一不适症状，经用补中益气汤治疗，这个症状很快就消失了。

学生：所以您推测"下坠感"是由中气下陷所致？

老师：是的，经过临床应用的拓展，不仅是各种脏器下垂所致的"下坠感"可以认为是中气下陷所致，即使没有脏器下垂，只要患者表述有"下坠感"，都可以使用补中益气汤来治疗。

学生：我明白了，脏器下垂所致的"下坠感"是器质性病变，无脏器下垂所致的"下坠感"是功能性病变，其病机均为中气下陷。

老师：总结得很对！

学生：患者头昏乏力，是清阳不升所致；脉按之无力，亦为气虚之证明。

老师：方中为何合入二陈汤？

学生：患者舌苔白厚，为痰湿内蕴之证，二陈汤可以化痰除湿。

老师：为何加黄柏、薏苡仁、川牛膝？

学生：与白术构成四妙散，只是将苍术换成了白术。前阴位于人体的下焦，小便色黄，舌苔白厚，乃湿热之注之证。四妙散为治疗湿热下注之专方，伍入车前草清热利尿，可使湿热邪气从小便排出。

老师：可以看出，本案的病机为中气下陷，兼有湿热下注。

学生：因证而治，疗效显著。

22. 补中益气汤加味治疗大小便下坠感

张某　女　50岁

2014年3月27日初诊：大小便时有下坠感，小便排出不畅，大便干结，呈羊屎状，矢气较少。

舌质淡红，舌苔中根部淡黄略厚，脉弱。

黄　芪30g　党　参10g　白　术10g　陈　皮10g
升　麻6g　柴　胡6g　炙甘草10g　当　归20g
茯　苓30g　川木通10g　车前子20g　土大黄20g
炒莱菔子15g　5剂

2014年5月19日回访：服完上药，病即痊愈。

学生：有了前案的治疗经验，此案驾轻就熟。

老师：病症虽然不一样，但是病机是一样的。

学生：前案为小便时有下坠感，此案为大便、小便时有下坠感，均可辨为中气下陷证。是否也伴有湿热下注证呢？

老师：前阴、后阴同属下焦，小便虽不黄，但大便干结、呈羊屎状，可辨为热证；舌苔厚，可辨为湿证。所以本案也兼有湿热下注。

学生：您经常说通过舌苔就可以辨证为湿热下注，是哪种舌苔呢？

老师：按照五脏在舌面的分布，舌尖属心肺，舌中属脾胃，舌根属肾，舌边属肝胆。根据三焦的划分，心肺居上焦，脾胃居中焦，肾居下焦。湿性趋下，从舌苔来看，舌尖部的舌苔最薄，舌中部的舌苔渐厚，舌根的舌苔最厚。看见这种舌苔，结合一定的病症，即可辨为湿热下注证。

学生：此案舌苔中根部淡黄略厚，即是典型的湿热下注证的舌苔。

老师：是的。分析一下本案的药物加减。

学生：本案用补中益气汤益气升清，再伍以利小便、通大便之药，使湿热邪气从大便、小便而排出。

老师：这就是“升清降浊法”！

学生：加入茯苓淡渗利湿，与党参、白术、炙甘草构成四君子汤，健运脾气，恢复脾的运化水液之功；车前子清利气分之湿热，川木通清利血分之湿热。三药伍用，使体内湿热邪气从小便而出。

老师：为何用土大黄，而不用大黄？

学生：您说过，大黄擅长治疗热结便秘，可使体内热邪一泻而出；本案为湿热便秘，湿性黏滞，峻泻法只可使大便暂通，泻后复秘，所以要使用缓泻法，使湿热渐去。

老师：是的，这就是治疗热结便秘与湿热便秘的区别，虽然只有一字之差，但治法迥然不同。

学生：您治疗湿热便秘一般用虎杖、土大黄，此二药泻下之力缓，可奏缓泻之功。

23. 补中益气汤加味治疗大小便排出不畅

章某　女　48岁

2014年7月17日初诊：多年来，每逢夏季则出现大小便排出不畅，长期输液治疗，鲜有疗效，痛苦不堪。

现症见：小便短黄，尿道口有灼热感，大便稀溏，排出量少，粘厕所，脘腹胀满，下肢乏力，腰痛。

舌质淡红，舌苔淡黄略厚，脉缓滑，按之无力。

黄　芪 30g	党　参 15g	白　术 10g	陈　皮 10g
升　麻 6g	柴　胡 6g	炙甘草 10g	当　归 15g
川木通 10g	茯　苓 30g	炒莱菔子 15g	车前子 20g
川牛膝 20g	丹　参 20g	5剂	

2014年7月22日二诊：小便排出通畅，灼热感消失，大便成形，矢气增多，脘腹胀满减轻。舌质淡红，舌苔薄黄，脉缓滑，按之有力。

续7月17日方，5剂。

2014 年 8 月 3 日三诊：服完上方后，诸症消失。停药后，于烈日下劳作几日，又出现小便色黄，口干喜饮，身倦乏力。舌质淡红，舌苔薄黄，脉缓滑。

续 7 月 17 日方，加知母 10g，黄柏 10g，5 剂。

2014 年 8 月 8 日四诊：上症大减，特来巩固疗效。

续 8 月 3 日方，5 剂。

2016 年 8 月 2 日五诊：患者述服完上药后，2 年未发病，近日于烈日下劳作后，小便色黄，微有灼热感，恐病又复作，要求用丸药防微杜渐。

黄　芪 150g	党　参 150g	白　术 100g	陈　皮 100g
升　麻 50g	柴　胡 50g	炙甘草 50g	当　归 100g
川木通 100g	茯　苓 100g	炒莱菔子 150g	车前子 100g
川牛膝 150g	丹　参 100g	知　母 100g	黄　柏 100g

1 剂，水泛丸，每日 3 次，每次 10g，饭后服用

学生：此案用补中益气汤治疗不好理解。

老师：哪里不好理解？

学生：此案大便、小便均没有下坠感，不能辨为中气下陷证，也就不能用补中益气汤；脘腹胀满，乃气滞所致，当用行气药，不能用补气药；小便时灼热疼痛，当属热淋，应该用八正散。

老师：分析得不错。你分析的是实证，我认为此案是虚证，这就是辨证的差异。

学生：您是从哪个角度来辨证的呢？

老师：第一，久病多虚，患者多年来此病反复发作；第二，脉按之无力，乃气虚之证。我在判断病证是虚证还是实证时，主要取决于脉象，脉按之有力为实证，无力为虚证。

学生：原来如此，难怪您临证时非常重视脉象。

老师：是的，我特别重视舌苔、脉象，这两者在辨证时所占的比重在80%以上，症状只是作为参考。

学生：此案您辨为中气下陷，兼有湿热下注证，患者的症状如何解释呢？

老师：《灵枢·百病始生》言“风雨寒热，不得虚，邪不能独伤人”，此病每逢夏季则作，必正气先虚，然后热邪得以侵入；热邪下趋膀胱，故小便短黄，灼热疼痛；湿邪阻滞气机，故脘腹胀满；湿热下趋肠道，故大便稀溏，粘厕所。

学生：为何会有腰痛？

老师：辛勤劳作之人，劳伤筋骨，与本病关系不大。

学生：方中川牛膝既能利尿通淋，还能补肝肾、强筋骨，一药二用。

老师：是的，本案利尿之药颇多，用了茯苓、川木通、车前子、川牛膝。

学生：利小便以实大便，小便通畅后，大便自然成形。湿邪从小便走后，气机通畅，伍以莱菔子之行气，脘腹胀满自除。

老师：三诊为何加知母、黄柏？

学生：患者于烈日下劳作，是感受热邪而发病，所以在上方的基础上加重清热之力。因病位在下焦，故用黄柏；因热盛伤阴，故用知母，清热的同时，兼能滋阴。

老师：是的。患者的职业特点需要在烈日下劳作，所以最后用丸剂巩固疗效，以免复发。

24. 补中益气汤加味治疗尿道感染

熊某 女 70岁

2022年8月30日初诊：反复尿道感染2年余，近1个月加重。经输液治疗，病情有增无减，经人介绍而来诊。

现症见：尿频尿急尿痛，小便日夜可达20～30次，尿意频频，每次努挣而出，尿少色黄，尿道口有灼热感、下坠感，痛苦不堪，伴有倦怠乏力，少气懒言，夜寐不安。尿检：白细胞(+)，蛋白质(++)。

舌质红，舌苔白厚，脉弱。

黄　芪 30g	党　参 20g	炒白术 10g	陈　皮 10g
升　麻 6g	柴　胡 6g	炙甘草 10g	当　归 10g
车前子 15g	川牛膝 15g	淡竹叶 15g	川木通 10g
炒莱菔子 15g	滑　石 20g	金钱草 20g	7剂

2022年9月6日二诊：当天服药小便即通畅，小便次数大减，白天5～6次，夜间2～3次，停药1日，症状略有反复，仍伴有倦怠乏力，头昏。舌质红，舌苔白厚稍退，脉缓弱。

续8月30日方，改党参为30g，7剂。

2022年9月13日三诊：服上方诸症基本已愈，小便次数已正常，小便灼热感、下坠感已消失，精神转佳，语声洪亮。近3日来小便又排出不畅，等待时间较长。舌质淡红，舌苔中根部白厚，脉缓滑有力。

续8月30日方，改党参为30g，去金钱草，加牵牛子10g，7剂。

2022年9月20日四诊：小便完全正常，唯取坐位时尿道口有针刺感。舌质淡红，舌苔薄白，脉缓滑有力。

续8月30日方，改党参为30g，去滑石、金钱草，加牵牛子10g，桃仁10g，红花10g，7剂。

2022年9月27日五诊：尿道口针刺感已消失，近日感冒，流清涕，咽痛。舌质淡红，舌苔白略厚，脉浮缓滑。

续9月20日方，加紫苏叶10g，7剂。

学生：根据患者的症状表述来看，这个病应该属于中医的“热淋”。

老师：是的，也不完全是。

学生：患者尿频、尿急、尿痛、尿黄、尿道口灼热感，一派实证，属于“热淋”应该没错，可以用“八正散”来治疗。

老师：患者70岁，病史2年，倦怠乏力，少气懒言，脉弱，这难道不应该考虑一下虚证吗？

学生：对，这是个虚实夹杂证。

老师：所以攻补兼施。

学生：补气之方如此之多，为何选用补中益气汤呢？

老师：患者小便时有下坠感，我考虑是中气下陷，所以选用了益气升清法。同时，湿热壅积于膀胱，又选用了利尿降浊法。升清降浊并用，清气上升，浊气下降，其病自愈。

学生：三诊时病情为何会反复？

老师：影响患者病情加重的因素只有两个，一是气虚，二是湿热。如果患者服药期间工作劳累，劳则气耗，会导致气虚，表现为神疲乏力、小便时下坠感加重，而患者并未出现上述症状，所以这个因素可以排除。如果患者吃了辛辣、油腻食物，导致湿热内生，可使湿热壅积于膀胱，阻滞小便排出，从而出现小便不畅。

学生：从患者的症状来看，应该是第二个因素。

老师：所以三诊时加强了清利小便的药力。

学生：牵牛子属于峻下逐水之品，药力自然比金钱草强很多，但能伤人元气，并且患者并没有水肿啊？

老师：药物的功效不能孤立地来看，要放在处方中来看。牵牛子 10g 与黄芪 30g、党参 30g 配伍，补益之力远远大于峻泻之力，如何伤人元气？牵牛子泻的是湿热，有湿热存在即可，何必一定要着眼于水肿呢？

学生：我看您之前治疗此类病症从未用过牵牛子。

老师：是的，这位患者比较特殊，2 年来一直用西药治疗为何没效？应该是各种消炎药都使用了，产生了耐药性。这种“耐药性”从中医的角度来理解，是使湿热胶结更甚，所以治疗起来难度大一些，使用的清热利尿的药力要强一些，所以选用了牵牛子。

学生：四诊时患者说的症状比较奇怪，为何坐位时尿道口有针刺感？

老师：湿热壅积于尿道口，影响气机运行，气滞而产生血瘀。痛处固定不移，痛如针刺，不正是血瘀之证吗？人坐着时，刚好对尿道口产生压迫，所以会刺痛。

学生：难怪您加了桃仁、红花活血化瘀后，这个症状就随之消失了。

25. 龙胆泻肝汤加味治疗小便臭秽

李某　女　44岁

2016年2月16日初诊：小便色黄，气味臭秽，相隔40～50m亦可闻到，兼黄白带下，有异味，阴部瘙痒，月经呈褐色，7日干净，大便3～4日一行，呈颗粒状，平素口味偏重，喜吃辛辣食物。

舌质淡红，舌苔薄白，脉滑。

川木通 10g	车前子 20g	萹　蓄 10g	生大黄 10g
滑　石 20g	生甘草 10g	瞿　麦 10g	栀　子 10g
通　草 6g	萆　薢 10g	生地黄 15g	当　归 10g
泽　泻 10g	5剂		

2016年2月28日二诊：小便气味减轻大半，白带减少，阴部仍痒，大便日行1～2次，偏稀。

舌质淡红，舌苔薄白，脉缓滑。

苍　术 15g	黄　柏 10g	薏苡仁 30g	川牛膝 15g
川木通 10g	车前子 20g	萹　蓄 10g	酒大黄 10g
六一散 20g	瞿　麦 10g	栀　子 10g	蛇床子 15g
地肤子 15g	白鲜皮 15g	5剂	

2016年3月6日三诊：小便清澈，气味正常，白带基本消失，阴部瘙痒减轻，大便1日一行，成形。舌质淡红，舌苔薄白，脉缓。

续2月28日方，5剂。

学生：小便臭不是正常的吗？

老师：太臭就不正常了，患者生活在农村，厕所设于户外，每次小便时邻居皆可闻到臭味，可谓臭矣！患者以此事为羞，到医院化验小便，结果均正常，无奈而求治于中医。

学生：这可算是一怪病了，教材上并未记载如何施治啊。

老师：教材如何写尽天下病呢，自己去思考吧。

学生：感觉无从下手。

老师：那我问你，厕所在哪个季节最臭？

学生：夏天。

老师：夏天有哪些邪气？

学生：夏天有暑热邪气，暑多夹湿，还有湿邪。

老师：经云“湿热生虫”。夏天微生物繁殖最为旺盛，代谢后可产生臭味，如真菌产生的脚气，臭不臭？

学生：我知道了，患者的小便臭是由湿热蕴结所产生。湿热蕴结于膀胱，尚未影响气化，故小便畅而不臭；湿热蕴结于胞宫，故有黄白带下，阴部瘙痒；湿热蕴结于肠道，故大便秘结。

老师：这些症状所发生的病位在哪？

学生：下焦。

老师：对。

学生：这是一个下焦湿热证。您开了一个八正散，通利大小便，加了萆薢、泽泻以增强清利小便之功，为何加生地黄、当归？

老师：仿龙胆泻肝汤用生地黄、当归之意，恐苦寒清利之药用得太多，伤了阴血。

学生：二诊时又合入了四妙散。

老师：药已奏效，乘胜追击。

学生：湿热邪气从大便、小便分消走泄，完全排出后，诸症皆愈。

26. 参苓白术散加味治疗肾功能衰竭

陈某　男　74 岁

2022 年 8 月 21 日初诊：半年前，患者偶发腹泻，当时未予重视，后来腹泻愈发严重，每日 7～8 次，泻下稀水样便，小便量少，下肢水肿，身体逐渐消瘦，遂住院治疗。诊断为肾功能衰竭，给予多种药物服用，症状逐渐控制。

现症见：食少纳差，每餐勉强进食半两左右，食之无味，倦怠乏力，缓慢散步走 100～200m 亦觉疲劳，容易感冒，眠浅易醒，下肢不肿，二便正常。舌质淡红，舌苔白略厚，脉弱。

既往有脑梗病史、高血压病史，8 月 17 日检查：改为：尿素 11.67mmol/L（正常值 3.60～9.50mmol/L），肌酐 176μmol/L（正常值 57～111μmol/L），尿酸 464μmol/L（正常值 180～440μmol/L）。现服用降压药、利尿药、护肾药等，每日吃药近 10 种，嘱只服用降压药，余药全停。

黄　芪 30g	太子参 15g	茯　苓 10g	炒白术 10g
炒扁豆 15g	陈　皮 10g	山　药 15g	炙甘草 10g
莲　子 15g	砂　仁 6g	炒薏苡仁 15g	桔　梗 10g
大　枣 10g	生　姜 10g	炒麦芽 15g	炒莱菔子 15g

7 剂

2022 年 8 月 28 日二诊：纳食增加，每餐可吃 50～100g，精神转佳，散步可走 500～1000m，虽停服利尿药，下肢未见水肿，服药期间未感冒。舌质淡红，舌苔白略厚，脉较前有力。

续 8 月 21 日方，加丹参 20g，14 剂。

2022 年 9 月 11 日三诊：症状继续好转，纳眠俱佳，面色红润，小便清长，大便成形，且矢气较多。

续 8 月 28 日方，改黄芪 40g，14 剂。

2022 年 9 月 25 日四诊：诸症皆愈，9 月 12 日检查：尿素 8.03mmol/L，肌酐 116μmol/L，尿酸 278μmol/L。患者自觉病症痊愈，停服降压药后无不适，测量血压偏高。

续 9 月 11 日方，14 剂。

2022 年 10 月 30 日五诊：服完上方后因故不能按时复诊而停药，10 月 22 日检查：尿素 6.90mmol/L，肌酐 105μmol/L，尿酸 345μmol/L。

现无特殊不适，稍畏冷，夜尿1～2次，患者反复强调有脑梗病史，要求服药以预防。舌质淡红，苔薄白，舌下络脉迂曲，脉缓滑。

黄　芪 30g	太子参 15g	茯　苓 10g	炒白术 10g
炒扁豆 15g	陈　皮 10g	山　药 15g	炙甘草 10g
莲　子 15g	砂　仁 6g	炒薏苡仁 15g	桔　梗 10g
大　枣 10g	生　姜 10g	桃　仁 10g	红　花 10g

14剂

学生：患者诊断为肾功能衰竭，您为什么不从肾来论治？

老师：西医的肾是我们中医的肾吗？

学生：对应不起来，部分相同，部分不同。

老师：我们非常容易犯这种想当然的错误，纯中医思维的建立是一个漫长的过程，一不小心就会滑向西医那边去了。你们从小到大接受的教育，更有利于学习西医，能更快地学习西医知识。

学生：是的，感觉学西医有一种天然的亲近感，学中医总是觉得很陌生。

老师：最要命的是，大学课程的安排是中医、西医同时学习，人都有喜易畏难的天性，所以大部人的西医比中医学得好，这也导致了拥有纯中医思维的人太少了。

学生：是的，很容易被西医的病名牵着走，先入为主地认为病位在肾。

老师：那你从中医的思维来辨证一下！

学生：纳差食少，疲倦乏力，是脾气亏虚；土虚不能生肺金，导致卫气亏虚，所以容易感冒。

老师：看到没有，辨证要点在脾虚。

学生：患者服用利尿剂，所以不肿。如果停服利尿剂，下肢出现了水肿，肾主水，说明病位也在肾啊？您为什么不用肾脏方面的药呢？

老师：脾主土，肾主水，培土制水。

学生：原来如此，忘记了五行的生克制化。所以您用一个参苓白术散可以面面俱到。

老师：是的，补脾益肺，培土制水。不要刻意去针对化验单的指标用药，想着哪些药可以降肌酐，哪些药可以降尿酸？

学生：是的，您经常说中医治的是证，不是治的病，要对证用药。但是不用点儿这方面的药，心里总觉不踏实。

老师：你要是纯中医思维，用了才不踏实呢！

学生：这也是专业自信啊，患者服药后，果然药到病除，指标也完全正常了。

老师：这个病案其实很简单，你觉得不可思议，主要是因为你的西医思维占了主导，慢慢巩固自己的中医思维吧！

第七章
妇科病案

1. 温经汤加味治疗痛经

沈某　女　20岁

2021年11月10日初诊：痛经，得温则减，月经颜色偏深，有血块，眠浅易醒，倦怠乏力，手脚偶有针刺样疼痛。

舌质淡红，舌苔薄白，脉沉缓。

桂　枝 10g	吴茱萸 10g	川　芎 10g	当　归 15g
白　芍 10g	丹　皮 10g	生　姜 10g	法半夏 10g
麦　冬 10g	党　参 15g	炙甘草 10g	炒莱菔子 15g
延胡索 20g	夜交藤 30g	7剂	

2021年11月25日二诊：月经将至，睡眠好转。舌质淡红，舌苔薄白，脉滑利。

续11月10日方，7剂。

2021年12月7日三诊：痛经减轻大半，血块变小、变少，手脚针刺样疼痛消失，睡眠正常。舌质淡红，舌苔薄白，脉缓滑。

续11月10日方，7剂。

2021年12月23日四诊：月经将至。舌质淡红，舌苔薄白，脉滑。

续11月10日方，7剂。

2022年1月7日回访：月经来时稍有疼痛，已能忍受，血块消失。

学生：现在痛经的女生很多啊！是什么原因导致的呢？

老师：你抄方统计用得最多的是哪个处方？

学生：温经汤。

老师：具有什么功效呢？

学生：温经散寒，养血祛瘀。以冲任虚寒、瘀血阻滞为病机特点。

老师：通过处方统计可以看得出来，感受寒邪导致的痛经所占比例较大。

学生：现在已经解决了温饱问题，不存在挨冻受饿，如何感受寒邪呢？

老师：现在女性的着装是“楚楚冻人”，为了显示身材的妙曼，即使是严寒的冬季，也是穿着单薄，难道不会感受寒邪吗？

学生：是的。寒冷的食物也有一定的影响，夏季所吃的冰西瓜、绿豆汤、冰激凌、冰奶茶等，也会导致寒邪的滋生。

老师：此类寒邪侵袭人体，不会立刻导致疾病，日积月累，由量变产生质变，从而形成疾病。

学生：寒邪形成的痛经有什么特点呢？

老师：得温则减，遇寒加重。患者痛经时，热敷则疼痛缓解。

学生：为什么月经的颜色会变深，伴有血块？

老师：寒邪入于血脉，血脉挛缩，则血液凝涩而运行不畅，导致血液在体内某些部位瘀积不散，形成瘀血。

学生：患者手脚偶有针刺样疼痛也是瘀血的表现。

老师：患者还兼有气血亏虚，气虚则倦怠乏力，血虚不能舍魂则眠浅易醒。

学生：选用温经汤非常贴切。散寒的药有桂枝、吴茱萸、生姜；补气的药有人参、炙甘草；养血的药有当归、川芎、白芍、阿胶；再用丹皮清郁热，麦冬滋阴液。

老师：是的，温经汤是治疗虚寒性痛经的首选方剂。

学生：方中为什么不用人参、阿胶？

老师：价格昂贵。人参一般用党参代替，如果血虚不严重，阿胶可以不用。

学生：血瘀必兼气滞，加入延胡索活血行气，兼能止痛。夜交藤养血安神，治疗血虚的同时，还能治疗眠浅易醒。

老师：是的。服用此方贵在坚持，因为只有月经来的时候才能检验疗效，所以平时无症状的时候也需要继续服药。

2. 温经汤合芍药甘草汤治疗痛经

杜某　女　19岁

2019年8月25日初诊：痛经4年，每次行经剧痛难忍，服用布洛芬止痛，即使逐渐加量，亦无法缓解，必须卧床休息，甚则痛至晕厥。症见右侧小腹隐痛、坠痛、刺痛，牵及腰部疼痛，月经色暗，夹有较多血块，每次行经上吐下泻持续3～4日，四肢畏冷。

舌质淡红，舌苔薄白，舌下络脉粗大，脉沉弱。

桂　枝 10g	吴茱萸 10g	川　芎 10g	当　归 15g
白　芍 20g	丹　皮 10g	生　姜 10g	法半夏 10g
麦　冬 10g	党　参 10g	炙甘草 10g	鸡血藤 30g
香　附 10g	郁　金 10g	7剂	

2019年9月4日二诊：此次行经仍然剧烈疼痛，服用布洛芬止痛，血块较前减少，苔脉同上。

续8月25日方，去郁金，加木香10g，7剂。

2019年9月25日五诊：三诊、四诊连续服用9月4日方，此次行经疼痛减轻一半，服用布洛芬已减量，月经颜色鲜红，血块较少，仅出现1日腹泻，不需卧床休息，苔脉同上。

续9月4日方，7剂。

2019年10月12日六诊：月经将至，嘱停服布洛芬。

桂　枝 10g	吴茱萸 10g	川　芎 10g	当　归 15g
白　芍 20g	丹　皮 10g	生　姜 10g	法半夏 10g

麦　冬 10g　党　参 10g　炙甘草 10g　炒莱菔子 15g
延胡索 20g　7 剂

2019 年 10 月 22 日七诊：前日月经至，痛经大减，经血鲜红，有少量血块，矢气较多，未出现上吐下泻，可正常上课。舌质淡红，舌苔薄白，舌下络脉略粗，脉缓滑。

续 10 月 12 日方，7 剂。

2019 年 11 月 20 日十一诊：服用 10 月 12 日方至今，此次行经右侧小腹胀痛，月经色鲜红，夹有少量血块，苔脉同上。

桂　枝 10g　吴茱萸 10g　川　芎 10g　当　归 15g
白　芍 10g　丹　皮 10g　生　姜 10g　法半夏 10g
麦　冬 10g　党　参 10g　炙甘草 10g　炒莱菔子 15g
黄　芪 30g　7 剂

2019 年 11 月 27 日十二诊：服上方后大便稍结，苔脉同上。

续 10 月 12 日方，7 剂。

2019 年 12 月 21 日十四诊：此次行经小腹稍有胀痛，夹有少量血块。舌质淡红，舌苔薄白，舌下络脉稍粗，脉滑。

续 10 月 12 日方，7 剂。

2019 年 12 月 28 日十五诊：诸症皆退，唯舌下络脉粗大。

桂　枝 10g　吴茱萸 6g　川　芎 10g　当　归 15g
白　芍 20g　丹　皮 10g　生　姜 10g　法半夏 10g
麦　冬 10g　党　参 15g　炙甘草 10g　炒莱菔子 15g
桃　仁 10g　红　花 10g　丹　参 20g　土鳖虫 10g
7 剂

2020 年 1 月 4 日十六诊：服上方后矢气增多，舌下络脉变细。

续 2019 年 12 月 28 日方，7 剂。

2021 年 10 月 9 日回访：偶有痛经，痛势轻微，不影响日常生活，经色鲜红，无血块。

学生：此案患者治疗的时间真的很长！

老师：前后总共十六诊，桂枝、吴茱萸用了 1kg 多，可以想象患者体内寒邪有多重！

学生：寒性凝滞。一旦阴寒之邪侵犯，阳气受损，失其温煦，易使经脉气血运行不畅，甚或凝结阻滞不通，不通则痛。

老师：所以患者即使服用布洛芬止痛亦无效，有时痛至晕厥。

学生：为什么痛经会出现上吐下泻？

老师：冲脉起于胞宫，隶属于阳明，与足阳明胃经、手阳明大肠经相连接，胞宫寒邪可循经侵犯胃、大肠。

学生：寒邪犯于胃，胃气上逆，则呕吐；寒邪犯于大肠，传导失职，则腹泻。

老师：是的。也可以反过来推导，胃、大肠感受寒邪也可以导致痛经。比如经常喝冰水、吃冷饮的人往往易发痛经。

学生：寒邪凝滞，容易导致血瘀，您为何没有用活血化瘀的药？

老师：寒邪消散，瘀血自除。恰如大地回春，冰雪消融，河道水流自然通畅。当然也可以加用活血化瘀之品，我一般常用失笑散。

学生：为什么用失笑散呢？

老师：失笑散由蒲黄、五灵脂组成，具有活血止血的功效。经期服用，可防止经血量大。

学生：经行呕吐、腹泻为什么不用药呢？

老师：导致呕吐、腹泻的病根在胞宫寒凝啊！治病求本，不可被表面的症状迷惑！

学生：一诊为何加郁金、香附？

老师：寒凝血瘀，故患者月经血块较多；血瘀必然导致气滞，故用郁金、香附疏肝理气。

学生：女性月经期心情烦躁，是不是肝主疏泄的功能失常？

老师：是的。血瘀导致气滞，反过来可以使疏泄功能失职，患者会表现为烦躁易怒。

学生：您治疗痛经经常用延胡索，是从气滞血瘀的角度来考虑的吧？

老师：是的。延胡索是行气活血第一要药。如果觉得力量不够，在非经期还可加入桃仁、红花、土鳖虫等活血化瘀之品。

学生：方中白芍为何用至20g？

老师：芍药的剂量是炙甘草的2倍，可组成芍药甘草汤，可以缓急止痛。

3. 当归四逆汤合加味乌药汤治疗痛经

高某　女　19岁

2022年11月15日初诊：痛经，小腹呈胀痛，月经颜色较深，夹有血块，平时手脚冰冷，易生闷气，面部稀发痤疮，小便色黄。

舌质淡红，舌苔薄白，脉沉。

当　归15g　　桂　枝10g　　白　芍10g　　细　辛6g
炙甘草10g　　大　枣15g　　川木通10g　　桃　仁10g
红　花10g　　香　附10g　　木　香10g　　乌　药10g
延胡索20g　　丹　参20g　　7剂

2022年11月27日二诊：前日月经至，痛经大减，月经颜色鲜红，夹有少量血块，手脚转暖，痤疮减少。舌质淡红，舌苔薄白，脉沉滑。

续11月15日方，7剂。

学生：患者痛经，平时手脚冰冷，脉沉，一派寒象，月经有血块，可以辨为寒凝血瘀证，为什么不用温经汤呢？

老师：辨证要全面，患者小腹胀痛，平时易生闷气，这说明什么？

学生：存在气滞证。

老师：是的，应该辨为寒凝气滞证。

学生：面部稀发痤疮、小便色黄，又是一派热象，如何解释？

老师：第一，寒邪闭阻，阳气郁而化热；第二，气机不畅，阳气郁而化热。在上表现为面部痤疮，在下表现为小便色黄或大便干结。

学生：也就是说寒凝气滞是根本病机，瘀血、热邪都是衍生出来的病机，针对寒凝气滞来治疗，瘀血、热邪可随之消散。

老师：是的。温经汤只具有散寒的功效，而不能疏散气机，所以没有选用。

学生：为什么选用当归四逆汤呢？

老师：《伤寒论·辨厥阴病脉证并治》言"手足厥寒，脉细欲绝者，当归四逆汤主之"。本方主治血虚感寒，寒凝经脉，气血运行不畅，四肢失于温养，而致手脚冰冷等症。

学生：寒邪凝滞的部位不同，而有不同的见证。条文中为什么仅仅说"手足厥寒"？

老师：手足为四肢末端，离人身最远，阳气温煦最难达到，故最易出现手脚冰冷。

学生：所以您辨证时也是抓住了"手足厥寒"这个主症，凡是身上不冷手脚冷的患者，您一般都选择当归四逆汤。

老师：是的，应用经方要善于抓主症。

学生：那温经汤和当归四逆汤的鉴别要点是什么呢？

老师：温经汤、当归四逆汤都可以治疗寒凝血瘀证，只是当归四逆汤兼能清热。

学生：对，当归四逆汤中的川木通为苦寒之品，能引热从小便而出。

老师：针对面部稀发痤疮、小便色黄这些症状千万不要用清热药，否则耗损阳气，令寒邪难以散掉，甚至会加重病情。只需要用川木通引热从小便出即可。

学生：那行气用什么方呢？

老师：由气滞而引起的痛经我一般用加味乌药汤。加味乌药汤由乌药、砂仁、木香、延胡索、甘草组成，集辛香温通行气之品于一方，尤宜于肝气郁滞之痛经。

学生：方中桃仁、红花、丹参活血化瘀，乃治标之剂。

老师：是的，不要一见月经有血块就大量使用活血化瘀药，有伤正之虑。

4. 金匮肾气丸合当归补血汤治疗月经后期（一）

刘某　女　20岁

2021年10月7日初诊：今年6月份开始月经量逐渐减少，从9月份开始月经至今未至，行经期间腰部酸软无力，面色㿠白，身体瘦弱，纳可，二便调。有去年献血史。

舌质淡红，舌苔薄白，脉沉弱。

生地黄 20g	山茱萸 15g	山　药 15g	丹　皮 10g
泽　泻 10g	茯　苓 10g	桂　枝 6g	制附片 6g
黄　芪 30g	当　归 15g	鹿角片 10g	7剂

2021年10月18日二诊：服上方3剂，月经即至，此次月经5日干净，量可，面色较前红润。舌质淡红，舌苔薄白，脉较前有力。

续10月7日方，7剂。

2021年11月28日回访：11月20日月经至，11月26日结束，未出现腰部酸软无力。因囊中羞涩，停止服药。

2022年1月6日回访：12月17日月经至，12月22日结束，经量正常。

学生：月经后期和闭经如何鉴别？

老师：月经周期延后7日以上，甚至3～5个月一行者，称为月经后期；月经周期中断6个月以上者，称为闭经。

学生：主要还是时间上的区别。

老师：是的，病因病机都差不多，可以异病同治。

学生：此案患者的病因是什么呢？

老师：患者身体瘦弱，本来就气血不足，加之有献血史，导致气血更虚。

学生：月经的产生是由血海盈满而外溢，可是人体自身的气血不足，血海空虚，月经自然不能按时而至。

老师：是的，这种月经后期是人体的一种自我调节，月经后期或者月经量少可以减少人体血液的排出，达到保护人体气血的目的。

学生：这么说来，临床医生如果应用黄体酮之类的药物，将月经催发而来，可以造成气血的亏损？

老师：是的，黄体酮之类的药物刚开始使用的时候，月经能调理而来，但这会导致人体气血更加亏虚，如果继续使用下去，可能就不会有效了。

学生：为什么呢？

老师：血海里面已经没有血形成月经了啊，都催发完了！

学生：所以治疗这种证型的月经后期需要补益气血？

老师：是的，你看患者面色㿠白、脉象沉弱，就是气血亏虚的表现。

学生：为什么要用金匮肾气丸呢？

老师：第一，行经期间腰部酸软无力，腰者肾之府，可判断为肾虚；第二，精血同源，肝血亏虚导致肾精亏虚。

学生：所以用当归补血汤补益气血，用金匮肾气丸补益肾精。

老师：是的。

学生：为什么加鹿角片呢？

老师：鹿角片归肾、肝经，功能补益精血，且为血肉有情之品，补益之力更强，非草木类药物所能比拟。

学生：抄方统计，处方里面加入血肉有情之品，如鹿角片、紫河车、阿胶等，疗效会直线上升。

老师：是的，只是药物价格会贵一些。

5. 金匮肾气丸合当归补血汤治疗月经后期（二）

陈某　女　19岁

2021年10月21日初诊：月经4个月未至，现彻夜不眠，倦怠乏力，畏寒肢冷，大便2～3日一行，不干结。

舌质淡红，舌苔薄白，脉沉弱。

生地黄 20g	山茱萸 15g	山　药 15g	丹　皮 10g
泽　泻 10g	茯　苓 10g	桂　枝 6g	制附片 6g
黄　芪 30g	当　归 10g	鹿角片 10g	酸枣仁 20g

7剂

2021年10月29日二诊：昨日月经至，稍有痛经，经色淡红，血量较多，睡眠改善，大便1～2日一行，成形，苔脉同上。

续10月21日方，7剂。

学生：此案患者的病因是什么呢？

老师：患者长年晚上12时之后睡觉，逐渐演变为彻夜不眠，导致肝血肾精亏虚。

学生：晚上一般什么时候入睡好一些呢？

老师：古人日出而作，日落而息，太阳落山后，能早睡尽量早睡，不能早睡也必须在晚上11时之前睡觉。

学生：晚睡了对身体有什么危害吗？

老师：《素问·四气调神大论》说“春夏养阳，秋冬养阴”，意思是说，春夏养阳，以养阳之生长；秋冬养阴，以养阴之收藏。同样的道理，白天养阳，夜晚养阴，晚上睡觉可以滋养人身之阴。反之，如果背道而驰，人身之阴在无形中就耗损掉了。

学生：为什么强调必须在晚上11时之前睡觉呢？

老师：晚上 11 时至凌晨 1 时，称为子时，是天地阴阳交接的时间段，人体内有一小阴阳，与天地阴阳相感应，此时阳入于阴中，所以要减少活动，尽量睡觉。如果这段时间没有睡觉，影响了阳潜藏于阴中，这样就会影响睡眠质量，导致睡眠越来越差。

学生：难怪晚上 11 时之后睡觉，睡眠质量不高。

老师：肾阴肾阳为人体一身阴阳的根本，阴阳交接失常则伤肾，导致肾虚；睡眠不足，气血耗损过度，导致气血亏虚。

学生：阳入于阴则寐，患者长年晚睡，耗损人身之阴，阴不涵阳，故彻夜失眠；肝血肾精均为人身之阴，耗损过度则血海不满，月经不至；阴损及阳，阳气不能温煦四肢，则肢冷畏寒；血能载气，精能化气，精血不足则气虚，故倦怠乏力；气虚不能推动大便，故大便数日一行。

老师：还是用金匮肾气丸补肾，当归补血汤补益气血，待血海满溢，月经自然而至。

学生：酸枣仁这味药用得好，不但可以补益肝血，还能治疗失眠，一物二用。

老师：是的。需要注意的是，虽然患者服完 7 剂药月经即至，后期还需巩固一段时间，1 次月经来不代表治好了，要连续 3 次月经按期而至才算治愈。

学生：而且患者还要改变生活习惯，不能晚睡，否则还会复发。

6. 小柴胡汤合越鞠丸治疗月经后期

张某　女　20 岁

2021 年 6 月 9 日初诊：月经约 3 个月未行，既往月经时间规律，经量较少，经色偏深，有血块，白带较多，呈褐色。面部皮肤易红，颈项疼痛，脘腹胀满，矢气较少，大便时干时溏，小便黄色。

舌质红，舌苔薄白，舌下络脉粗大，脉弦滑，两关显。

柴　胡 10g　　黄　芩 10g　　法半夏 10g　　全瓜蒌 30g

香　附 10g　川　芎 10g　苍　术 10g　栀　子 10g
神　曲 20g　炒莱菔子 15g　葛　根 20g　丹　参 20g
益母草 30g　7 剂

2021 年 6 月 16 日二诊：服药 3 日月经至，月经量少，腹胀缓解，矢气增多，颈项疼痛减轻。舌质红，舌苔薄白，舌下络脉粗大，脉弦缓。

续 6 月 9 日方，去益母草，加蒲黄 20g，五灵脂 20g，7 剂。

2021 年 12 月 7 日三诊：月经每月按期而至，3 日即净，近来脱发较多，稍有腹胀。舌质红，舌苔薄白，舌下络脉粗大，脉弦缓。

续 6 月 16 日方，7 剂。

学生：金代刘完素《素问病机气宜保命集·卷下·妇人胎产论》记载“妇人童幼天癸未行之间，皆属少阴；天癸既行，皆从厥阴论之；天癸已绝，乃属太阴也”。后世医家概括为“少年治肾，中年治肝，老年治脾”。上面两则案例，患者皆为中年，为何都从肾入手来治疗？

老师：刘完素说的是一般情况，并不适合所有的患者。肾藏精，精化血，为月经来潮提供物质基础，如果肾精出现了耗损，每个阶段都可以从肾入手，不必拘泥。

学生：此例患者属于中年，您从肝来论治的。

老师：是的。肝主疏泄，肝气的疏泄功能正常发挥，则月经周期正常，经行通畅。若肝失疏泄，气机失调，则见月经周期紊乱，经行不畅，甚或痛经。

学生：肝主疏泄气机，肝木克伐脾土，气机不畅而停滞，则脘腹胀满，矢气较少；气滞不能推动血液运行，形成血瘀，则月经色深，夹有血块，舌下络脉粗大；气滞不能推动津液运行，津液停滞，下流于胞宫，则为白带，下行于大肠，则大便稀溏。

老师：为何小便黄色？

学生：气郁化火，煎灼津液，津液浓缩，则见小便黄色。

老师：此案的辨证非常明确，四诊资料都指向了肝气郁结。

学生：是的，肝为枢机，枢机不利，则颈项疼痛，转侧不利；脉弦滑，两关显，亦是肝郁之象。

老师：本案当用越鞠丸，嫌疏肝之力不够，故合入小柴胡汤。

学生：葛根为治颈椎病之专药，丹参、益母草活血调经。药证相符，故服药3日月经即至。二诊为何去益母草，合入失笑散？

老师：益母草活血化瘀之力较弱，故去之，加入活血止血功效较强的失笑散。

学生：月经期不是禁用活血化瘀药吗？

老师：这要分情况来看。如果患者没有血瘀证，当然不能用活血化瘀药。如果患者有血瘀证，可以适当地使用活血化瘀药，使瘀血随月经排出，疗效更为迅捷。

学生：蒲黄、五灵脂既能活血，又能止血，不必担心出血量增大。

老师：是的。

7. 归脾汤加味治疗经后疼痛

刘某　女　39岁

2017年9月23日初诊：每次行经前后出现头顶昏痛，经后尤甚，按之减轻，月经量少，色淡质稀，多梦易醒，神疲乏力，食纳一般，颜面皖白，手足欠温。

舌质淡红，舌苔薄白，脉弱。

黄　芪 30g	党　参 15g	白　术 10g	当　归 10g
炙甘草 10g	茯　苓 10g	远　志 10g	酸枣仁 30g
木　香 10g	大　枣 10g	桂　枝 10g	白　芍 10g
夜交藤 30g	补骨脂 15g	炒莱菔子 15g	5剂

2017年10月14日二诊：月经将至，头顶昏痛较上次减轻，精力

稍振，食纳增加，矢气增多。舌质淡红，舌苔薄白，脉较前有力。

续9月23日方，加枸杞子15g，10剂。

2017年11月28日回访：此次行经未出现头顶昏痛，诸症消失。

学生：头痛与月经有关系，这是怎样形成的啊？

老师：头为诸阳之会，五脏六腑之精气皆上荣于头，足厥阴肝经会于颠顶，肝为藏血之脏，经行时气血下注冲任而为月经。如果患者素体气血不足，经行后气血益感亏虚，血不上荣于脑，脑失所养，遂致头痛。

学生：这是肝血不足证？

老师：是的。

学生：从补益肝血来治疗？可是处方中用得最多的是补气类的药啊！

老师：肝为藏血之脏，直接补益肝血是比较困难的，可以从补气以生血来入手。

学生：为什么这样思考呢？

老师：脾胃为气血生化之源，患者食纳一般，脾胃不能运化，无法生成血，所以吃再多的补血药也无济于事。

学生：先健运脾胃之气，使气血生成有源，然后肝血得补。

老师：是的，可以从心脾气血两虚来治疗，这样疗效快一些。并且患者的症状也符合这个证型，你分析一下！

学生：脾主运化水谷，脾虚则纳差食少；脾主四肢，脾气虚则手足欠温、神疲乏力；心主神明，血不养心则多梦易醒；心主血，血虚则颜面㿠白、月经量少。

老师：是的。为何月经之后头痛更甚？

学生：患者素体气血亏虚，月经之后气血损失更多，故头痛更甚。

老师：为何头痛按之减轻？

学生：虚证喜按，实证拒按。患者为气血亏虚证，故按之头痛减轻。

老师：方选归脾汤补益心脾气血。

学生：为何加入桂枝？

老师：桂枝配伍炙甘草，组成桂枝甘草汤，具有补助心阳，生阳化气之功效，增强心的“化赤”功能，使生成的气更好地转化为血。

学生：为何加入白芍？

老师：白芍配伍酸枣仁、夜交藤滋阴养血。

学生：肾阳为一身阳气的根本，补骨脂能温补肾阳，肾阳充足，则其他脏腑的气化功能更为旺盛。

老师：二诊为何加入枸杞子？

学生：枸杞子可以补益精血，有利于补益肝血。

老师：为何一诊时不加呢？

学生：一诊时主要是恢复脾的运化功能，枸杞子略嫌滋腻，有碍运化。

老师：是的，用药要灵动，不要呆滞。

8. 归脾汤加味治疗经间期出血

陈某　女　20岁

2021年9月16日初诊：经间期出血11日，出血量少，颜色鲜红。面色皖白，唇甲色淡，神疲乏力，食少纳差，小腹稍胀，排气较少。既往月经血块较多，行经时呈针刺样疼痛。

舌质淡红，舌苔薄白，脉弱。

黄　芪 40g	党　参 20g	白　术 10g	当　归 10g
炙甘草 10g	茯　苓 10g	远　志 10g	酸枣仁 15g
木　香 10g	大　枣 15g	炒莱菔子 15g	墨旱莲 20g
仙鹤草 30g	三　七 15g	7剂	

2021年9月26日二诊：服上方3剂出血即止，气力增加，小腹胀满，排气增加，余症变化不大。舌质淡红，舌苔薄白，脉较前有力。

续9月16日方，去墨旱莲、仙鹤草、三七，加丹参20g，枳壳10g，生麦芽20g，炒山楂15g，7剂。

2021年10月6日三诊：昨日月经至，痛经，疼痛程度较前减轻，呈刺痛，伴有下坠感，月经排出较前顺畅，食少纳差。舌质淡红，舌苔薄白，脉缓弱。

续9月16日方，去墨旱莲，加生麦芽20g，7剂。

学生：什么叫经间期出血？

老师：两次月经中间，出现规律性的少量阴道出血者，称为经间期出血。

学生：哪些原因可以导致经间期出血呢？

老师：教材上列举了三个病因，分别为肾阴虚、湿热、血瘀。

学生：肾阴虚产生虚火，迫血妄行而出血？

老师：肾阴亏虚，虚火耗精，精血亏损，经间阳气内动，虚火与阳气相搏，损伤阴络，冲任不固，因而阴道出血。若属此证，必伴有五心烦热、夜寐不宁、头晕腰酸等症。

学生：湿热下注，热邪迫血妄行而出血？

老师：湿性趋下，着于胞宫，蕴而生热。复加经间阳气内动，引动内蕴之湿热，热扰冲任子宫，以致出血。若属此证，必兼见带下量多色黄、纳呆腹胀、口苦咽干等症。

学生：瘀血阻滞经络，导致血不循经而外溢，以致出血。若属此证，月经颜色为紫黑色，夹有血块，少腹胀痛或刺痛。

老师：综上所述，对照患者症状，可知此案不属于这三种证型。

学生：看来教材也不是将所有的证型都收录进去了。

老师：是的。有个说法：要想当一名优秀的妇科医生，必须先成为一名优秀的内科医生。

学生：为什么呢？

老师：内科医生视野广泛，胸有全局，不至于被书本上所列的证型局限。如果碰到此案的证型，只需从整体辨证即可，不必囿于妇科疾病。

学生：如果从内科的角度来看，可以辨为脾不统血证。

老师：是的。患者面色皖白、唇甲色淡、神疲乏力、食少纳差，一派心脾气血亏虚之象。

学生：所以您选择了归脾汤，加入墨旱莲、仙鹤草、三七止血。

老师：是的，三七的选择很重要。患者既往月经血块较多，行经时呈针刺样疼痛，说明存在瘀血。三七既能活血，又能止血。

学生：药证相符，3剂血止。

老师：所以二诊时去掉止血之药，加入健脾益气之品，恢复脾主统血的功能即可。

9. 逍遥散加味治疗经前乳房胀痛

王某　女　42岁

2014年6月5日初诊：行经前1周乳房胀痛，乳房内有硬块，不可触碰，碰到内衣即疼痛难忍，月经结束后疼痛、硬块消失，心情烦躁易怒，现在正值月经来潮。

舌质淡红，舌苔白略厚，脉滑。

当　归 10g	白　芍 10g	柴　胡 10g	茯　苓 30g
白　术 10g	炙甘草 10g	薄　荷 10g	浙贝母 15g
全瓜蒌 15g	佛　手 10g	玫瑰花 10g	橘　核 15g
荔枝核 15g	丹　参 20g	7剂	

2014年7月2日二诊：昨日月经来潮，乳房胀痛减轻大半，硬块变小，可以触碰，心情烦躁易怒。舌质淡红，舌苔薄白，脉滑。

续6月5日方，7剂。

2014年9月3日三诊：8月份月经来潮时乳房胀痛不显，昨日月经来潮时稍有乳房胀痛，心情较前平和。舌质淡红，舌苔薄白，脉滑。

续6月5日方，7剂。

学生：经行乳房疼痛应该从哪个角度来治疗啊？

老师：从肝郁气滞来治疗。

学生：有什么依据呢？

老师：第一，月经每月按期而至，与肝主疏泄的功能有关，乳房胀痛只发生在行经前期，平时毫无疼痛；第二，女子乳头属肝，为足厥阴肝经循行之处；第三，肝者将军之官，行经前期患者心情特别烦躁易怒。从这三点来看，可辨证为肝郁气滞。

学生：为什么不用柴胡疏肝散之类的处方呢？

老师：见肝之病，知肝传脾，当先实脾。选用逍遥散兼能健运脾胃。

学生：逍遥散中疏肝解郁的药有柴胡、薄荷，疏肝的力量够吗？

老师：肯定不够，所以加了佛手、玫瑰花、橘核、荔枝核。

学生：佛手、玫瑰花可以疏肝行气，为何用橘核、荔枝核呢？

老师：橘核、荔枝核不但能疏肝行气，还能散结，治疗乳房结块。

学生：乳房结块是怎能形成的呢？

老师：第一，肝郁气滞，气机不通，郁积而成肿块；第二，气滞津停，津液凝聚为痰，形成痰块。

学生：所以您一方面用了行气散结的药，另一方面用了化痰散结的药，如全瓜蒌、浙贝母。

老师：是的。如果结块较硬，形成了乳腺增生之类的病症，还需加入软坚散结药，如生牡蛎、鳖甲、穿破石、石见穿等。如果月经夹有血块，说明产生了气滞血瘀，还要加入蒲黄、五灵脂等活血之品。

学生：此案患者没有明显的血瘀证，所以您只用了丹参来活血化瘀。

老师：是的，气滞必然会有血瘀。

学生：此类患者平时生活中有需要注意的吗？

老师：此类患者大多性情急躁易怒，容易产生肝郁气滞，日常生活中，要保持心态平和，不急不躁，不能生气。

10. 加味逍遥散加味治疗乳腺增生

周某　女　22岁

2022年5月24日初诊：双侧乳腺增生，呈多发性，左侧最大一个0.5cm × 0.3cm，右侧最大两个1.2cm × 0.6cm、0.8cm × 0.3cm。月经期间乳房胀痛，性情急躁易怒，素食辛辣。

舌质淡红，舌苔薄白，两关脉弦滑。

丹　皮 10g	栀　子 6g	当　归 15g	白　芍 20g
柴　胡 10g	茯　苓 10g	白　术 10g	炙甘草 10g
薄　荷 10g	全瓜蒌 30g	浙贝母 10g	胆南星 10g
生牡蛎 30g	青　皮 10g	鳖　甲 20g	夏枯草 20g
山慈菇 10g	橘　核 15g		

15剂，水泛丸，每日服3次，每次10g，饭后服用

2022年7月26日复检：左侧最大一个0.5cm × 0.2cm，右侧最大一个0.7cm × 0.5cm。乳腺结节缩小，且消失一个，患者信心大增，打消做手术的念头，决定坚持服用中药治疗。

2023年2月19日二诊：患者在外地工作，无法及时复诊，上方服完后即停药，2日前复检：左侧乳腺增生消失，右侧最大两个1.0cm × 0.5cm、0.6cm × 0.3cm。患者自述从服药开始未再出现乳房胀痛，要求继续服药治疗。

续2022年5月24日方，加穿破石20g。15剂，水泛为丸，每日3次，每次10g。

学生：患者断续服用丸药，虽未治愈，但效果还是比较明显啊！

老师：是的，如果不中断服药，效果应该会更好。

学生：患者的病因是什么呢？

老师：肝气郁滞。

学生：对，患者性情急躁易怒，容易形成肝气不畅。

老师：气机不畅则津液停滞，凝而为痰，久则形成结块、包块。

学生：您讲过，很多病都与生气有关，比如甲状腺结节、乳腺增生、子宫肌瘤等。

老师：是的，这类病都出现在足厥阴肝经循行经过的部位。

学生：所以您一般从肝治疗，选择逍遥散。

老师：此案患者素食辛辣，容易化火，还得加入丹皮、栀子清热泻火。

学生：后面的加减用药是从哪些方面考虑的呢？

老师：第一，增强疏肝理气之药，尽管方中有柴胡、薄荷，这还是不够的，可以加入青皮、香附、橘核、荔枝核等；第二，乳腺结节属于痰核，需要加入化痰之药，如全瓜蒌、浙贝母、胆南星；第三，针对痰核，要用散结之药，如生牡蛎、鳖甲、夏枯草、山慈菇等。

学生：把握好这个用药原则，选药用药就很方便了。为什么给患者服用丸剂呢？

老师：丸者，缓也，乳腺结节之类的病症适合缓消。而且也便于患者长期坚持服药。

学生：是的，中药太苦，患者一般坚持不了多长时间。这也是很多患者选择手术的原因。

老师：手术只是切除了增生部分，病因没有去解决，往往切了又长，并且长得更多更快。

学生：还是得治本。穿破石是一味什么药，中药教材上面好像没有这味药。

老师：气滞必然兼有血瘀，穿破石具有活血通经的功效，此处用之活血化瘀。

学生：为什么不用三棱、莪术呢？

老师：三棱、莪术属于破气破血之品，容易损伤正气。

学生：您处方用药的风格大都使用的平和之品。

老师：是的，选择药物时，如果能够达到同样的功效，药贵平和。

11. 完带汤加味治疗带下（一）

段某　女　28岁

2013年6月8日初诊：白带量多，清稀如涕，无特殊气味，阴部瘙痒，左侧少腹疼痛，倦怠乏力，小便黄色。

舌质淡红，舌苔白略厚，脉弱。

苍　术 20g	白　术 20g	陈　皮 10g	车前草 15g
生甘草 6g	党　参 10g	柴　胡 10g	白　芍 15g
山　药 30g	败酱草 20g	薏苡仁 30g	蛇床子 15g
地肤子 15g	白鲜皮 10g	5剂	

2013年6月22日二诊：白带量极少，阴部不痒，少腹疼痛减轻。舌质淡红，舌苔根部略厚，脉较前有力。

续6月8日方，5剂。

2013年7月6日回访：服完上药后，诸症皆愈。

学生：白带是如何形成的？

老师："带不离湿"，带下病都与湿邪有关系。

学生：湿邪从何而来呢？

老师：《傅青主女科·上卷·带下》记载"夫白带乃湿盛而火衰，肝郁而气弱，则脾土受伤，湿土之气下陷，是以脾精不守，不能化荣血以为经水，反复成白滑之物"。可见，湿邪的来源有两个：一是脾虚湿盛，脾气亏虚，不能运化水液，导致水湿内停；二是肝气郁结，克伐脾土，致使脾主运化水液的功能减退。

学生：湿性趋下，湿邪直下阴户，形成带下。

老师：是的。

学生：您通常选择傅青主的“完带汤”来治疗此病，效果非常快啊！

老师：是的，这都是不断摸索、不断总结的成果。我刚开始当医生时，带下病是妇科的一个大病种，患者非常多，可是治疗效果达不到患者的预期，这令我非常头痛。

学生：那您怎么去解决这个问题呢？

老师：白天看病，晚上看书。这样的病古人肯定看过，书中肯定有解决的方法。在翻读《傅青主女科》时，“完带汤”下的服药效果引起了我的注意，“二剂轻，四剂止，六剂则白带全愈”。

学生：这么好的疗效！会不会是自吹自擂？

老师：古人写书是非常谨慎的！实践是检验真理的唯一标准，临床试一下就知道了，带下病的患者每日都有，我就尝试用一下完带汤。

学生：效果好不好？

老师：没什么效果。

学生：问题出在哪里呢？

老师：我又回去翻了下书，发现剂量没用对。原书的剂量是：白术一两，山药一两，人参二钱，白芍五钱，车前子三钱，苍术三钱，陈皮五分，黑芥穗五分，甘草一钱，柴胡六分。

学生：方中的白术、山药、白芍、苍术的剂量很大！

老师：是的，这几味药我都是按照常规剂量用10g，没有按照原方的剂量来用。

学生：难怪说“中医不传之秘在于量”！

老师：后来我再使用完带汤时，严格遵循原方剂量，收到了非常好的疗效。

学生：原方用车前子，此案为何用车前草？

老师：患者阴部瘙痒、小便黄色，是化热之象，车前草兼有清热之力，配伍败酱草增强清热解毒之功。

学生：蛇床子、地肤子、白鲜皮杀虫止痒，用来治疗阴部瘙痒。

老师：是的。

12. 完带汤加味治疗带下（二）

唐某　女　45岁

2018年3月11日初诊：白带量多，呈稀水样，内裤总是潮湿，痛苦不堪，颜面水肿，眼睑尤甚，口中涎唾多，讲话时有唾沫带出，小便无力，排出不畅，大便稀溏，粘厕所，肢体沉重感。

舌体胖大，舌边有齿痕，舌苔白略厚，舌面津液满布，脉沉，两关重按略滑。

苍　术30g　　白　术30g　　陈　皮10g　　车前子15g
生甘草10g　　党　参15g　　柴　胡10g　　白　芍30g
山　药30g　　炒荆芥6g　　黄　芪30g　　炒莱菔子15g
佛　手15g　　7剂

2018年3月17日二诊：服药后小便每日10余次，排出量多且通畅，大便每日3次，成形，不粘厕所，体重减轻3kg，白带量减，颜面不肿，身体轻快，尚有夜寐多梦，咳嗽时有少量小便排出，苔脉同上。

续3月11日方，加酸枣仁30g。

2018年3月25日三诊：小便次数逐渐减少，每日6～7次，大便每日3次，白带量减少大半，睡眠改善。舌体稍胖，舌体根部略厚，脉缓滑。

续3月17日方，7剂。

2018年3月31日四诊：白带消失，小便正常，大便每日2次，成形，心情烦躁易怒，苔脉同上。

续3月17日方，加玫瑰花15g，7剂。

老师：此案可以很好理解“带不离湿”。

学生：是的，一派水湿之象。患者不仅白带量多，全身湿邪皆重。水湿上溢于头面，导致颜面水肿；水湿下走肠道，导致大便稀溏；水湿困脾，脾气亏虚，无力推动水液运行，则小便无力；脾主四肢，水液不能运化，则四肢沉重；脾在液为涎，水湿停滞，则口中涎多，吐之不尽。

老师：患者的舌苔也非常典型。

学生：完全符合水湿壅盛的舌象。

老师：第一，舌体胖大，且有齿痕；第二，舌体白厚；第三，舌面上布满津液，也就是水滑苔。

学生：脉象是否吻合？

老师：沉脉主里证。水湿邪气壅闭阳气，使阳气伏而不出，故现沉脉。两关略滑，乃肝气不舒之象。

学生：所以在治疗上要以健脾为主，疏肝为辅。

老师：这就是所谓的“教科书式”的病症，非常典型，可以使用完带汤。

学生：为何加黄芪？

老师：患者小便无力，乃气虚不能推动所致，用黄芪补气行水。

学生：为何用炒莱菔子？

老师：第一，就病因而言，湿阻气机，水湿壅盛，肯定存在气机受阻；第二，就方中药物而言，补气药有白术、苍术、山药、党参、黄芪、甘草，而行气的药只有一味陈皮，显然行气之力不够，故加炒莱菔子增强行气之功。

学生：加入佛手帮助柴胡疏肝？

老师：是的。患者带下量多，痛苦不堪，久治不愈，心情更为不畅。

学生：患者服药后小便如此之多，是湿邪从小便而去？

老师：是的。患者喝药后小便太多而恐惧，咨询于我，说：“我基本没喝什么水，哪来的这么多小便？”其实这正是湿邪外出的表现，是疾病好转的征象，随着体内湿邪的减少，小便的量自然会减少，白带也会随之而愈。

学生：喝了7剂药，瘦了3kg。

老师：这也给我一个启发，从利小便的角度来减肥，我们后面再讲。

13. 完带汤加味治疗带下（三）

周某　女　52 岁

2013 年 10 月 10 日初诊：白带量多，气味臭秽，阴部瘙痒，腰痛连及小腹，头顶痛。

舌质淡红，舌苔白略厚，脉滑。

苍　术 15g	白　术 15g	车前草 15g	生甘草 10g
党　参 10g	柴　胡 10g	白　芍 30g	山　药 30g
黄　柏 10g	败酱草 15g	乌贼骨 20g	茜　草 10g
延胡索 20g	5 剂		

2013 年 10 月 22 日二诊：诸症基本痊愈。

续 10 月 10 日方，3 剂。

学生：此案的症状略有不同，出现了“气味臭秽、阴部瘙痒”。

老师：是的，这是化热的表现。

学生：湿邪如何化热呢？

老师：湿邪容易阻滞气机的运行，阳气发散不出去，郁而化热。当然，饮食的原因也很多，比如嗜食辛辣、多吃火锅烧烤等，都会导致化热。

学生：化热了为什么会出现气味臭秽呢？

老师：一年四季中，厕所里哪个季节最臭？

学生：夏季！

老师：夏季对应的是哪个邪气？

学生：火热邪气。

老师：湿热熏蒸，气味臭秽。

学生：还是觉得不好理解。

老师：中医理论有“湿热生虫”，这里的“虫”，包括西医所说的各种寄生虫、细菌、病毒等。在湿热条件下，符合这类“虫”的滋生繁衍，“气味臭秽”

即是这类“虫”代谢产物的味道。

学生：西医认为这类“虫”进入皮肤后，会刺激皮肤产生炎症反应，使皮肤分泌炎症因子，这些炎症因子可引起皮肤出现瘙痒的感觉。

老师：中医认为瘙痒属风邪。

学生：风邪从何而来呢？

老师：热盛生风。

学生：热邪除了可从“气味臭秽、阴部瘙痒”推测而出外，还有哪些症状可作证明？

老师：脉象为滑脉。

学生：本方以完带汤为基础方，健脾祛湿、疏肝行气以治疗白带量多，针对热邪用了黄柏、败酱草，为什么没有用祛风的药以止痒？

老师：清热则风自灭，不必使用祛风药。

学生：为什么用四乌鲗骨一藘茹丸？

老师：患者年龄偏大，病久入络，故用乌贼骨补肾益精，茜草活血祛瘀。

学生：为什么加入延胡索？

老师：患者头顶痛，为足厥阴肝经循行之处，考虑为气滞血瘀所致，故用延胡索行气疏肝止痛。

学生：药证相符，疗效迅捷。

14. 完带汤加味治疗带下（四）

许某　女　30岁

2018年2月20日初诊：白带量多，略有气味，阴部瘙痒，腰部疼痛，牵及左侧大腿疼痛，容易疲劳，大便略干结。胆结石病史，胆囊切除史。

舌质淡红，舌苔薄白，两关脉弦滑。

苍　术 20g　　白　术 20g　　陈　皮 10g　　车前子 15g

生甘草 10g　党　参 15g　柴　胡 10g　白　芍 20g
山　药 20g　炒荆芥 6g　黄　柏 10g　白　果 15g
芡　实 20g　炒莱菔子 15g　杜　仲 20g　续断 20g
7 剂

2018 年 3 月 3 日二诊：白带消失，阴部不痒，腰痛减轻大半，苔脉同上。

续 2 月 20 日方，7 剂。

学生：此案患者“白带略有气味、阴部瘙痒”，为何没有用败酱草、黄柏配伍？

老师：气味不是太重，说明热邪不盛，所以只用了黄柏。

学生：为何加入白果、芡实呢？

老师：这其实是合入了易黄汤，易黄汤的组成为白果、芡实、车前子、黄柏、山药。

学生：为何要合用易黄汤？

老师：患者腰部疼痛，牵及左侧大腿疼痛，是西医所说的腰椎间盘突出症，压迫坐骨神经痛引起的下肢疼痛，其病因在腰部。

学生：腰者，肾之府。

老师：结合患者的舌象、脉象来看，患者的腰痛属于肝肾亏虚型。

学生：易黄汤兼有补益肝肾的功能。

老师：是的。此案带下病为主病，腰痛为次病，易黄汤可兼而治之。

学生：肾虚可以导致带下过多吗？

老师：当然可以。肾气不固，封藏失职，精液滑脱而致带下过多。

学生：此案带下也可能兼有肾虚证？

老师：是的，完带汤与易黄汤合用，更加切合病情。

学生：为何加入杜仲、续断？

老师：杜仲、续断为补肾强腰之品，为治疗腰腿疼痛之良药。同时可恢复肾的封藏之职，收摄精液不使滑脱。

学生：我原来只知道完带汤治疗白带，易黄汤治疗黄带，没想到两方还可以同用。

老师：因证合用，疗效更佳。

15. 完带汤加味治疗带下（五）

伍某　女　20岁

2021年5月23日初诊：白带较多，夹有血丝，伴有异味，阴痒，小腹疼痛，月经经期准时，经量偏大，有血块，平时嗜食辛辣厚味。体重55kg。

舌质淡红，舌苔白略厚，右关脉滑大，左脉弦缓。

苍　术 20g	生白术 20g	陈　皮 10g	车前子 15g
生甘草 10g	党　参 15g	柴　胡 10g	山　药 20g
荆芥炭 6g	白　芍 20g	黄　柏 10g	炒莱菔子 15g
蒲　黄 20g	墨旱莲 30g	7剂	

2021年6月4日二诊：白带较少，不带血，无气味，小腹疼痛消失，大便干结，3日一行，小便色黄，苔脉同上。体重53.5kg。

续5月23日方，去蒲黄、墨旱莲，改生白术30g，加虎杖20g，7剂。

2021年6月22日三诊：服上方后病已痊愈，停药后症状略有反复。体重51kg。

续5月23日方，7剂。

学生：患者白带较多，出现了“气味臭秽、阴部瘙痒”。

老师：她的病因很清楚，“平时嗜食辛辣厚味”，产生了热邪。

学生：白带夹有血丝，是不是“赤带”？

老师：还达不到“赤带”的标准，“赤带”指的是红色带状物，患者只是夹有血丝。

学生：白带里的血丝是如何产生的呢？

老师：热邪迫血妄行，导致血溢脉外，与白带相混，从而出现白带夹有血丝。

学生：热邪迫血妄行，可以导致月经量偏大；妄行之血壅滞体内而不散，变成瘀血，故月经有血块。

老师：在治疗上，要清热、凉血、止血、活血。

学生：方中黄柏清热燥湿，墨旱莲凉血止血，蒲黄化瘀止血，面面俱到。为什么将炒白术改为生白术？

老师：患者右关脉滑大，是胃热壅盛的表现，生白术可润肠通便，可使体内热邪从大便而出。

学生：为何二诊出现了大便干结？

老师：针对体内的热邪，一是要清，二是泻。这里着重使用了清法和缓泻法，热邪以大便为出路，热邪被引导至肠道，伤津耗液，故不但未泻，反而使大便干结。

学生：所以二诊时，去掉了清热的蒲黄、墨旱莲，加重了润肠通便的生白术，加入了清热通便的虎杖。

老师：大便一通，热邪自去，患者体重也跟着减轻。

学生：带下病和月经病同调，异病同治。

16. 龙胆泻肝汤加味治疗阴痒

张某　女　20岁

2021年6月21日初诊：阴部瘙痒，少量白带，颜色偏黄，小便呈黄绿色，排出时尿道口有灼热感，口舌干燥，饮不解渴，食少纳差，平素嗜辣，心情烦躁易怒，大便正常。

舌质红，舌苔淡黄厚腻，脉沉滑，左关显。

龙胆草 10g　栀　子 10g　黄　芩 10g　柴　胡 10g

生地黄 15g　　车前子 15g　　泽　泻 10g　　川木通 10g
生甘草 10g　　当　归 10g　　土茯苓 30g　　滑　石 20g
神　曲 20g　　7剂

2021年6月28日二诊：阴部瘙痒减轻大半，小便呈黄色，排出时尿道口有少量灼热感，口干舌燥消失。舌质红，舌苔薄黄，脉缓滑。

续6月21日方，加淡竹叶20g，7剂。

2020年7月15日回访：服完上药后，诸证痊愈。

学生：阴部瘙痒是如何发生的呢？

老师：《景岳全书·妇人规·前阴类·阴痒》记载"妇人阴痒者，必有阴虫，微则痒，甚则痛，或为脓水淋沥，多由湿热所化"。

学生：湿热生虫，虫毒侵蚀，导致外阴瘙痒难忍。

老师：在治疗方法上，中医、西医有很大的不同。西医的治疗方法是直接杀虫，中医的治疗方法是清热利湿，改变"虫"的生长环境，当湿热环境不存在后，"虫"自然就消失了。

学生：所以处方中您一味杀虫止痒的药都没有用，只用了清热利湿的药。

老师：是的。你分析一下此案的病证。

学生：患者白带偏黄，小便伴有灼热感，皆是湿热下注证。热邪灼伤津液，故口干舌燥，饮不解渴。湿邪困阻脾胃，故食少纳差。舌质红，舌苔淡黄厚腻，也支持湿热证的诊断。

老师：方向大致不错，但不够精准。应辨为肝胆湿热下注证。

学生：与肝胆有什么关系呢？

老师：第一，足厥阴肝经"入毛中，过阴器"，瘙痒部位与肝经重合；第二，肝者将军之官，患者平素烦躁易怒，说明肝火旺盛；第三，左关脉候肝，显滑脉，亦为肝经湿热之象。

学生：方选龙胆泻肝汤直清肝经湿热。为何加入大量的土茯苓？

老师：清代张山雷《本草正义·卷之六·土茯苓》记载"此物蔓生，而根又节节连贯，性又利湿去热，能入络，搜剔湿热之蕴毒"。

学生：加入滑石，与甘草相配，组成六一散，渗利湿热，治疗尿道口灼热感。

老师：为何加入神曲？

学生：方中龙胆草、黄芩、栀子乃苦寒之品，加入神曲健运消食，顾护胃气。

老师：是的，苦寒之药多能败胃。

学生：二诊为何加入淡竹叶？

老师：可与生地黄、川木通、生甘草组成导赤散，增强治疗尿道口灼热感的药力。

17. 丹栀逍遥散合二至丸治疗绝经前后诸证（一）

李某　女　47岁

2019年3月9日初诊：阵发性烘热汗出，发作频繁，心情烦躁易怒，口鼻、肛门易上火，肛门上火时伴有针刺感，大便带血，手脚冰冷，倦怠乏力。

舌质淡红，舌苔薄白，舌下络脉粗大，两关脉沉滑。

丹　皮 10g	栀　子 10g	当　归 20g	白　芍 30g
柴　胡 10g	茯　苓 10g	生白术 30g	炙甘草 10g
薄　荷 10g	女贞子 30g	墨旱莲 20g	槐　花 10g
生地榆 10g	7剂		

2019年3月23日二诊：烘热汗出次数减少，心情平和，口鼻、肛门上火减轻，大便干结，呈羊屎状，不带血。舌质淡红，舌苔薄白，两关脉弦滑。

续3月9日方，加酒大黄6g，7剂。

2019年4月6日三诊：服完上方，症状基本消失，停药后症状反复，苔脉同上。

丹　皮 10g	栀　子 10g	当　归 20g	白　芍 30g
柴　胡 10g	茯　苓 10g	生白术 30g	炙甘草 10g
薄　荷 10g	女贞子 30g	墨旱莲 30g	槐　花 15g
生地榆 15g	酒大黄 10g	7 剂	

2019 年 12 月 4 日回访：服完上方，病即痊愈。

学生：这种病西医叫作“更年期综合征”，大家较为熟知，中医病名是什么？

老师：绝经前后诸证。

学生：女性为什么会有更年期综合征？

老师：《素问·上古天真论》记载“七七任脉虚，太冲脉衰少，天癸竭，地道不通，故形坏而无子也。”妇女在 49 岁绝经前后，肾气渐衰，天癸渐竭，冲任二脉虚衰，月经将断而至绝经，生殖能力降低而至消失，此本是妇女正常的生理衰退变化。若体质因素，或工作和生活的不同境遇，使阴阳失去平衡，脏腑气血不相协调，从而出现各种症状。

学生：更年期综合征有哪些典型症状呢？

老师：月经经期紊乱，阵发烘热汗出，难以入睡，多梦易醒，甚则彻夜失眠，心情烦躁易怒，甚至焦虑、幻视、幻听。这些症状往往参差出现，轻重不一。

学生：为什么会出现这些症状呢？

老师：肾阴亏虚，不能涵养肾阳，虚阳浮越，故阵发烘热，虚阳迫津外泄，故而汗出。肝肾同源，肾阴亏虚，则肝血不足，肝阴不能涵养肝阳，故烦躁易怒。肝藏血，血舍魂，若肝血不足，魂无所依，故失眠多梦、眠浅易醒。

学生：一般持续多长时间？

老师：短者仅数月，长者迁延数年。

学生：“七七”之年，肾阴不足，天癸渐竭，在治疗时应从肾入手，用六味地黄丸、知柏地黄丸之类滋补肾阴的方剂，为何用丹栀逍遥散？

老师：本病的病机确实含有肾阴亏虚，但是不完全是。现在的人工作压力较大，生活节奏较快，49 岁左右的人上有老下有小，难免情志不畅，肝郁化火。

学生：所以您选择丹栀逍遥散清肝泻火，重用二至丸滋补肾阴。

老师：是的，使用丹栀逍遥散时要注意用药剂量，当归、白芍的剂量要大。

学生：重用当归、白芍补益肝血，肝肾同源，肝血充足，肾阴自然得复。

老师：这是我治疗更年期综合征的基本方。

学生：此案患者兼有实火，火炎于上则口鼻上火，火迫于下则肛门疼痛、大便带血。丹皮、栀子清在上之火，加入生地榆、槐花清在下之火。

老师：二诊时大便仍干结，是清在下之火的药力不足，故加入酒大黄，使火热从大便泻出。

学生：三诊时仍有反复，说明病重药轻，所以将清热药的剂量都加重了。

老师：是的。用药一定要循序渐进，逐步增加剂量，千万不可操之过急。

18. 丹栀逍遥散合二至丸治疗绝经前后诸证（二）

廖某　女　52 岁

2019 年 1 月 28 日初诊：难以入睡，每夜睡眠 4 小时左右，多梦纷纭，阵发性烘热汗出，心情烦躁易怒，全身胀痛，以腰部、小腹为甚，月经过后则胀痛减轻，月经有大量血块，大便干结，呈羊屎状。

舌质淡红，舌苔薄白，舌下络脉粗大，脉弦滑，两关显。

丹　皮 10g　　栀　子 6g　　当　归 15g　　白　芍 20g

柴　胡 10g	茯　苓 10g	白　术 10g	炙甘草 10g
薄　荷 10g	酸枣仁 20g	夜交藤 30g	女贞子 20g
墨旱莲 20g	桃　仁 10g	红　花 10g	土鳖虫 10g

7剂

2019年2月2日二诊：入睡较快，每夜睡眠6小时左右，烘热汗出减轻，矢气增多，全身胀痛大减，苔脉同上。

续1月28日方，7剂。

2019年2月12日三诊：今日月经至，无胀痛，月经仍有少量血块，每夜睡眠8小时左右，烘热汗出消失，大便仍有干结。舌质淡红，舌苔薄白，舌下络脉粗大，脉缓滑。

续1月28日方，去女贞子、墨旱莲，加酒大黄6g，炒莱菔子15g，7剂。

学生：此案表现在肝的症状多一些。

老师：是的。肝主藏血，血舍魂，肝血不足，魂无所依，故多梦纷纭。

学生：肝者，将军之官，体阴而用阳。肝血即是肝阴，肝阴不足，不能涵阳，故烦躁易怒。

老师：肝主疏泄气机，气机不畅，形成气滞，故全身胀痛。气滞不能推动血液循环，形成血瘀，故见月经有大量血块、舌下络脉粗大。

学生：为什么月经过后胀痛减轻？

老师：气滞产生血瘀，血瘀反过来形成气滞，两者相互影响，造成恶性循环。月经排出大量血块，瘀血减少，气机暂通，故胀痛减轻。

学生：此案在丹栀逍遥散、二至丸的基础上，加酸枣仁、夜交藤养血安神，桃仁、红花、土鳖虫活血化瘀。

老师：方中当归、白芍、酸枣仁、夜交藤养血柔肝，肝体得养，气机疏泄正常，加之瘀血消散，则气机通畅，矢气增多。

学生：我发现您开的药患者吃了放屁特别多，您一般都认为是好转的征兆，可患者却觉得十分尴尬。

老师：凡是肝郁气滞之人，若服药后放屁增多，即为疾病好转的征兆。此时不得顾忌该行为是否文明而不用药。相反，放屁越多越好，这是肝主疏泄气机恢复正常的表现。待体内浊气排完，放屁自然减少或消失。

学生：患者放屁多后，全身胀痛大为减轻。

老师：分析一下三诊的用药加减。

学生：虚火宜补，用滋阴之药，如女贞子、墨旱莲；实火宜泻，用清热之品，如大黄、黄连。患者服药2次，余症皆消，而大便仍然干结，说明体内还留存有实火。所以去掉女贞子、墨旱莲，加入酒大黄、炒莱菔子。

老师：这说明在患者身上，虚火、实火可以同时存在。

19. 丹栀逍遥散合二至丸治疗绝经前后诸证（三）

李某　女　54岁

2022年4月3日初诊：心情焦虑，烦躁易怒，情绪低落，常自感悲伤欲哭，每晚睡1～2小时，思虑纷纭，甚则彻夜不寐。肛门瘙痒，夜间为甚，常欲搔抓，影响睡眠及心情，医院检查排除蛲虫病。月经周期不规律，上次月经2月24日至。

舌质淡红，舌苔白略厚，两关弦滑。

丹　皮 10g	栀　子 10g	当　归 15g	白　芍 20g
柴　胡 10g	茯　苓 30g	炒白术 10g	炙甘草 10g
薄　荷 10g	酸枣仁 20g	夜交藤 30g	女贞子 30g
墨旱莲 30g	合欢皮 20g	大　枣 15g	浮小麦 30g

7剂

2022年4月10日二诊：睡意较浓，每晚可睡7～8小时，情绪略有改善，未再哭泣，肛门瘙痒消失。舌质淡红，舌苔白略厚，脉弦缓。

续4月3日方，7剂。

2022年4月17日三诊：肛周又感不适，余症皆消。舌质淡红，舌苔薄白，两关沉滑。

续4月3日方，加槐花20g，14剂。

学生：此案患者情志方面的症状表现得多一些。

老师：是的，单纯的丹栀逍遥散已经解决不了问题了。

学生：伍入了甘麦大枣汤。

老师：《金匮要略·妇人杂病脉证并治》记载“妇人脏躁，喜悲伤欲哭，象如神灵所作，数欠伸，甘麦大枣汤主之”。

学生：患者常自感悲伤欲哭，是典型的脏躁证。甘麦大枣汤中使用的是陈小麦，为何这里用浮小麦？

老师：陈小麦是陈放2～3年的小麦，偏于养心除烦；浮小麦是浮于水面的瘪壳小麦，偏于固表止汗。一般药房只有浮小麦，没有陈小麦，所以迫不得已用了浮小麦。

学生：您一般治疗情志疾病的患者，都会使用陈小麦，每日60～100g煎水代茶饮，疗效反馈很好，是不是从甘麦大枣汤得到的启示？

老师：是的。小麦为心之谷，心主神明，陈小麦治疗情志疾病的效果非常好，可惜价格低廉，无人问津。

学生：为什么加入合欢皮？

老师：嵇康《养生论》说“合欢蠲忿，萱草忘忧”，合欢花、合欢皮能使五脏安和，心志欢悦，以收安神解郁之效。

学生：患者为什么会出现肛周瘙痒？

老师：临床上常见肛门瘙痒的病因为蛲虫病，可是医院检查已经排除。部分更年期综合征患者会表现有皮肤蚁行样感，可能是该患者的症状正好发生在肛门。

学生：所以您初诊针对肛门没有用药，而肛门瘙痒的症状却消失了。为何三诊加入槐花？

老师：三诊时两关沉滑，从肠道湿热考虑，用槐花清泄大肠之火热，惜未再诊，不能印证疗效。

20. 丹栀逍遥散合二至丸治疗绝经前后诸证（四）

刘群 女 47岁

2022年11月1日初诊：一阵烘热一阵汗出，心情烦躁易怒，眠浅易醒，倦怠乏力。头发脱落较多，头发易油。已停经2年。

舌质淡红，舌苔薄白，两关沉滑。

丹　皮 10g	栀　子 6g	当　归 15g	白　芍 20g
柴　胡 10g	茯　苓 30g	炒白术 10g	炙甘草 10g
薄　荷 10g	党　参 20g	麦　冬 10g	五味子 10g
女贞子 30g	墨旱莲 30g	制首乌 20g	桑　椹 20g

7剂

2022年11月8日二诊：烘热汗出频次减少，睡眠较前深沉，心情平和，仍然脱发，头发易油。舌质淡红，舌苔薄白，脉缓滑。

续11月1日方，加侧柏叶15g，桑叶15g，7剂

2022年11月15日三诊：烘热汗出较少，人较前有力，头发变化不大，舌苔脉象同上。

续11月8日方，7剂

2022年11月22日四诊：少量脱发，余症皆消。舌质淡红，齿痕舌，舌苔薄白，两关沉滑。

续11月8日方，去桑叶、桑椹，加熟地黄30g，炒莱菔子15g，7剂

学生：此案患者主要表现为烘热汗出频繁。

老师：所以加用了生脉饮。

学生：生脉饮主治气阴两伤证，此案表现得不明显啊！

老师：汗为心之液，心主血脉，生脉饮可补益心之气阴，使气复津生，

汗止阴存。

学生："更年期综合征"的病位不是在肝、肾吗？为何又涉及心呢？

老师：肝属木，心属火，肝郁化火，上扰于心，迫汗外泄，为母病及子。

学生：对，方中丹皮、栀子可清肝火、心火。

老师：所以患者以烘热汗出为典型症状时，用丹栀逍遥散合生脉饮为主方。

学生：方中还用了二至丸。

老师：这里的二至丸有两层意思：一是滋补肾阴，二是补肝肾、乌须发。

学生：女贞子、墨旱莲补而不滞，润而不腻，色黑入肾，补肾强阴，为黑发、固发、生发之佳品。

老师：肾之华在发。二至丸药力不够，又加入了制首乌、桑椹。

学生：制首乌生发乌发的功效自古以来就得到了广泛的认可，疗效应该很好。

老师：不一定，现在药物的炮制不到位。

学生：您是指哪一方面呢？

老师：第一，制首乌是由生首乌加黑豆蒸制而成，现在的黑豆绝大多数是转基因黑豆，会不会对药效产生影响？第二，制首乌需要九蒸九晒，现在很难遵照这个标准来炮制。

学生：难怪您从不单独使用制首乌生发乌发，而是配伍女贞子、墨旱莲、桑椹等药。

老师：是的，女贞子、墨旱莲、桑椹属于植物药，不需要炮制，药效尚可。

学生：二诊为何加入侧柏叶、桑叶？

老师：高巅之上，唯风药可到，用桑叶祛风。火曰炎上，火热上炎于头，导致血热，热迫津泄，故头面易油，用侧柏叶清热凉血。且侧柏叶、桑叶均有生发乌发之功。

学生：四诊为何加入熟地黄？

老师：发为血之余，用熟地黄大补精血。

21. 补中益气汤加味治疗子宫下垂（一）

陈某　女　62岁

2014年2月26日初诊：子宫下垂，部分脱出于阴道口之外，劳作则甚，倦怠乏力，头部昏痛，喜按，小便稍黄。

舌质淡红，舌苔中根部薄黄，脉缓弱。

黄　芪 40g	党　参 20g	白　术 15g	陈　皮 10g
升　麻 6g	柴　胡 6g	炙甘草 10g	当　归 10g
苍　术 15g	黄　柏 10g	薏苡仁 30g	川牛膝 15g

5剂

2014年3月10日二诊：症状变化不大，气力稍增，小便色清，舌质淡红，舌苔稍退，脉缓弱。询之服药期间仍在劳作，嘱劳逸适度，否则影响疗效。

续2月26日方，5剂。

2014年3月17日三诊：子宫未见脱出，即使劳作亦无影响，头部昏痛消失。舌质淡红，舌苔薄白，脉缓有力。

续2月26日方，5剂。

老师：这是我当医生以来，治疗的第一例子宫下垂。

学生：一定印象非常深刻！

老师：是的。患者一进门，我问她怎么不舒服，她说得了“茄病”，我听成了“瘸病”，我说您的腿不瘸啊！患者满脸不悦，说：“你这个医生太年轻，这个病都不知道，医术不精！”我连忙向旁边的老医生请教，原来是“茄病”，是子宫下垂的俗称。

学生：子宫下垂为什么叫“茄病”？

老师：我当时也不知道啊！回去查书才弄清楚，清代周诒观《秘珍济阴·卷之三·妇人杂病·茄病》中言“妇人阴门坠出，或红或白，状如茄子，名曰茄病”。

学生：当医生知识不渊博不行啊！

老师：此案非常典型，你辨证一下。

学生：此案为气虚下陷引起的子宫脱垂。气虚则四肢肌肉失养，故见倦怠乏力；劳则气耗，故劳作后症状加重；气虚则清阳不升，清窍失养，故见头部昏痛。因本病为虚证，故喜按。

老师：补中益气汤为治疗气虚下陷证的代表方。使用时一定要注意，黄芪、党参的剂量宜大，升麻、柴胡的剂量宜小。

学生：为何合入治疗湿热下注证的四妙散呢？

老师：这个是根据舌苔来用药。

学生：舌苔根部候下焦，舌苔薄黄，说明同时存在湿热下注，患者小便稍黄也可以证明湿热下注的存在。补中益气汤是治疗气虚下陷证的，没有祛湿之药，所以合入四妙散清热利湿。

老师：是的。湿性黏滞，湿性重浊，湿性趋下，而子宫位于人体的下焦，如果不同时将湿邪祛除，会影响益气升清的功效。

学生：原来如此！二诊时疗效不显，为何不更方？

老师：临证时取得了疗效而不更改药方，叫作“效不更方”。一诊时辨证准确，为何服药无效，当仔细思考，不能随意更改药方。患者为农村人，劳作了一辈子，闲不下来，即使在服药期间也会去劳作。

学生：劳则气耗，补进去的一点气都耗完了。

老师：是的。所以嘱咐患者服药期间禁止劳作。

学生：患者遵守医嘱，三诊时果收佳效。

22. 补中益气汤加味治疗子宫下垂（二）

汪某　女　58岁

2022年7月3日初诊：患者从事餐饮行业20余年，每日劳作9～10小时之久，工作时需要一直站立。半年前出现不耐劳作，站立1～2小时，即觉子宫下垂，停止工作，休息一段时间即可恢复。后来症状逐渐加重，即使不劳作，子宫亦脱出于阴道口。家中子女带她到医院检查，准备手术切除。患者不愿手术，要求服中药保守治疗。

现症见：子宫下垂，脱出于阴道口，平躺可回纳，劳累则更甚，神疲乏力，不欲睁眼，反复口腔溃疡，缠绵难愈，腰部酸疼。

舌质淡红，舌苔白略厚，脉弱。

黄　芪 60g　　生晒参 20g　　炒白术 10g　　陈　皮 10g
升　麻 6g　　柴　胡 6g　　炙甘草 10g　　当　归 10g
炒莱菔子 15g　　枳　实 15g　　7剂

2022年7月10日二诊：未见子宫脱出于阴道口，劳累后小腹部稍有下坠感，矢气增多，腰痛消失，口腔溃疡已经愈合。舌质淡红，舌苔薄白，脉较前有力。

续7月3日方，改黄芪80g，7剂。

2022年7月17日三诊：诸症痊愈，已恢复正常工作，未见不适，苔脉同上。

续7月10日方，10剂。

学生：中气下陷导致的子宫下垂，这位患者非常典型。

老师：这就是我平时所说的，按照教材来生的病。只要稍微有点辨证能力，都可以开出补中益气汤。

学生：首诊黄芪的用量如此之大，不像是您的用药风格。

老师：第一，辨证准确，心中有把握，无需试探；第二，患者愈病心切，一个星期的药吃了看不见疗效，她可能就去做手术了。

学生：为了迅速见效，黄芪、生晒参的剂量才开这么大。您经常说补气药的剂量要慢慢往上加，防止气壅，这位患者您不担心吗？

老师：为了防止气壅，方中用了陈皮、炒莱菔子、枳实来行气，补气的同时，兼以行气，何来气壅？

学生：对，患者服药后矢气增加，浊气都排出来了。

老师：炒莱菔子、枳实在这里其实有两层含义。

学生：除了行气之外，还有什么含义呢？

老师：炒莱菔子、枳实都是降气的。

学生：将欲升之，必先降之。补中益气汤可以升发清阳之气，炒莱菔子、枳实可以下降浊气。

老师：是的，升降相因，其升更速。

学生：患者为何不欲睁眼？

老师：肝受血则能视。患者气虚引起肝血亏虚，故常欲闭目。

学生：口腔溃疡为何也随之而愈？

老师：陷者升之。在口腔溃疡的病案中已经讲过，补中益气汤可治疗气虚引起的口腔溃疡。

学生：三诊时患者诸症已愈，您为何不将黄芪减量，还是用80g？

老师：患者已恢复工作，劳则气耗，还有可能出现气虚，所以要继续培补一下。并且患者已不打算继续服药巩固，能多补一点是一点吧。

23. 补中益气汤合桂枝汤治疗产后受风

杨某　女　39岁

2015年6月12日初诊：10年前生小孩时正值夏季，室内炎热，空调加电扇，迎风而吹，颇觉舒适。自此后双下肢自觉有冷风灌入，肌肤冰凉，虽厚衣重裘亦不缓解，触碰冷水则感寒冷刺骨，大便干结，呈羊粪状，7～10日一行，神疲乏力，多梦纷纭。

舌质淡红，舌苔薄白，脉沉弱，略滑。

黄　芪30g　党　参15g　白　术10g　陈　皮10g
升　麻6g　柴　胡6g　炙甘草10g　当　归20g
桂　枝10g　白　芍10g　酸枣仁20g　夜交藤30g

制附片 15g　　肉苁蓉 10g　　麻子仁 15g　　炒莱菔子 15g

10 剂

2015 年 6 月 24 日二诊：大便呈条状，1～2 日一行，排出通畅，双下肢冰凉感减轻。舌质淡红，舌苔薄白，脉较前有力。

续 6 月 12 日方，改肉苁蓉 20g，10 剂。

2015 年 7 月 10 日三诊：大便 1 日一行，双下肢冰凉感消失，仅剩脚冷，梦少眠佳。舌质淡红，舌苔薄白，脉缓有力。

续 6 月 24 日方，10 剂。

学生：这是“月子病”吧？

老师：是的，书上叫作“产后风”。女性产后营血亏虚，腠理大开，若起居不慎，则风寒湿邪乘虚而入，稽留关节、肌肉、经络而为病。

学生：患者贪凉，空调加电扇，感受的是风寒邪气。邪气留存于内，受在外之风寒邪气的引动，故畏风畏寒。

老师：所以中国人非常强调“坐月子”，即在产后一段时间内进行休养，一方面使气血充盛，另一方面不感受邪气。

学生：现在有人鼓吹坐月子是陋习，要学习外国人不坐月子。

老师：人种不一样，体质也不同，外国人体质强壮，不需要坐月子。但是中国人如果不坐月子，可能会导致疾病缠身。

学生：是的，这位患者就是一个很好的例子，月子病缠绵 10 年还未治愈。

老师：这个病如何去辨证呢？

学生：患者感受的是风寒邪气，所以首先应当发散风寒；腠理疏松，风寒邪气散去后又可复来，当补益卫气，固护肌表，防邪复来；肾阳为一身阳气的根本，寒能伤阳，且病程长久，还当温壮肾阳；气虚不能推动大便，大便留滞肠道过久而干结，还需润肠通便。

老师：方选桂枝汤发散风寒邪气，使邪气外出；补中益气汤补益脾气，通过培土生金法使肺气旺盛，从而卫气充足；再加入制附片温补肾阳。

学生：肉苁蓉既能润肠通便，又能温补肾阳，一药二用。酸枣仁、夜交藤为养血安神之品，可治疗多梦纷纭。

老师：是的，为解决大便不畅，还加入了麻子仁。

学生：为什么通便的药用这么多呢？

老师：宿便为有形实邪，一是容易祛除，二是祛除后可使气机通畅，有利于人体脏腑功能的恢复。

学生：二诊时大便已通，您继续将肉苁蓉的剂量加重，是不是这个意思？

老师：是的，这是我的临床经验，如果病症兼有便秘，将便秘作为重点用药，一旦大便通畅，其他症状也会随之减轻或消失。

第八章 皮肤病案

1. 普济消毒饮加味治疗痤疮

南某　女　19岁

2019年11月10日初诊：面部痤疮，疮面瘙痒，有脓点，以上额、下颌为多，大便干结，2～3日一行。

舌质淡红，舌苔薄白，两关脉滑大。

牛蒡子 15g	黄　芩 10g	黄　连 6g	生甘草 10g
桔　梗 10g	板蓝根 30g	金银花 10g	连　翘 10g
玄　参 10g	升　麻 6g	柴　胡 6g	陈　皮 10g
薄　荷 10g	酒大黄 10g	7剂	

2019年12月18日二诊：服药后痤疮消，大便通，停药后症状反复。

续11月10日方，7剂。

2020年7月4日三诊：停药大半年，饮食未忌，痤疮复发，症同首诊。

续2019年11月10日方，去酒大黄，改生大黄10g，加紫花地丁30g，蒲公英30g，10剂。

2020年9月15日回访：服上方腹泻，大便1日3次，停药后大便正常，痤疮未再复发。

学生：普济消毒饮不是用来治疗大头瘟的吗？为什么您经常用普济消毒饮治疗痤疮？

老师：说来话长。我刚上临床时，治疗痤疮用仙方活命饮。罗美《古今名医方论》誉之“此疡门开手攻毒第一方也”，唐宗海《血证论》赞之“为疮症散肿之第一方”。痤疮属于痈疽疮疡之轻证，用仙方活命饮应该手到擒来，可惜事与愿违，难见佳效。

学生：这是为什么呢？

老师：理论与实践是不一致的。我思考了很久，找到了影响疗效的几点原因。第一，仙方活命饮中用量最重的是金银花，为君药，可是现在的金银花基本都是家种的转基因金银花，难担清热解毒的重任；第二，方中穿山甲透脓溃坚，解毒消肿，功大力宏，可惜已经禁用；第三，仙方活命饮在煎煮时需要加酒一碗同煎，因为酒可以宣散药力，现在一般没有遵循此法。

学生：您一直强调用古方要遵循古法，是不是没有遵循古法可影响疗效？

老师：是的。仙方活命饮用了一段时间，疗效不尽如人意，只能转而易辙。

学生：那您是怎么想到用普济消毒饮的呢？

老师：在翻看教材的时候，看见大头瘟多由风热疫毒之邪，壅于上焦，发于面部所致。

学生：对，这和痤疮的病因很相似。痤疮患者大多食用辛辣食物，导致胃肠火旺。火曰炎上，火热炎于面部，则发痤疮。

老师：普济消毒饮主治部位偏于咽部，我将清肺利咽的马勃，换为清热解毒、疏散风热的金银花，使其作用于面部。

学生：相对仙方活命饮而言，普济消毒饮中的黄芩、黄连清热之力更强，牛蒡子、金银花、连翘疏散风热之力也更强。

老师：是的。经临床试验，普济消毒饮的疗效远好于仙方活命饮，所以我一直使用普济消毒饮治疗痤疮。

学生：案中大便干结使用大黄，我看患者大便不干结的时候您也会用大黄。

老师：肺主皮毛，肺与大肠相表里，皮毛之热毒可从大肠泻出，所以我经常用大黄，能增强疗效。

学生：三诊时为何将清热解毒的药用得如此之重？

老师：第一，有了前两诊的用药经验，已经摸清患者对药物的承受限度，这样使用没有问题。第二，正处夏季，气候炎热，需增加药量。

2. 普济消毒饮加味治疗耳后疖肿

刘某　男　11岁

2023年7月11日初诊：左侧耳后疖肿反复发作2年。2年前，左侧耳后生一黄豆大小的小疖，初未介意，后来逐渐长大，经打针输液治疗，疖肿渐消，但是每隔一段时间，疖肿在同一部位又发，又去医院打针输液，如此反复，家长与小孩都痛苦不堪，经人介绍来诊。

现症见：左侧耳后疖肿约一元硬币大小，根盘紧束，红肿热痛，纳差挑食，喜食辛辣厚味，小便黄，气味臭。

舌质淡红，有点刺，舌苔白厚，两关脉滑大。

牛蒡子 10g	黄　芩 10g	黄　连 3g	生甘草 10g
桔　梗 10g	板蓝根 10g	金银花 10g	连　翘 10g
玄　参 10g	升　麻 3g	柴　胡 3g	陈　皮 10g
薄　荷 10g	紫花地丁 15g	蒲公英 15g	炒莱菔子 15g
炒山楂 15g	芦　根 10g	白茅根 10g	7剂

2023年7月18日二诊：疖肿消散大半，肿起部分大部分塌陷，疮面淡红，已不疼痛，大便日行一次，矢气臭秽，小便渐清，仍纳差挑食。舌质淡红，点刺减少，舌苔退至中根部，两关脉缓滑。

续7月11日方，去芦根、白茅根，加炒麦芽15g，神曲10g，7剂。

2023年7月25日三诊：疖肿完全愈合，仍纳差挑食，大便1～2日一行。舌质淡红，少许点刺，舌苔白略厚，两关脉略缓滑。

陈　皮 10g	法半夏 10g	茯　苓 20g	炒山楂 15g
炒麦芽 15g	炒莱菔子 15g	神　曲 15g	金银花 15g
连　翘 15g	野菊花 10g	芦　根 15g	白茅根 15g

7 剂

学生：这个病为什么会反复发作呢？

老师：这就要寻找此病的病因是什么？

学生：一般来说，疮疡肿痛都属于火热毒邪。

老师：火热从何而至呢？

学生：患者喜食辛辣厚味，久之则生热化火，火热毒邪灼伤肌肤、蒸腐气血，化为疮疡肿痛。

老师：西医的消炎药类似中医的苦寒药，能清解患者体内热毒。疖肿发生时，应用此类药物，临床一般有效。但是该患者纳差挑食，说明脾胃的运化功能不佳。舌苔白厚，说明体内湿邪很重。

学生：我明白了，患者是湿热壅盛证，不是单纯的火热亢盛证，消炎只能暂解热邪，不能祛湿。

老师：是的，湿邪黏滞，可以阻滞阳气的运行，久之又会蕴热，故而反复发作。

学生：普济消毒饮是治疗大头瘟的，您为什么选择此方来治疗疖肿？

老师：中医治的是证，不是病。普济消毒饮治疗风热疫毒壅于上焦证。大头瘟发于头面部，患者的疖肿也在头面部。

学生：对，异病同治。但是大头瘟长在下颌部，患者的疖肿长在耳后，有没有什么区别？

老师：从经络的循行来看，还是有区别的。大头瘟发于头面部，阳明为诸阳之汇，所以重点清阳明之热；患者疖肿生于耳后，手少阳三焦经“系耳后，直上出耳上角”“从耳后入耳中，出走耳前”，所以重点清少阳之热。

学生：方中药物没有变化啊！

老师：是的，这个方子比较大，包含有入阳明、少阳经的清热解毒药，所以不需要变化。

学生：对，肝胆相表里，柴胡、薄荷入肝经。为什么加入蒲公英、紫花地丁？

老师：取五味消毒饮之意，增强清热解毒的疗效。

学生：炒山楂、炒莱菔子可以消食化积、健脾开胃，为何加入芦根、白茅根？

老师：前面说了，患者是湿热壅盛证，清热的同时还要利湿。芦根、白茅根功能利湿，还能引热从小便而出，为热邪增添排出的途径。

学生：三诊疖肿已愈，为何还加入清热解毒药？

老师：恐炉烟虽熄，灰中有火。患者舌质仍有点刺，脉有滑象，说明还有郁热的存在，故消导药中伍以清解。

3. 小柴胡汤合贝母瓜蒌散五味消毒饮治疗痤疮

曾某　男　20 岁

2021 年 4 月 28 日初诊：背部痤疮密布，几无空隙，受热则痒，化脓，脓破则流血，口中黏腻，平素情绪不畅。

舌质淡红，舌苔白略厚，脉弦略滑。

柴　胡 10g　　黄　芩 10g　　法半夏 10g　　全瓜蒌 30g
浙贝母 10g　　天花粉 15g　　陈　皮 10g　　桔　梗 10g
茯　苓 30g　　紫花地丁 30g　　蒲公英 30g　　野菊花 15g
丹　参 20g　　芦　根 30g　　7 剂

2021 年 5 月 7 日二诊：痤疮消退大半，即使受热亦不痒，未见脓点，口中黏腻消失。舌质淡红，舌苔薄白，脉弦缓。

续上方，加刺蒺藜 20g，7 剂。

2021 年 5 月 22 日三诊：服完上方后痤疮已愈，现又有复发之势。舌质淡红，舌苔薄白，脉弦缓。

续 4 月 8 日方，加夏枯草 20g，7 剂。

2021年10月2日回访：背部痤疮已愈，未留下痘印。

老师：抄方这么长时间，有没有总结一下痤疮好发于哪些部位？

学生：头面部、背部。

老师：有没有想过这是为什么？

学生：头面部好解释，火曰炎上，火热邪气上炎于头面部，蒸腐气血肌肉而为痤疮。

老师：头面部为诸阳经的交汇之处，阳气旺盛，易生痤疮。

学生：那为什么背部也易生痤疮呢？

老师：背为阳，腹为阴，背部阳气亦旺。日常生活中，如果被褥潮湿，睡觉时背部贴着床单而不透气，湿热熏蒸背部皮肤，可致痤疮。

学生：此案患者背部生痤疮的病因是什么呢？

老师：从症状来看，有两大病因：第一，口中黏腻，舌苔白略厚，是痰湿蕴热；第二，平素情绪不畅，脉弦，是气郁化热。湿热熏蒸背部皮肤，导致痤疮滋生。

学生：方中小柴胡汤疏肝理气，二陈汤、贝母瓜蒌散化痰除湿。贝母瓜蒌散为治燥痰之剂，此处为热痰，似乎不太恰当。

老师：第一，贝母瓜蒌散化痰之力尚可，清热之力不足，所以方中加用了清热解毒之药；第二，方中疏肝、化痰、清热之药皆能伤阴，贝母瓜蒌散功能润燥养阴，可纠正这一弊端；第三，贝母瓜蒌散由浙贝母、全瓜蒌、天花粉、陈皮、桔梗、茯苓组成，方中除陈皮外，余药皆是白色，具有美白之效。

学生：清热解毒药选用的是五味消毒饮？

老师：是的，没有用金银花、天葵子。加用丹参活血消痈，促进痤疮的消除；芦根引湿热邪气从小便而出，给邪气以出路。

学生：二诊为什么加刺蒺藜？

老师：第一，疏散肝经风热；第二，刺蒺藜是白色，可以美白；第三，经大量使用，发现刺蒺藜有消痘印的功效。

学生：患者最后没有留下痘印，疗效颇佳。为什么有的痤疮患者会有痘印呢？

老师：生了痤疮千万不要去挤，在挤的过程中会损伤皮肤真皮层，从而留下痘印。如果单纯服用中药而治愈痤疮，一般不会留下痘印。

4. 普济消毒饮加味治疗扁平疣

胡某 女 19岁

2019年3月1日初诊：面部痤疮，不痛不痒，不易化脓，以面颊为多，额头有少许扁平疣，头面部皮肤易出油，大便干结，2～4日一行。

舌质红，舌苔黄厚，两关脉弦滑。

柴　胡 10g	黄　芩 10g	法半夏 10g	全瓜蒌 30g
浙贝母 10g	天花粉 15g	生地黄 15g	赤　芍 10g
丹　皮 10g	丹　参 20g	连　翘 15g	蒲公英 30g
虎　杖 20g	炒莱菔子 15g	紫花地丁 30g	7剂

2019年3月8日二诊：痤疮逐渐减少，大便1～2日一行，舌苔稍退。

续3月1日方，加板蓝根30g，7剂。

2019年3月15日三诊：痤疮消退大半，扁平疣增多，蔓延至全脸，手背亦有少许，苔脉同上。

牛蒡子 15g	黄　芩 10g	黄　连 6g	生甘草 10g
桔　梗 10g	板蓝根 30g	金银花 10g	连　翘 10g
玄　参 10g	升　麻 6g	柴　胡 6g	陈　皮 10g
薄　荷 10g	薏苡仁 30g	虎　杖 20g	炒莱菔子 15g

7剂

2019年3月22日四诊：扁平疣逐渐减少，苔脉同上。

续3月15日方，改黄连10g，7剂。

2019年3月29日五诊：扁平疣全部脱落，痤疮稀发，大便1日一行，偏稀。舌质淡红，舌苔中根部黄厚，脉缓滑。

续3月15日方，7剂。

2019年4月5日六诊：痤疮、扁平疣全部消退，舌苔根部略厚。

续3月15日方，7剂。

2019年9月8日回访：痤疮、扁平疣迄今未发。

学生：此案为何选择小柴胡汤合贝母瓜蒌散？

老师：痤疮以两侧面颊为多，两侧面颊属肝，且两关脉弦，可以辨证为肝郁化火。头面部皮肤易出油，舌苔黄厚，脉滑，可以辨证为痰湿蕴热。

学生：头面部皮肤易出油，这不是所谓的油性皮肤，是体质决定的吗？

老师：中医不这样认为。体内痰湿受火热的熏蒸，津液浓缩后外溢于皮肤，表现为皮肤出油。

学生：皮肤出油可以治愈吗？

老师：当然可以，只需要将体内的痰湿、火热邪气清除干净就可以了，只是这个过程有点漫长。

学生：此案还用了一组清热凉血的药，生地黄、赤芍、丹皮、丹参。

老师：这是犀角地黄汤，没有用犀角，加了丹参，用于治疗血分郁热。

学生：如何判断血分郁热呢？

老师：看舌质，舌质红或绛红说明血分有郁热，用这一组药凉血散血。

学生：我觉得您治疗痤疮的核心思想是两个字——透热。气郁化热用小柴胡汤理气透热，痰湿蕴热用贝母瓜蒌散、二陈汤化痰透热，血分郁热用犀角地黄汤散血透热。

老师：是的，邪气壅于皮肤，因势利导，透散来得最快。

学生：肺主皮毛，肺与大肠相表里，皮毛上的邪气可通过大便而解，所以您经常用虎杖、大黄通便。

老师：是的，简单点说，皮毛与大肠是相通的，皮毛上的邪气可从大便排出。

学生：这真是处处为邪气寻找出路啊，真正清热解毒的药只有连翘、蒲公英、紫花地丁，这比那些只会一味清热解毒的医生高明多了。

老师：治病要有巧思！

学生：三诊治疗扁平疣为何使用普济消毒饮？

老师：西医认为扁平疣是由人乳头瘤病毒感染皮肤所致，中医认为扁平疣是风热湿毒上攻面部所致。

学生：按照西医思维，直接用杀病毒的药就行了？

老师：千万不要有这样的思维，病毒是杀不完的。再说了，中药里面哪些药是杀病毒的呢？可能实验室里有杀灭作用，用在人身上就没效了。中医治病的思维，是祛除体内的风热湿毒，让病毒没有生存的环境，病毒自然消失。

学生：普济消毒饮可以清热解毒、疏风散邪，重用薏苡仁除湿，虎杖使邪气从大便而出。随着体内邪气的消除，扁平疣自然脱落。

5. 黄连导赤散合五味消毒饮治疗痤疮

唐某　女　19岁

2021年4月18日初诊：面部痤疮，以额头为主，背部亦稀发痤疮，不疼不痒不化脓，小便略黄，大便正常。

舌尖红，舌苔薄白。右关脉略滑。

黄　连6g　生地黄15g　川木通6g　生甘草10g
淡竹叶15g　连　翘15g　蒲公英30g　紫花地丁30g
野菊花10g　丹　参20g　冬瓜皮30g　全瓜蒌30g
天花粉15g　7剂

2021年4月25日二诊：痤疮消退大半，小便清。舌尖略红，舌苔白略厚。

续上方，加炒莱菔子15g，刺蒺藜20g。

2021年6月3日回访：上方服完后，痤疮即愈，并且皮肤变白不少。

学生：导赤散也可以用来治疗痤疮？

老师：复习一下面部的五脏分布图。

学生：《素问·刺热》把五脏与面部相关部位划分为：左颊为肝，右颊为肺，额为心，颏为肾，鼻为脾。

老师：患者痤疮以额头为主，可以认为是心火旺盛所致。

学生：根据脏腑在舌面上的相关分布：舌尖应心肺，舌中应脾胃，舌根应肾，舌边应肝胆。患者舌尖红，也可以作为心火旺盛的有力支撑。

老师：心与小肠相表里，心热移于小肠，故见小便色黄。

学生：这下全部串起来了！

老师：这就是临床辨证思维。根据患者最突出的症状，辨出一个证型，然后根据这个证型，再从医理上解释其他的症状。

学生：从这个角度来看，辨证论治有着严密的逻辑思维。

老师：学中医很讲究"悟性"，学生问老师问题，老师一般都会说："你回去自己悟吧！"我学医时不知道该悟什么，后来慢慢摸索，发现悟的就是临床辨证思维。

学生：这种思维得自己慢慢悟，但也得老师正确引导。

老师：是的。分析一下处方用药吧。

学生：方中黄连导赤散清心泻火，五味消毒饮解毒疗疮，丹参活血消痈。后面三味药不知道有何用处。

老师：这三味药的饮片是什么颜色？

学生：白色。

老师：一般认为白色的药具有美白的功效。比如七白散，由白蔹、白术、白牵牛、白芍药、白僵蚕、白芷、白附子组成，研为细末敷面用，可以美白。

学生：冬瓜皮清热利尿，增强导赤散之功；天花粉消肿排脓以疗疮，增强五味消毒饮之效；全瓜蒌清热散结，兼能润肠通便，肺主皮毛，与大肠相表里，皮毛之邪气可通过大肠排出体外。这真是一举多得！

老师：要想处方开得精炼，必须对药性非常熟悉。

学生：二诊时患者舌苔白略厚，是湿浊之象已露，加入炒莱菔子行气，取气行则湿化之意。为何用刺蒺藜？

老师：刺蒺藜也是白色的，可以美白。我的个人用药经验，刺蒺藜可以消痘印，考虑患者痤疮渐消，后期恐有痘印残留，故提前用药消磨之。

6. 知柏地黄丸加味治疗痤疮

彭某　女　34岁

2015年3月9日初诊：下颌密布痤疮，不痛不痒，久不化脓，腰部酸痛，经常熬夜，喜食辛辣。

舌质淡红，舌苔薄黄，两尺脉浮。

知　母 15g	黄　柏 15g	生地黄 20g	山茱萸 10g
山　药 10g	泽　泻 10g	丹　皮 10g	茯　苓 20g
肉　桂 3g	金银花 15g	连　翘 15g	玄　参 20g
浙贝母 10g	天花粉 15g	5剂	

2015年3月14日二诊：痤疮逐渐减少，腰痛已愈。舌质淡红，舌苔薄白，两尺脉略浮。

续3月9日方，5剂。

2015年6月20日回访：痤疮已愈。

学生：知柏地黄丸为何可以治疗痤疮？

老师：前面我们提到了五脏与面部相关部位划分：左颊为肝，右颊为肺，额为心，颏为肾，鼻为脾。

学生：下颌属肾。

老师：这是肾经虚火上炎所致。

学生：虚火所致的痤疮不痛不痒、久不化脓，同时还伴有肾虚的症状。

老师：腰者，肾之府。患者腰部酸痛，即是肾虚之症。两尺脉候肾，尺脉以沉为佳，若肾阴亏虚，肾阳外浮，则两尺脉浮。

学生：实火所致的痤疮焮红疼痛、容易化脓，同时还伴有小便短赤、大便干结等症状。

老师：本案为虚火所致的痤疮，所以选用了知柏地黄丸。

学生：六味地黄丸滋阴补肾，知母、黄柏清热泻火。为什么没有用熟地黄，而用了生地黄呢？

老师：熟地黄是由生地黄拌黄酒、砂仁经九蒸九晒而制成，药房里面的熟地黄大多没有炮制到位，质量低劣，还不如直接用生地黄。患者正值壮年，肾虚程度不重，方中山茱萸、山药可代熟地黄滋阴补肾之功。此处用生地黄是取其滋阴清热之效。

学生：用少量的肉桂可以引火归原。既然是虚火，为什么用治疗实火的金银花、连翘？

老师：患者还兼有部分实火！

学生：虚火与实火可以同时存在？

老师：当然可以，患者平时喜食辛辣、舌苔薄黄即可辨为实火。

学生：方中知母、黄柏既可以清虚火，也可以清实火。

老师：是的，为了增强清实火的功效，还是加入了金银花、连翘。

学生：为什么用玄参呢？

老师：玄参清热滋阴、泻火解毒，既清虚火，也清实火。

学生：天花粉消肿排脓，浙贝母散结消痈。两者合用，能促使痤疮的消散。

老师：是的。从精简药味的角度来看，本案用一个完整的知柏地黄丸就可以了，但为了迅速见效，还是加入了相关药物。

学生：现在一般认为处方的药味越少，医生水平越高。

老师：是的，但还要兼顾疗效，在药味与疗效中间找一个平衡。

7. 消风散加味治疗荨麻疹（一）

韩某　女　19岁

2021年5月7日初诊：近1周来全身皮肤起荨麻疹，瘙痒难耐，用手抓后皮肤留有划痕，面部皮肤易红，二便正常。

舌尖红，舌苔白略厚，脉沉滑。

荆 芥10g 防 风10g 蝉 蜕10g 麻子仁10g
苦 参10g 苍 术10g 生石膏30g 知 母10g
牛蒡子10g 川木通10g 当 归10g 生地黄10g
生甘草10g 酒大黄10g 炒莱菔子15g 7剂

2021年5月14日二诊：荨麻疹发作次数减少一半，瘙痒程度减轻大半，小便色黄。舌尖红，舌苔白略厚，脉缓滑。

续5月7日方，7剂。

2021年5月21日三诊：偶有瘙痒，继续服药巩固疗效。

续5月7日方，7剂。

2021年5月28日回访：荨麻疹已愈。

学生：荨麻疹应该从哪里入手治疗呢？

老师：风性“善行而数变”，“风胜则动”，痒自风来，荨麻疹以瘙痒为主，故从祛风来入手治疗。

学生：西医认为荨麻疹是接触过敏原所致，包括各种食物、药物，物理因素、精神因素也可以诱发荨麻疹。

老师：中医、西医的认识不一样。

学生：您看病从来不让患者去检查过敏原。

老师：那没有什么意义。如果检测出来你对花粉过敏，你能不呼吸空气吗？如果检测出来你对大米过敏，你能不吃饭吗？

学生：为什么有的人会患荨麻疹，有的人没有呢？

老师：这和体质有一定的关系。湿热体质之人，外感风毒之邪，风毒与湿热相搏结，浸淫血脉，内不得疏泄，外不得透达，郁于肌肤腠理之间，随引动而发。

学生：如何引动呢？

老师：如果体内郁热较甚，吃了热性的食物或者接触了热性的事物，会引动体内热邪，导致荨麻疹的发生，以此类推。

学生：也就是说西医所谓的过敏原，相当于中医的外感邪气？

老师：差不多，中医不但要祛除外感的邪气，还要内清潜伏于体内的湿热，这样才能从根本上治疗。

学生：您选用的是《外科正宗》的消风散。

老师：方中荆芥、防风、牛蒡子、蝉蜕开发腠理，透解郁滞肌肤的风毒之邪而止痒；苍术散风祛湿，苦参清热燥湿，木通渗利湿热，共奏祛湿之功；生石膏、知母为白虎汤的组成部分，能清热泻火。此三组药，外散风邪，内清湿热。

学生：为何用麻子仁、当归、生地黄？

老师：治风先治血，血行风自灭。

学生：患者大便通畅，为何加酒大黄？

老师：第一，阳明主面，患者面部皮肤易红，说明阳明有热，加大黄以泻之；第二，脉象沉滑，说明热郁于内，蝉蜕配大黄含升降散之义，可以升降气机，宣透郁热；第三，肺主皮毛，肺与大肠相表里，荨麻疹发于皮肤之上，皮肤之热毒可从大肠而泻。

学生：您经常使用大黄治疗皮肤病，可谓是一大特色。

8. 消风散加味治疗荨麻疹（二）

汪某　女　20岁

2021年9月20日初诊：荨麻疹，晨起、傍晚为甚，搔抓后皮肤抓痕明显，抓痕高出于皮肤，小便色黄，近几日腹泻，平时喜食辛辣食物。

舌质红，舌苔薄白，脉沉滑有力。

荆　芥 10g	防　风 10g	蝉　蜕 10g	麻子仁 10g
苦　参 6g	苍　术 15g	生石膏 20g	知　母 10g

牛蒡子 10g　　川木通 6g　　当　归 10g　　生地黄 10g
生甘草 10g　　紫苏叶 10g　　细　辛 3g　　7剂

2021年10月6日二诊：服药后瘙痒减轻大半，今日刮大风又复发。舌质红，舌苔薄白，脉沉滑有力。

续9月20日方，7剂。

2021年10月13日三诊：白天不痒，晚上仍痒，月经将至。舌质红，舌苔薄白，脉滑。

续上方，去紫苏叶、细辛，加丹参 20g，赤芍 10g，7剂。

2021年10月20日四诊：皮肤瘙痒面积缩小，时间减少，程度减轻。舌质淡红，舌苔薄白，脉缓滑。

续10月13日方，7剂。

2021年10月27日五诊：瘙痒稀发，不需搔抓，苔脉同上。

续10月13日方，7剂。

学生：此案患者的瘙痒非常有特点，以晨起、傍晚为甚。

老师：晨起、傍晚可以联想到什么邪气呢？

学生：寒邪！

老师：是的，晨起、傍晚为一日当中气温最低之时。

学生：为什么夜间不痒？

老师：夜间添衣盖被，不易感受寒邪。清晨从温暖的被窝出来，户外温度低一些；傍晚气温降低，来不及添衣，温度也相对低一些。

学生：此案为风寒邪气所诱发，体内夹杂有湿热邪气。

老师：是的，患者平时喜食辛辣食物，易化火生热。小便色黄，也可以证明内热的存在。

学生：近几日腹泻，说明大肠湿盛，脉滑，也可以证明体内有湿邪。

老师：本案也选择了消风散，在药物加减、使用剂量上要略有变化。

学生：方中加了紫苏叶、细辛以外散风寒，减轻了苦参、生石膏、川木通的用量。

老师：因患者腹泻，苦寒之药易伤脾胃，故减量使用。

学生：三诊为何去紫苏叶、细辛，加丹参、赤芍？

老师：三诊时舌质红，说明外风已经散去，内伏之热浮越于外，故去掉辛温的紫苏叶、细辛，加入凉血散血的丹参、赤芍，使体内的郁热更容易散发出来。

学生：患者月经将至，还能用活血散血的药吗？

老师：月经期血室大开，内郁之热随经血散发出来，当此之时，加用活血散血之药，可使体内热邪消散得更快。

学生：不担心月经量增多吗？

老师：务必叮嘱患者，月经量增多即停服药物，若不增多则不停服。据临床观察来看，一般都不会增多，丹参、赤芍活血的力量并不太强。

9. 四妙四土汤加味治疗荨麻疹

付某　女　42岁

2017年9月23日初诊：荨麻疹，胸腹部为主，起大块风团，瘙痒难忍，小便黄色。

舌质淡红，舌苔淡黄厚腻，脉濡滑。

苍　术 10g	黄　柏 10g	薏苡仁 30g	川牛膝 15g
土茯苓 30g	土贝母 10g	土鳖虫 10g	土大黄 15g
赤　芍 10g	丹　皮 10g	红　花 10g	忍冬藤 30g
炒莱菔子 15g	乌梢蛇 10g	荆　芥 10g	防　风 10g

5剂

2017年10月3日二诊：荨麻疹发作稀少，瘙痒大为减轻，舌苔退。续9月23日方，5剂。

学生：此案为何不用消风散？

老师：此案也可以用消风散，只是在药物加减上面变化太多，还不如另开一方。

学生：消风散主治风邪与湿热相搏证。瘙痒属于风邪，舌苔厚腻为湿邪，小便黄色是热邪，刚好对证啊！

老师：此案要抓住舌苔淡黄厚腻，说明湿热邪气偏重。消风散中祛风止痒之药居多，说明消风散所治证型是以风邪偏重。

学生：所以本案用四妙四土汤清利湿热为主，祛风的药加入了荆芥、防风、乌梢蛇。

老师：是的，乌梢蛇是虫类药，祛风之力比草木类药更强。

学生：消风散中苍术散风祛湿，苦参清热燥湿，木通渗利湿热，清利湿热之药不多。四妙四土汤基本全是清利湿热之药，且能使体内湿热从大小便分消，给邪气外出的途径更多。

老师：本方还用赤芍、丹皮凉血散血，红花活血化瘀，忍冬藤搜剔经络，使深伏于血脉中的热邪透散而出。

学生：湿热邪气分消走泄，风邪无所依附，则荨麻疹自愈。

10. 四妙四土汤加味治疗湿疹（一）

李某 女 19岁

2021年9月20日初诊：嘴唇左上部湿疹，滋水淋漓，瘙痒，小便色黄，大便排出不畅，既往月经有血块。

舌质淡红，舌苔白厚，左关脉略滑。

苍术 10g	黄柏 10g	薏苡仁 30g	川牛膝 15g
土茯苓 30g	土贝母 10g	土大黄 10g	土鳖虫 10g
当归 10g	川芎 10g	红花 10g	忍冬藤 30g
白鲜皮 15g	乌梢蛇 10g	7剂	

2021年9月27日二诊：湿疹已愈，小便清澈，大便顺畅。舌质淡红，舌苔根部白厚，脉缓滑。

续9月20日方，7剂。

学生：我看您经常使用此方治疗湿疹，疗效非常好啊！

老师：这是湖北国医大师梅国强教授的经验方，用来治疗湿热浸淫所致的各种皮肤病，名之为“四妙四土汤”。

学生：四妙丸由苍术、黄柏、薏苡仁、川牛膝组成，用于治疗湿热下注，两足麻痿肿痛等症，并未提及可以用于治疗皮肤病啊？

老师：中医治的是证，不是病。湿性趋下，感染湿邪为病，要想将体内湿邪排出，一般都是因势利导，从下焦的大小便排出。

学生：我明白了，此方是在为湿热邪气找出路。湿性趋下，四妙散清利下焦湿热，可使体内湿热邪气从小便而解。

老师：是的。湿热邪气排出去了，湿疹自然痊愈。

学生：土茯苓、土贝母、土大黄、土鳖虫，这四个“土药”用在一起是什么意思呢？

老师：梅教授曾说：“这四个‘土药’比那些‘洋药’好用多了！”你查找一下相关资料，看看这四味药的主治功效。

学生：土茯苓甘淡渗利，解毒利湿，能搜剔湿热之蕴毒；土大黄味苦性凉，清热解毒，凉血祛瘀，兼能通便，使湿热邪气从大便而解；土贝母味苦微寒，解毒、散结、消肿；土鳖虫咸寒入血，性善走窜，能活血逐瘀。

老师：四妙丸配伍四土汤，可使湿热邪气从大小便而出。湿热久蕴，波及血分，当用凉血活血之药，方中土贝母、土大黄、土鳖虫即为此而设，恐药力不逮，又加红花、忍冬藤以增强药力。

学生：既然是凉血活血，为何用辛温之当归、川芎？

老师：血得温则行，得寒则凝，恐寒凉太过，故用辛温之当归、川芎。

学生：“治风先治血，血行风自灭”，血贵流通，伍入辛温之药，使血液流通，风邪自散，瘙痒自止。

老师：是的，如果寒凉太过，血液凝滞，则风邪不祛，而瘙痒不愈。

学生：白鲜皮味苦性寒，有清热燥湿、泻火解毒、祛风止痒之功。为何使用乌梢蛇？

老师：乌梢蛇善祛风而止痒，对各种皮肤瘙痒有良好的效果。《本草纲目·卷四十三·乌蛇·附方》记载了一个故事：商州有个人得了麻风病，由于麻风病是一种毁容性的疾病，使人看上去相貌可憎，于是他的家人都非常讨厌他。为了把他赶出家门，在山中为他盖了一间茅屋，让他在里面居住生活。那人有饮酒的习惯，一次一条乌梢蛇出来觅食时不小心掉进了他装酒的容器里，可他并不知道。自从那以后，随着他每日饮酒，他的麻风病逐渐好转了，他感到非常奇怪。最后，当他把酒喝完时，发现装酒的容器底部有蛇的骨头，这时他才明白了病愈之由。

学生：麻风病这么严重的病都能治愈，普通的皮肤瘙痒就不在话下了，难怪您治疗皮肤病喜欢用乌梢蛇。

老师：风者善行而数变，瘙痒起伏不定，所以一般认为瘙痒属于感受了风邪。蛇类行动呈游走性，类似风象，故认为蛇能祛风，如蕲蛇、白花蛇皆有祛风之功，且功效强于乌梢蛇。

学生：既然功效更强一些，您临床为什么不用蕲蛇、白花蛇？

老师：第一，蕲蛇、白花蛇的价格更加昂贵一些。第二，乌梢蛇已经可以解决问题了，那就没必要再用蕲蛇、白花蛇。

11. 四妙四土汤加味治疗湿疹（二）

杨某　女　22岁

2019年5月1日初诊：自6岁开始长湿疹，父母心急如焚，只要听说何地有擅长治疗皮肤病者，不远千里求治，跑遍全国，鲜有疗效，病情逐年加重，蔓延至全身。其母因妇科病经我治愈，咨询能否治疗皮肤病？我说可以一试。

现症见：全身皮肤除面部、双手外，满布湿疹，滋水淋漓，异常瘙痒，抓之流水，皮肤干燥，月经期皮肤瘙痒尤甚，月经有血块。

舌质淡红，舌苔白略厚，脉沉滑。

苍　术 10g	黄　柏 10g	薏苡仁 30g	川牛膝 15g
土大黄 15g	土茯苓 30g	土鳖虫 10g	土贝母 10g
当　归 10g	川　芎 10g	忍冬藤 30g	红　花 10g
白鲜皮 15g	乌梢蛇 10g	僵　蚕 10g	蝉　蜕 10g
地肤子 15g	15 剂		

2019 年 7 月 5 日二诊：患者身处外地，就诊不便，服上方自觉有效，便持续服用至今，现全身湿疹基本愈合，但月经至则稍有复发，月经夹杂少量血块。舌质淡红，舌苔薄白，脉缓滑。

续 5 月 1 日方，加丹参 20g，15 剂。

2019 年 10 月 28 日三诊：持续服用上方至今，现月经至亦不瘙痒，全身皮肤恢复正常，偶有饮食不慎，耳背或者大腿生 1～2 粒湿疹，苔脉同上。

续 7 月 5 日方，15 剂。

2021 年 12 月 20 日回访：其母述湿疹已愈，未再复发。

学生：我经常见到很多小孩长湿疹，发病率还挺高，病因是什么呢？

老师：和饮食有非常大的关系。湿疹是感受湿邪所致，感受湿邪的途径有外湿、内湿之分。

学生：人所处的外部环境差异不大，湿疹与内湿的关系还是大一些。

老师：是的，古人认为嗜食肥甘厚腻可以生内湿，现在小孩吃的可以滋生内湿食物太多了，如：牛奶、巧克力、糖果、蛋糕、甜品、饮料、冰激凌等。

学生：牛奶也生湿吗？

老师：牛奶是微寒之性，短时间喝没有问题，但是如果从生下来一直喝呢？长此以往，则脾胃寒湿内生。我一直认为中国人从古至今是以植物蛋白为主，宁愿喝豆浆，也尽量少喝牛奶。

学生：是的，在门诊见过很多体质较弱的小孩，没有母乳喂养，从小喝牛奶，长大后有挑食、偏食、厌食的不良习惯。

老师：这就是小孩子容易长湿疹的病因。

学生：本案患者的湿疹迁延多年，可谓异常严重。为何月经期皮肤瘙痒加重？

老师：湿邪困阻气机，气机不畅，蕴而化热，热邪波及血分，导致血分亦有热。女子经期血室大开，内伏之热溢出，致使体内热邪增重，故月经期皮肤更为瘙痒，湿疹稍有增加。

学生：方中为何加入僵蚕、蝉蜕？

老师：一是取升降散之意，升降散由僵蚕、蝉蜕、姜黄、大黄组成，方中僵蚕、蝉蜕主升，姜黄、大黄主降，能升降气机，宣透郁热。此处僵蚕、蝉蜕主升，土大黄主降。二是僵蚕与蝉蜕相伍，皆为虫类药物，祛风止痒之功较强。

学生：二诊加入丹参是为了凉血散血？

老师：是的，患者月经有血块，说明体内有瘀血，加丹参活血化瘀。

学生：患者服药接近半年，病始痊愈。

老师：湿性黏滞，病程缠绵难愈，通过这个病案可以体会到了吧！

12. 消风散加味治疗湿疹

顾某　女　19岁

2021年9月23日初诊：全身皮肤散在瘙痒，抓破后或流黄水，或流血水，洗热水澡或受寒后可诱发，小便色黄，大便偏干。

舌体胖大，舌苔白略厚，舌边有齿痕，右关脉滑大。

荆　芥 10g	防　风 10g	蝉　蜕 10g	麻子仁 10g
苦　参 10g	苍　术 10g	生石膏 30g	知　母 10g
牛蒡子 15g	川木通 10g	当　归 10g	生地黄 10g
生甘草 10g	土茯苓 30g	7剂	

2021年10月4日二诊：皮肤瘙痒减轻大半，不再搔抓，小便清

澈，大便不干。舌质淡红，舌苔中根部白厚，右关脉缓滑。

续9月23日方，7剂。

2021年10月13日三诊：皮损已全部结痂，微痒，可不用搔抓，服药时大便不成形，小便清长。舌质淡红，舌苔根部白厚，右关脉缓滑。

续9月23日方，7剂。

2021年10月26日四诊：手指缝尚有零星湿疹，抓破有黄水流出。舌质淡红，舌苔根部薄白，右关脉缓滑。

续9月23日方，加土大黄20g，7剂。

2021年11月6日五诊：上症减轻大半，继续服药巩固疗效。

续10月26日方，7剂。

学生：消风散，顾名思义，不是用来消除风邪的吗？为什么也可以用来治疗湿疹？

老师：中医治的是证，思维不可被病名牵制。

学生：本方主治风毒湿热证。

老师：本方集疏风、养血、清热、祛湿于一炉，既可疏散风毒之邪从外而出，又可清热祛湿，尤能渗利湿热从下而去。

学生：也就是说针对风、湿、热三种邪气所致的皮肤病症皆可使用，只是随证加减不一样。

老师：是的。如果风寒邪气偏重，可加入紫苏叶、白芷、细辛、羌活等；如果风热邪气偏重，可以加入金银花、连翘、紫草、大青叶等；如果湿邪偏重，可以加入土茯苓、土大黄、马齿苋等。

学生：本案患者全身皮肤瘙痒，可辨证为风邪；抓破后或流黄水，或流血水，可辨证为湿邪；小便色黄，大便偏干，可辨证为热邪。

老师：本案患者哪种邪气偏重呢？

学生：结合舌苔来看，舌体胖大，舌苔白略厚，舌边有齿痕，是湿邪壅盛的表现，应该是湿邪偏重。

老师：是的，所以在处方中加入了土茯苓，并且重用至30g。

学生：患者洗热水澡或受寒后可诱发，是不是说明患者体内既有风寒邪气，也有风热邪气？

老师：可以这样认为。

学生：如何用药呢？

老师：不需要特殊用药，方中荆芥、防风长于发表散风，且微温不烈，药性缓和，为发散风寒药中最为平和之品，无论风寒、风热或寒热不明显者，均可广泛使用。

学生：四诊为何加入土大黄？

老师：肺主皮毛，肺与大肠相表里，土大黄具有缓泻之功，能将皮毛上的湿邪通过大便排出去，且土大黄止痒之效颇佳。

13. 四妙四土汤加味治疗体癣

黄某　男　20岁

2019年9月9日初诊：股癣、脚癣3～4年，阴囊周边及两大腿内侧、脚底及脚趾缝长癣，瘙痒无比，触热则发，抓之流水、流血，部分皮肤增厚，呈苔藓样变，部分皮肤破溃，滋水淋漓，可闻到腐臭味，汗液黏稠，可将白色衣服染成黄色，咽中痰多，小便黄色，大便稀溏，排出不畅，粘厕所。

舌质红，舌苔淡黄厚，脉濡滑。

苍　术 10g	黄　柏 10g	薏苡仁 30g	川牛膝 15g
土茯苓 30g	土大黄 20g	土贝母 10g	土鳖虫 10g
丹　皮 10g	赤　芍 10g	红　花 10g	忍冬藤 30g
白鲜皮 15g	乌梢蛇 15g	7剂	

2019年9月19日二诊：瘙痒范围缩小，程度减轻，大便较前顺畅，苔脉同上。

续9月9日方，10剂。

2019年9月30日三诊：仅晚上有轻度瘙痒，搔抓后不流水、不流血，精神转佳，头皮屑多，矢气少。舌质淡红，舌苔中根部黄厚，脉缓滑。

续9月9日方，加苦参10g，炒莱菔子15g，10剂。

2019年10月12日四诊：阴囊周边及大腿内侧瘙痒程度减轻80%，脚底及脚趾已完全不痒，皮肤破溃处愈合，小便清澈，大便略溏。

舌质淡红，舌苔根部黄厚，脉缓滑。

苍　术 10g	黄　柏 10g	薏苡仁 30g	土牛膝 15g
土茯苓 30g	土大黄 20g	土贝母 10g	土鳖虫 10g
丹　皮 10g	赤　芍 10g	红　花 10g	忍冬藤 30g
白鲜皮 15g	乌梢蛇 15g	龙胆草 10g	炒莱菔子 15g

10剂

2019年10月26日五诊：症状持续减退。

续10月12日方，10剂。

2019年11月10日六诊：大腿内侧微痒，增厚处皮肤逐渐变薄，腰酸。舌质淡红，舌苔薄白，脉缓滑。

生地黄 15g	当　归 10g	川　芎 10g	赤　芍 10g
黄　芪 30g	生甘草 10g	刺蒺藜 15g	乌梢蛇 15g
金银花 15g	连　翘 15g	苦　参 10g	炒莱菔子 15g
土茯苓 30g	土大黄 20g	10剂	

2019年11月19日七诊：瘙痒加重，舌苔增厚，脉缓滑。

续10月12日方，10剂。

2019年12月2日八诊：大腿内侧微痒，自觉皮肤干燥。舌质淡红，舌苔薄白，脉缓滑。

续11月10日方，加僵蚕10g，土鳖虫10g，10剂。

2019年12月21日九诊：基本不痒，皮肤逐渐恢复正常，小便清澈，大便正常。舌质淡红，舌苔薄白，脉缓。

续11月10日方，10剂。

学生：此案股癣、脚癣很严重啊！

老师：是的，患者四处寻医，屡治不愈，已丧失治疗信心。经人介绍过来，只是想咨询一下而已，看到就诊患者较多，皆言效佳，勉强一试。

学生：这个病您从哪里入手治疗呢？

老师：首先确定病位。

学生：患处分布在阴囊周边及两大腿内侧、脚底及脚趾缝，归属于哪个脏腑呢？

老师：对应不上具体的脏腑，这里不能用脏腑辨证，应该用三焦辨证，病位在下焦。

学生：对，三焦按部位来分，肚脐以下都属于下焦。

老师：其次确定病因。

学生：瘙痒触热则发，小便黄色，大便粘厕，说明有热邪；皮肤破溃处滋水淋漓，咽中痰多，大便稀溏，说明有湿邪。

老师：部分皮肤增厚，呈苔藓样变，搔抓出血则舒，说明热邪深入血分。

学生：综合来看，本案可辨证为湿热下注，兼有血热。

老师：方选四妙四土汤清利下焦湿热。

学生：此方没有用当归、川芎，而是换成了丹皮、赤芍。

老师：患者血分之热太重，故用丹皮、赤芍凉血散血。

学生：首诊效佳，增加了患者医治的信心。三诊为何加入苦参、炒莱菔子？

老师：面对如此湿热重证，首诊我即想加入苦参清热燥湿止痒，无奈苦参味道极苦，且四妙四土汤中苦寒之药亦较多，担心脾胃受损，所以一直没有使用。患者经过二诊后，脾胃未出现异常，说明已经适应了苦寒之药，所以三诊时加入苦参。炒莱菔子可以行气，取气行则湿化之义。

学生：四诊时为何用龙胆草？

老师：患者瘙痒大幅度减轻，仅有阴囊周边尚痒，阴囊周边为足厥阴肝经循行之处，考虑兼有肝经湿热，故用龙胆草清泻肝胆湿热。

学生：六诊为何更改处方？

老师：患者皮肤微痒，舌质淡红，舌苔薄白，乃湿热已去，故改用当归饮子养血祛风。

学生：既然是养血祛风，为何还用金银花、连翘、苦参、土茯苓、土大黄？

老师：叶桂《外感温热篇》记载“面色苍者，须要顾其津液，清凉到十分之六七，往往热减身寒者，不可就云虚寒而投补剂，恐炉烟虽熄，灰中有火也”。湿热证虽然邪气已去，那只是表面的，恐内在仍有邪气残存，故继续佐用清热利湿之药，不然湿热有复燃之机。

学生：八诊为何加入僵蚕、土鳖虫？

老师：恐邪气藏于络脉之中，导致瘙痒久治不愈，故用虫类药搜剔络脉。

14. 桑杏汤合贝母瓜蒌散治疗银屑病

刘某　男　41岁

2019年6月18日初诊：颈项部、两肘部皮肤瘙痒，苔藓样增厚，抓之有皮屑脱落，夏季易发作，干咳少痰，咽痒即咳。

舌质红，舌苔淡黄厚，两关脉弦大。

桑　叶 15g	杏　仁 10g	浙贝母 15g	南沙参 20g
全瓜蒌 30g	天花粉 15g	陈　皮 10g	桔　梗 10g
茯　苓 30g	法半夏 10g	紫　菀 10g	款冬花 10g

7剂

2019年6月25日二诊：肘部皮肤瘙痒完全愈合，颈项部皮肤瘙痒大幅度减轻，咳嗽变化不大。舌质红，舌苔稍退，脉弦缓。

续上方，加薏苡仁30g，芦根20g，8剂。

学生：此案挺有意思，患者因银屑病、咳嗽来诊，您处方用药只针对了咳嗽，可是咳嗽未愈，银屑病反倒好了！

老师：是的，患者来的时候强调两个病一起治。

学生：银屑病病位在皮肤属外，咳嗽病位在肺属内，能一起治吗？

老师：很难在一张处方里面同时兼顾。

学生：您为什么选择先治咳嗽？

老师：中医有"外不治癣，内不治喘"的说法。

学生：这句话是什么意思？

老师：皮肤上长的各种癣、反复发作的哮喘，这两种病治疗难度非常大，很难彻底治愈，所以医生碰到这两种病都绕道走。

学生：两者相较，您选择好治的咳嗽。

老师：是的，咳嗽好治，易于见到疗效，患者也有信心去坚持。

学生：可是事与愿违，患者咳嗽没有疗效。

老师：我也觉得奇怪，二诊时特地问了患者是否抽烟？患者告知烟瘾较大，每日 2 包，已持续多年。

学生：原来如此，这样抽下去吃再多的药也无效。

老师：还要思考一下银屑病为什么反倒有效？

学生：银屑病中医称为白疕，一般由血热、血燥、血瘀所致。本方由桑杏汤合贝母瓜蒌散组成，这两方均为治燥之剂，难道患者的银屑病是由血燥而致？

老师：患者舌苔淡黄厚，是痰热内蕴之证；干咳少痰，可辨为燥邪。

学生：银屑病如何辨证呢？

老师：身上的皮屑哪个季节最多？

学生：秋季。秋季皮肤干燥，缺乏津液的滋润，故干燥脱屑，与燥邪相对应。

老师：银屑病的脱屑与燥邪相关。本案可辨为燥痰阻滞证。燥痰阻肺，导致肺的宣发肃降失常，故咳嗽；燥痰阻于肌肤，导致肌肤失于濡养，故为银屑病。

学生：桑杏汤合贝母瓜蒌散既能治疗咳嗽，也能治疗银屑病。

老师：是的，肺主皮毛，两者之间是相通的。

学生：患者的咳嗽怎么办呢？

老师：患者7月份曾来复诊，云银屑病已愈，咳嗽依旧，我告知必须戒烟，患者认为咳嗽乃小疾，戒烟是大事，能将银屑病治愈就已经很满足了，遂中断治疗，停止服药。

15. 龙胆泻肝汤治疗阴囊瘙痒

唐某　男　20岁

2019年10月10日初诊：阴囊及大腿内侧瘙痒4年，触热则发，夜间尤甚，常年搔抓，瘙痒处皮肤呈苔藓样病变，皮肤增厚，表皮干硬，伴有色素沉着，大便2～3日一行，粘厕所。

舌质淡红，舌苔薄黄，舌下络脉粗大，脉弦滑。

龙胆草 10g　　栀　子 10g　　黄　芩 10g　　柴　胡 10g
生地黄 20g　　车前子 10g　　泽　泻 10g　　川木通 10g
生甘草 10g　　桃　仁 10g　　红　花 10g　　土大黄 20g
炒莱菔子 15g　　忍冬藤 30g　　7剂

2019年10月21日二诊：瘙痒减轻大半，大便同前，苔脉同上。

续10月10日方，改土大黄30g，7剂。

2019年11月4日三诊：基本不痒，皮肤增厚处逐渐变薄，大便稀溏，1日一行。舌质淡红，舌苔薄白，脉弦缓。

续10月21日方，7剂。

2019年11月19日四诊：瘙痒未发，表皮较前柔软，色素沉着消退不快，大便稀溏，1日一行。

舌质淡红，舌苔薄白，舌下络脉粗大，脉弦缓。

龙胆草 10g　　栀　子 10g　　黄　芩 10g　　柴　胡 10g

生地黄 15g	车前子 10g	泽　泻 10g	川木通 6g
生甘草 10g	桃　仁 10g	红　花 10g	土大黄 20g
刺蒺藜 20g	土鳖虫 10g	7剂	

2019 年 11 月 30 日五诊：色素沉着消退大半，已接近正常皮肤，大便 1 日一行，每次排出量少，苔脉同上。

续 11 月 19 日方，加虎杖 20g，炒莱菔子 15g，7 剂。

学生：足厥阴肝经"循股阴，入毛中，环阴器，抵小腹"，患者瘙痒部位与肝经循行部位重合，根据经络辨证，可将病位确定在肝。

老师：是的。学医不知经络，开口动手便错，经络辨证有非常强的实用性，要熟练掌握。

学生：瘙痒触热则甚，说明体内感受有热邪。为什么瘙痒夜间为甚呢？

老师：有两方面的原因：第一，夜间身盖棉被，不易透热，热邪容易壅积患处；第二，夜卧则血归于肝，血分之热亦归于肝经，表现为肝经热盛证。

学生：大便粘厕，说明肠道有湿热邪气，结合舌苔薄黄、脉弦滑来看，体内兼有湿邪。总而言之，此案可以辨为肝经湿热证。

老师：还不够完整。患者皮肤增厚，表皮干硬，伴有色素沉着，是久病入络，血脉瘀滞所致，还兼有血瘀证。

学生：方中龙胆泻肝汤清利肝经湿热，桃仁、红花活血化瘀，忍冬藤搜剔络脉，炒莱菔子行气导滞，使气行则湿化。为何加入土大黄？

老师：患者大便 2～3 日一行，可视为便秘，但是并不干结，反而粘厕所，是肠道湿热阻滞所致，当用缓泻法。

学生：您一般舍弃大黄，用虎杖来缓泻。

老师：是的，大黄苦寒峻泻，用于热结便秘颇为对证，湿热便秘则不适合。虎杖、土大黄泻下之力较大黄力缓，可使肠道黏滞之湿热缓缓泻出。

学生：峻泻与缓泻有什么区别吗？

老师：热邪所致之便秘，峻泻可使肠道之热迅速排出体外；湿热胶结所致之便秘，古人形容为“如油入面”，胶结难解，需缓慢频泻，如果使用峻泻之法，热邪能祛，湿邪独存，病不能愈。

学生：此处为何选择土大黄，而不用虎杖呢？

老师：土大黄又名“癣药”，治疗皮肤瘙痒，疗效颇佳。

学生：四诊为何加入刺蒺藜、土鳖虫？

老师：据我的临床经验，刺蒺藜可以消除皮肤色素沉着，我一般将其用于消色斑、除痘印。土鳖虫加强桃仁、红花的活血化瘀之力，促进血液循环，加快新陈代谢，促使色素沉着的消散。

16. 清瘟败毒饮治疗皮肤瘙痒

彭某　男　76岁

2021年11月19日初诊：全身皮肤瘙痒，经多方治疗，逐渐加重。

现症见：全身皮肤瘙痒，以头顶、背部、四肢为重，搔抓流血，或破溃或结痂，几乎没有一块好的皮肤，两肘处有巴掌大小紫癜。患者声音洪亮，精神矍铄，自述一旦受热，则全身燥热，皮肤开始剧烈瘙痒，两手搔抓，顾此失彼，痛苦不堪忍受，一度想跳楼自杀。大便1日一行，小便色黄。

舌质淡红，舌苔薄白，脉滑大有力。

生地黄 20g	黄　连 10g	黄　芩 10g	丹　皮 10g
生石膏 40g	知　母 10g	生甘草 10g	淡竹叶 15g
玄　参 15g	连　翘 20g	金银花 20g	赤　芍 15g
桔　梗 10g	紫　草 10g	白鲜皮 10g	僵　蚕 10g
蝉　蜕 10g	10剂		

2021年11月29日二诊：皮肤瘙痒减轻大半，紫癜消失，燥热亦减，皮肤破溃处均已结痂。大便每日4次，量多臭秽，排出后异常轻

松，小便色黄。舌质淡红，舌苔薄白，右关略滑，左脉滑大。

续11月19日方，加苦参10g，10剂。

2021年12月11日三诊：皮肤已不瘙痒，燥热消失，皮肤结痂均脱落，可见新生皮肤。大便每日2～3次，已不臭秽，脉仍显滑大。

续11月29日方，6剂。

2021年12月19日回访：病已痊愈，连连道谢。嘱清淡饮食。

学生：患者已过古稀之年，您仍用大苦大寒之药，胆识过人。

老师：有是证，用是药，不可姑息养奸。患者之所以久治不愈，前医多是拘于患者年高，或温补，或药轻，不敢直捣黄龙。

学生：本案处方由白虎汤、黄连解毒汤、犀角地黄汤组成，均是大苦大寒之剂。

老师：这个处方是清瘟败毒饮，是用于治疗温病气血两燔证的。

学生：不好意思，方歌没背熟，没看出来。

老师：基础不牢，地动山摇，方歌的背诵必须得下一番苦功夫！

学生：谨遵师命！

老师：分析一下为什么用这个处方。

学生：受热则痒甚，可以推测出患者感受的是热邪。皮肤瘙痒，必须抓至血肉模糊方才缓解，说明热在血分。两肘处有巴掌大小紫癜，是血热迫血妄行、血溢脉外所致。可是，没有热在气分的症状啊！

老师：这个问题非常好！痒的病位在皮肉，肺主皮毛，脾主肌肉，所以瘙痒与肺脾有关。热郁血分，必经气分而透达于外，受热可引动血分郁热外达，热盛生风，所以可见瘙痒加重。

学生：肺脾属于气分，血分之热透达气分，气分之热亦盛，从而形成气血两燔证。

老师：是的。气分热盛证是从医理推导出来的，症状上并没有表现。

学生：所以用清瘟败毒饮气血两清，为何没用犀角呢？

老师：现在犀角是禁用品，想用也没有。

学生：方中加紫草凉血止血治疗紫癜，加白鲜皮、僵蚕、蝉蜕祛风止痒。为何患者服药后大便次数增多？

老师：肺主皮毛，肺与大肠相表里，大便次数增多，使皮毛的邪气有外出之路。臭秽的大便得以排出后，患者异常轻松，便是有力的证明。

学生：患者1日大便4次，不会有心理负担吗？

老师：一般都会认为大便次数增多是拉肚子，可以将人拉虚脱，从而终止服药。但此患者对我特别信任，而且拉完后异常轻松，所以未予理会，继续服药。

学生：怎样分辨服药后腹泻是疾病在好转，还是病情在加重？

老师：每日大便2～3次以上，若排便后倦怠乏力，身体虚乏，是病情加重的表现，应停止服药；若排便后身体轻快，其他病症随之减轻，是邪气有外出之机，是病情好转的表现，即使每次腹泻5～6次以上，也无需停药，可以继续服药。

17. 龙胆泻肝汤合瓜蒌红花甘草汤治疗带状疱疹

章某　女　54岁

2018年2月2日初诊：左侧胁肋部皮肤剧烈疼痛，皮肤表面无红肿，西医诊断怀疑为带状疱疹，经治疗1个多月，无效可言，转求中医诊治。

现症见：左侧胁肋部皮肤灼热、针刺样疼痛，痛势剧烈，难以忍受，彻夜不眠，发怒则疼痛增加，口臭口苦，心情烦躁易怒，小便黄色。高血压病史。

舌质红，舌苔黄厚，脉弦滑。

龙胆草 10g　栀　子 10g　黄　芩 10g　柴　胡 10g
生地黄 15g　车前子 15g　泽　泻 10g　川木通 10g
生甘草 10g　当　归 10g　全瓜蒌 30g　红　花 10g
延胡索 20g　川楝子 10g　5剂

2018 年 2 月 6 日二诊：疼痛大减，夜晚可安眠，口臭口苦程度减轻。舌质淡红，舌苔薄黄，脉弦缓。

续 2 月 2 日方，5 剂。

2018 年 2 月 11 日三诊：疼痛基本消失，小便清澈，情绪平稳，近日干咳较为频繁，苔脉同上。

续 2 月 2 日方，加浙贝母 10g，5 付。

学生：这种病的病名叫什么啊？

老师：中医称之为蛇串疮、缠腰火丹，西医名之为带状疱疹。西医认为是疱疹病毒引起的病毒性皮肤病。主要临床表现是发病之前有全身乏力、低热、纳差等症状，发病时沿着肢体一侧出现成簇的红斑及水疱，皮损处疼痛剧烈，夜间为重。

学生：一般好发于哪些部位呢？

老师：可发生于头面部、颈、胸、腹部及四肢。以腰腹部多见，故名缠腰火丹。

学生：本病的病因是什么呢？

老师：本病多为情志内伤，肝郁气滞，久而化火，肝经火毒，外溢肌肤而发；或饮食不节，脾失健运，湿邪内生，蕴而化热，外溢肌肤而生；或感染毒邪，湿热火毒蕴结于肌肤而成。

学生：此案患者可辨为肝经火毒而致。

老师：是的，有几个要点，你分析一下！

学生：第一，发病部位在左侧胁肋部，为肝经循行之处；第二，肝主疏泄气机，患者发怒则疼痛增加，且平素心情烦躁易怒；第三，肝胆相表里，胆热上溢则口苦；第四，脉弦。

老师：是的，这些可辨为肝经火毒证。患者舌苔黄厚，脉兼滑象，说明体内兼有湿热。综合来看，可辨为肝胆湿热证。

学生：所以您用了完整的龙胆泻肝汤，再加入金铃子散泻肝火、止疼痛。为什么加全瓜蒌、红花？

老师：这个处方出自明代医家孙一奎《医旨绪余·下卷》云“余弟于六月赴邑，途行受热，且过劳，性多躁暴，忽左胁痛，皮肤上一片红如碗大，发水泡疮三五点，脉七至而弦，夜重于昼，医作肝经郁火治之，以黄连、青皮、香附、川芎、柴胡之类，进一服，其夜痛极，且增热。次早看之，其皮肤上红大如盘，水泡疮又加至三十余粒。医教以白矾研末，井水调敷，仍于前方加青黛、龙胆草进之，其夜痛苦不已，叫号之声，彻于四邻，胁中痛如钩摘之状。次早观之，其红已及半身矣，水泡疮又增至百数。予心甚不怿，乃载归以询先师黄古潭先生……为订一方，以大栝蒌一枚，重一二两者，连皮捣烂，加粉草二钱，红花五分，戌时进药，少顷就得睡，至子丑时方醒，问之，已不痛矣。乃索食，予禁止之，恐邪火未尽退也。急煎药渣与之，又睡至天明时，微利一度，复睡至辰时，起视，皮肤之红，皆已冰释，而水泡疮亦尽敛矣，后也不服他药。夫病重三日，饮食不进，呻吟不辍口，一剂而愈，真可谓之神矣”。

学生：肝经郁火，用疏肝泻火之药为何无效？用全瓜蒌、生甘草、红花组成一方为何有效？

老师：辛温疏肝之药、苦寒泻火之药皆能伤阴化燥，肝者体阴而用阳，阴愈伤而阳愈旺，肝郁既久，不得发越，反侮肺金，肺主皮毛，故疱疹增多，疼痛增剧。全瓜蒌缓中润燥，通利大便，可使皮肤热毒邪气从大便而泻；生甘草清热解毒；红花活血化瘀。

学生：龙胆泻肝汤清泻肝胆湿热，但偏于苦寒；瓜蒌、红花、甘草润燥缓中，但清热解毒之力不足。两者合用，各擅其长。

老师：是的，我经常将两方合用，疗效颇佳。

18. 普济消毒饮加味治疗带状疱疹

彭某　女　46岁

2016年6月11日初诊：右侧额部带状疱疹，焮红灼热，疼痛难忍，大便干结，呈羊屎状。

舌质红，舌苔薄白，脉滑大。

牛蒡子 10g	黄　芩 10g	黄　连 6g	生甘草 10g
桔　梗 10g	板蓝根 15g	连　翘 15g	玄　参 15g
升　麻 3g	柴　胡 3g	陈　皮 10g	薄　荷 10g
僵　蚕 10g	金银花 15g	酒大黄 10g	5 剂

2016 年 6 月 17 日二诊：疼痛大减，部分疱疹开始结痂，大便不干。舌质红，舌苔薄白，脉滑大。

续 6 月 11 日方，5 剂。

2016 年 6 月 22 日三诊：疱疹全部结痂，部分结痂脱落，脱落处皮肤偶有针刺样疼痛。舌质淡红，舌苔薄白，脉缓滑。

续 6 月 11 日方，加红花 10g，5 剂。

2016 年 6 月 26 日四诊：近日晒太阳后疼痛加重，大便干结。舌质淡红，舌苔薄白，脉缓滑。

续 6 月 11 日方，改黄连 10g，去酒大黄，加生大黄 10g，5 剂。

学生：带状疱疹不是多发于腰部吗？为何头额部也会有？

老师：带状疱疹多见于腰部，头额部亦有。西医认为是病毒侵犯三叉神经眼支所致。

学生：带状疱疹发生于胸胁、腰部，与足厥阴肝经循行之处重合，可以从肝经火毒来辨证。发于头面部应该如何辨证呢？

老师：右侧额部为足少阳胆经循行之处，足少阳胆经与足厥阴肝经相表里，也可以从肝经火毒来辨证，但是没有其他的症状来支持。

学生：这就是您经常说的，单凭一个症状无法辨证，必须有另外的症状来佐证。

老师：是的。如果辨为肝经火毒证，患者应该伴有性急易怒、口干口苦、脉弦等症状。

学生：这些症状患者一个都没有！

老师：所以改弦易辙，从风热毒邪上攻头面来论治。

学生：方用普济消毒饮，去掉马勃，加入金银花，增强清热解毒的功效。

老师：肺主皮毛，肺与大肠相表里，皮毛之毒可从大肠而泻。患者大便干结，故加入酒大黄。

学生：用生大黄力量不是更强吗？为何用酒大黄？

老师：患者初诊，体质尚不熟悉，若贸然用生大黄，恐峻泻伤正。酒大黄泻下之力缓，且酒能宣散药力于头面部。

学生：三诊为何加用红花？

老师：带状疱疹经治愈后，部分人群会遗留神经痛。患者表现为针刺样的疼痛，且疼痛部位固定不移，可以辨为血瘀证，故加红花活血化瘀。

学生：四诊患者症状为何会反复？

老师：天气炎热之时，外出劳作，晒太阳过久，会使体内热毒加重。

学生：可不可以这样理解，凡是可以使体内热毒增加的因素，都可以使疱疹复发或加重？

老师：可以。比如晒太阳，烤火，吃辛辣食物、烧烤、火锅等。

学生：四诊苦寒泻下之药为何用得如此之重？

老师：经过前三诊的治疗，患者体质基本熟悉，了解了患者对苦寒药的耐受程度，所以可以加重药量。

19. 归脾汤加味治疗紫癜（一）

李某　女　34岁

2018年2月4日初诊：半年前全身皮肤稀发紫癜，此起彼伏，初未介意，继之月经量开始增大。3个月后因月经量过大而住院，经输血、止血等治疗，症状好转出院。此后每次行经则必须住院，用输血、止血等方法治疗，西医诊断为：免疫性血小板减少性紫癜，服用进口药物提升血小板，150元/粒，每日1粒，服用半个月，无效可言，因药费用完，无法继续医治下去，转求中医治疗。

现症见：胸部、四肢皮肤密布大片紫癜，满月脸，面部密布暗疮，下颌为多，不痒不痛不化脓，头昏乏力，四肢畏冷，夜眠4～5小时，月经量大，夹杂血块。

舌质淡红，舌苔薄白，舌下络脉粗大，脉沉弱，重按关部脉滑。

血小板计数 17×10^9/L（正常值：125～350 $\times10^9$/L）。因血小板过低，恐有性命之忧，余不敢接手诊治，无奈患者及家属再三请求，遂处方如下：

黄　芪 40g	生晒参 10g	白　术 10g	当　归 15g
炙甘草 10g	茯　苓 20g	远　志 10g	酸枣仁 20g
夜交藤 30g	木　香 10g	大　枣 10g	仙鹤草 60g
三　七 10g	5 剂		

2018 年 2 月 9 日二诊：紫癜范围稍有缩小，头昏乏力略有减轻，苔脉同上。血小板计数 36×10^9/L。不想一击即中，西药服用多日，血小板不曾上升，中药疗效之速，让患者非常惊喜，已停用升血小板西药。

续 2 月 4 日方，加党参 20g，10 剂。

2018 年 2 月 19 日三诊：紫癜消失大半，面部痤疮略消，精神转佳，舌苔同前，脉较前有力。

续 2 月 9 日方，10 剂。

2018 年 3 月 1 日四诊：紫癜全部消失，面部仅下颌有暗疮，血小板计数 65×10^9/L。服药至今，月经未行，病情虽有好转，但患者一直担心月经来时仍旧量大，需要住院输血。告知患者无需担心，血小板已大幅度上升，安心服药即可。续 2 月 9 日方，10 剂。

2018 年 3 月 10 日五诊：症状稳定，续 2 月 9 日方，15 剂。

2018 年 3 月 25 日六诊：症状稳定，续 2 月 9 日方，14 剂。

2018 年 4 月 30 日七诊：7 日前月经至，第 1 日月经至，经色黑，血块大，患者惊慌失措，急忙电话咨询，嘱其边服药边观察，第 2 日月经量变小，第 5 日月经干净，令人奇怪的是，随着此次行经的结束，下颌暗疮全部消退，现精力旺盛，可操持家务，夜眠 5～6 小时。舌质淡红，舌苔白略厚，脉缓弱。

续2月9日方，加丹参20g，14剂，2日服用1剂。

2018年5月20日八诊：症状稳定，无特殊不适。续4月30日方，14剂，2日服用1剂。

2018年6月18日九诊：服完药后，复查血小板$204 \times 10^9/L$，嘱停药观察。

学生：如此危重病症能够治愈，实属奇迹！

老师：一开始我是不敢接手治疗的，血小板计数太低，随时有生命危险。但念及患者走投无路，忍不住施以援手。

学生：如此危局，您是如何辨证的？

老师：其实初诊辨证并不是有十分的信心。患者头昏乏力、四肢畏冷，脉象沉弱，考虑为脾不统血所致，但是失血过多，也会形成气血亏虚证。患者面部密布暗疮，下颌为多，不痒不痛不化脓，考虑为虚火或者实火，但是激素药服用过多，也会生暗疮；患者月经量大，血块较多，血瘀也可以导致出血。

学生：这样看来，患者紫癜的形成有几个疑似病因：第一，脾不统血导致出血；第二，血热迫血妄行导致出血；第三：血瘀导致出血。

老师：是的。这三个病因都无法肯定或者否定。

学生：那您为什么从脾不统血论治而用归脾汤呢？

老师：从脾不统血论治，用归脾汤；从实火论治，用清营汤、犀角地黄汤；从虚火论治，用知柏地黄丸；从瘀血论治，用血府逐瘀汤。

学生：患者出血严重，血府逐瘀汤断不敢用。清火之药易损伤胃气，患者大虚之体，当保存胃气。

老师：所以保险起见，还是用归脾汤试验一下，即使用错了，归脾汤乃补气养血之剂，对人体亦无大碍。

学生：在归脾汤的基础上，加了大剂量的仙鹤草收敛止血，三七活血止血。

老师：只开5剂，以作试探，并嘱服完药后查血小板计数。

学生：二诊血小板计数上升，验证了您的方向是正确的！

老师：所以二诊加党参补益气血。党参既能补气，又能补血，可用于气虚不能生血，或血虚无以化气的气血两虚证。

学生：七诊为何患者月经排出大量血块后，下颌痤疮全部消失了？

老师：下颌对应的是肾，《素问·奇病论》云“胞络者，系于肾”，胞宫有瘀血存在，血瘀化热上炎，故下颌密布暗疮。随着正气的恢复，加上三七的活血，血瘀随月经排出体外，热邪无所依附，故暗疮皆消。

学生：这也反过来印证您前面的推论，血瘀可以导致出血。

老师：是的。所以本案的病机是脾不统血，兼有血瘀证。

学生：既然血瘀证得到了验证，所以七诊时又加入了丹参。坚持服药，血小板计数最终达到了正常值。

20. 归脾汤加味治疗紫癜（二）

徐某　女　41岁

2021年7月18日初诊：两侧小腿皮肤散布小指甲大小的紫癜，初发时瘙痒，以为是蚊虫所咬，挠后形成紫癜，经久不消，且逐渐增多，平素容易疲劳，月经量较前减少，颜色尚可，多梦，饮食二便正常。

舌质淡红，舌苔薄白，脉弱，左关脉重按略滑。

黄　芪 30g　　党　参 20g　　白　术 10g　　当　归 10g
炙甘草 10g　　茯　苓 20g　　远　志 10g　　酸枣仁 20g
木　香 10g　　大　枣 15g　　夜交藤 30g　　三　七 15g
墨旱莲 30g　　小　蓟 20g　　7剂

2021年7月27日二诊：患者诉服用上方3剂，紫癜即完全消失，并且皮肤未出现瘙痒。舌质淡红，舌苔薄白，脉较前有力，左关脉重按不滑。

续7月18日方，10剂。

学生：患者平素容易疲劳、月经量较前减少、多梦、脉弱，是心脾气血两虚之证，可以用归脾汤加味治疗。

老师：脾主统血，脾气亏虚，不能统摄血液，则血溢脉外，形成紫癜。归脾汤补益心脾气血，气血得复，则紫癜自消。

学生：为何患者紫癜发生前会有瘙痒？

老师：瘙痒一般属于风邪。

学生：风邪从何而至呢？患者并没有外感风邪啊？

老师：风邪不一定非得是外感，可以内生，比如血虚生风、血热生风、肝阳化风等。

学生：患者心脾气血亏虚，能否诊断为血虚生风？

老师：可以。

学生：那您处方中为什么还加入凉血止血的墨旱莲、小蓟？

老师：患者存在血虚生风的同时，还有血热生风，所以用性凉的墨旱莲、小蓟清热凉血。

学生：血热生风从哪里诊断出来的呢？

老师：这个是凭脉辨证，左关脉重按略滑，说明肝经郁热。

学生：脾不统血可以导致血溢脉外，血热迫血妄行也可以导致血溢脉外，都可以形成紫癜。

老师：所以本案的病机为脾不统血，兼有血热。

学生：医生看病如同破案，不能忽略任何线索。

21. 加味逍遥散加味治疗紫癜（一）

卢某　男　16岁

2016年6月27日初诊：紫癜性肾炎病史10年，经治疗后症状消失，但尿常规检查一直为尿潜血（++），尿蛋白（±），小便黄色。面部数粒痤疮，心情烦躁易怒。

舌质淡红，舌苔薄黄，两关脉滑大。

丹　皮 10g　　栀　子 10g　　当　归 10g　　白　芍 10g
柴　胡 10g　　茯　苓 15g　　白　术 10g　　炙甘草 10g
薄　荷 10g　　生地黄 15g　　墨旱莲 20g　　石　韦 15g
生地榆 10g　　丹　参 20g　　仙鹤草 15g　　10 剂

2016 年 7 月 8 日二诊：尿常规检查结果尿潜血(–)，尿蛋白(–)，小便清澈。患者家长欣喜相告，要求丸药长期巩固。

舌质淡红，舌苔薄白，两关脉缓滑。

丹　皮 100g　　栀　子 100g　　当　归 100g　　白　芍 100g
柴　胡 100g　　茯　苓 150g　　白　术 100g　　炙甘草 100g
薄　荷 100g　　生地黄 150g　　墨旱莲 200g　　石　韦 150g
生地榆 100g　　仙鹤草 200g　　三七 100g
1 剂，水泛丸，每日 3 次，每次 10g，饭后服用

2017 年 1 月 25 日三诊：尿常规检查结果尿潜血(–)，尿蛋白(–)。舌质淡红，舌苔薄白，两关脉缓滑。

续 7 月 8 日方，1 剂，水泛丸，每日 3 次，每次 10g，饭后服用。

学生：这个病是紫癜性肾炎的后遗症。

老师：是的。患者父母非常关注尿潜血、尿蛋白，每个月都要去医院复查一下。中药、西药吃了一堆，这两个指标一直没有正常，成为患者父母的一块心病。

学生：中药里面有哪些药可以降尿潜血、尿蛋白呢？

老师：这是典型的西医思维。中药里面没有降尿潜血、尿蛋白的药，只有通过辨证论治，分析导致尿潜血、尿蛋白升高的病因，针对病因而施治，这样才能将指标降为正常。

学生：对，西医的化验指标与中医的证型对应不起来，中医治的是证，而不是化验指标。

老师：是的，要是针对化验指标去用药，那是舍中就西，缘木求鱼。

学生：此案症状颇少，您是如何辨证论治的呢？

老师：抓住两点：一是心情烦躁易怒，二是两关脉滑大，辨为肝火旺盛证。

学生：肝火旺盛如何导致尿潜血、尿蛋白升高？

老师：火热迫血妄行，导致血溢脉外，外溢之血流入尿道则尿潜血偏高；尿蛋白偏高是肾的滤过功能损伤所致，按中医辨证可分为肾阴虚、肾阳虚，患者肝火偏亢，损伤肝阴，肝肾同源，则肾阴亦虚，故本案尿蛋白偏高是由肾阴虚所致。

学生：西医认为病位在肾，您辨证的病位在肝，中医、西医的认识真不一样！

老师：是的，要有坚定的中医思维，毕竟你开的是中药。

学生：方选丹栀逍遥散疏肝泻火，伍用石韦、生地榆清热凉血，生地黄、墨旱莲清热凉血的同时，兼能滋补肾阴。为何加入丹参、仙鹤草？

老师：久病多瘀，故用丹参活血化瘀；尿潜血、尿蛋白属于人体精微物质，长年流失，多有虚证，故用仙鹤草补虚收敛。

学生：中药仅服10剂，指标便正常了。

老师：辨证论治才是中医治病的有力武器！

22. 加味逍遥散加味治疗紫癜（二）

李某　女　20岁

2021年4月30日初诊：4日来，每日晨起时流鼻血，量不多，色鲜红，面部皮肤易红，有少量痤疮，身上皮肤散在紫癜，此起彼落，大便排出不畅，4～6日一行，粘厕，小便色黄。平素心情烦躁易怒。

舌体胖大，舌尖红赤，舌体薄白，两关脉滑大有力。

丹　皮 10g	栀　子 10g	当　归 10g	白　芍 15g
柴　胡 10g	茯　苓 30g	白　术 10g	炙甘草 10g
薄　荷 10g	虎　杖 20g	炒莱菔子 15g	白茅根 30g

蒲公英 30g　紫花地丁 30g　7剂

2021年5月15日二诊：服上方后，鼻血止，痤疮、紫癜消失，停药后紫癜又生。现大便2日一行，较前通畅，停药期间月经至，呈黑色。舌体胖大，舌尖红，舌苔薄白，两关脉滑大有力。

丹　皮 10g　栀　子 10g　当　归 10g　白　芍 15g
柴　胡 10g　茯　苓 30g　白　术 10g　炙甘草 10g
薄　荷 10g　虎　杖 20g　炒莱菔子 15g　生地黄 15g
赤　芍 15g　丹　参 20g　蒲　黄 20g　7剂

2021年6月9日三诊：服上方后，紫癜消失，至今未发。现面部皮肤易红、易油，大便4～5日一行，排出不畅。舌体略胖，舌质略红，舌苔薄白，两关脉缓滑。

续5月15日方，改生地黄20g，7剂。

学生：此案紫癜很好辨证，患者一派火热之象，火热迫血妄行，血溢脉外，导致紫癜的发生。

老师：是的，此案的病因非常明显，关键是辨病位，病位确立后，才能选择相应的处方。

学生：肺开窍于鼻，晨起流鼻血，病位在肺。

老师：学中医应该有整体思维，不能单纯凭一个症状来辨证。

学生：肺与大肠相表里，肺热下移于大肠，导致大便排出不畅，数日一行，这也可以证明病位在肺啊！且肺主皮毛，紫癜发生于皮毛上，这也是病位在肺的有力证明！

老师：辨证论治的时候要脉症互参。患者的脉象为两关脉滑大有力，左关候肝胆，右关候脾胃，从脉象上看，是肝胆脾胃有热。我在辨证论治的时候独重脉象，一般是舍症从脉，不存在舍脉从症。

学生：那按您的辨证，本案是肝胃火旺证，这些症状如何解释呢？

老师：肝者，将军之官，肝火旺盛，则心情烦躁易怒；肝火反侮肺金，肺开窍于鼻，气火上逆，故流鼻血；阳明主面，胃火旺盛，则面部皮肤易红，生有痤疮；胃热下移大肠，则大便不畅，数日一行；肺主皮毛，胃主肌肉，肺胃火旺，迫血妄行，则发生紫癜。

学生：为何舌尖红赤？

老师：舌尖候心肺。肝木生心火，为母病及子；肝木反侮肺金，肺火亦旺。

学生：从症状上看，心、肝、肺、胃、大肠皆有火，好像杂乱无章，但从肝胃火旺证来分析，应用五行相生相克的理论，可以将医理全部贯通。

老师：是的，通过辨证论治得出来的证型应该可以将四诊资料全部解释清楚。否则，得出的证型是不完整的，或者是错误的。

学生：此案用丹栀逍遥散清泻肝火，虎杖、炒莱菔子泻热通便以清胃肠之火，伍以蒲公英、紫花地丁清热解毒，为何用白茅根？

老师：白茅根凉血止血，且能引热从小便出。

学生：一诊服之有效，二诊处方为何进行了调整？

老师：月经呈黑色，说明病在血分多一些。蒲公英、紫花地丁偏于清气分之热，生地黄、赤芍、丹参凉血散血，偏于清血分之热。

学生：为何用蒲黄？

老师：蒲黄既能活血，又能止血。用药时要“凉血不留瘀，活血不动血”，所以伍入蒲黄。

23. 小柴胡汤合越鞠丸治疗紫癜

王某　女　19岁

2021年9月13日初诊：四肢、胸胁、皮肤散布豆大紫癜，右胁下胀痛，偶窜于左胁，矢气少，难以入睡，多梦，脱发，大便呈羊屎状，食少纳差。紫癜性肾炎病史。

舌质淡红，舌苔薄白，舌下络脉粗大。左脉弦，右脉弱。

柴　胡 10g　黄　芩 10g　法半夏 10g　党　参 20g
炙甘草 10g　大　枣 10g　生　姜 10g　香　附 10g
川　芎 10g　苍　术 10g　栀　子 6g　神　曲 20g
炒莱菔子 15g　炒麦芽 20g　炒山楂 15g　7剂

2021年9月20日二诊：右胁下胀痛消失，服药后大小便增多，紫癜消失，仍难以入睡，补述下肢水肿。舌质淡红，舌苔中根白厚，脉弦滑。

续9月13日方，加车前子15g，酸枣仁20g，7剂。

2021年9月27日三诊：口干欲饮，汗出较多，下肢轻度水肿，小便色黄，经间期出血，量少，色红。舌质淡红，舌苔白略厚，脉弦缓。

续9月13日方，加大蓟15g，小蓟15g，墨旱莲20g，7剂。

2021年10月7日四诊：下肢水肿消失，紫癜偶发，嗜睡，食纳佳。舌质淡红，舌苔薄白，两关脉弦滑。

续9月27日方，7剂。

2023年3月17日回访：紫癜至今未发。

学生：此案您是如何辨证的？感觉非常棘手，无从入手。

老师：分析一下你的困惑所在！

学生：如果从热邪迫血妄行来看，只有大便干结是热证；如果从脾虚脾不统血来看，只有食少纳差是脾虚。

老师：当主症不好辨证时，不妨将它放在一边，先对其他症状进行分析。

学生：辨证时不是应该抓主症吗？

老师：主症抓住了，不能辨证也没用啊。不能一条路走到黑，要灵活应变。

学生：足厥阴肝经布于两胁，两胁胀痛，是肝气郁结证；气郁化火，上扰心神，则失眠多梦；肝主疏泄气机，气机郁结，故矢气少；肝木克伐脾土，则食少纳差；脾胃为后天气血生化之源，发为血之余，脾虚血少，故脱发。

老师：通过上述分析，形成紫癜的病因已经非常明显了。肝气郁结而化火，火热迫血妄行，则生紫癜；脾气亏虚，不能统摄血液，血溢脉外，形成紫癜。

学生：也就是说本案紫癜的形成有两方面的原因：一是肝郁化火，二是脾不统血。

老师：是的。抓主症而辨证，是顺推法；抓次症而辨证，再验之于主症，是逆推法。

学生：这种思维方法闻所未闻啊！

老师：这是我临床摸索出来的。

学生：此案辨证为肝郁脾虚，为什么不用逍遥丸，而用小柴胡汤合越鞠丸？

老师：第一，方中柴胡配香附，疏肝之力更强；第二，方中有党参、炙甘草、生姜、大枣、神曲，健脾之功更著；第三，栀子能清热泻火，导热邪从小便而出。

学生：为何服药后大小便会增多？

老师：人体的大便、小便都是由气推动的，郁结之气发散开后，气化功能恢复正常，壅积的大便、小便随之排出。

学生：患者为何会出现下肢水肿？

老师：气滞不能推动津液的运行，形成气滞津停证。

学生：三诊为何加入凉血止血药？

老师：患者非月经期而出血，考虑为气郁之火发散而出，迫血妄行所致，所以用凉血止血药。

24. 蒿芩清胆汤加味治疗红斑狼疮

陈某　女　24岁

2013年4月16日初诊：1年前，患者在广东某制衣厂打工，感冒发热，久治不愈，住院检查为红斑狼疮。经住院治疗，发热退，具体用药不详，出院后仍继续服用如下药物：泼尼松2片/d，硫酸羟氯喹片1片/d，甲氨蝶呤4片/每周，嘱患者不要晒太阳。在家养病1年，父母严禁外出，以免病情复发。今年家中栽种西瓜，父母田间劳作甚渴，电话通知让她送水，特地嘱咐撑一把大伞，不要晒到太阳。来去路程仅十多分钟，傍晚即开始发热。其父惊慌失措，咨询于余。我初入临床，阅历尚浅，不敢接手诊治，推荐去武汉治疗。第2日一大早尚未上班，父女二人已候于诊室，说："为女儿治疗此病，早已家徒四壁，无钱可医，你就死马当活马医，如有差错，绝不抱怨！"我勉为其难，答应诊治。

现症见：发热，自觉肌肤灼热，乍热乍冷，夜间潮热，昨晚流鼻血，自觉口中呼出之气较热，大便稍结，近来每次月经提前7日。

舌质淡红，舌苔中间白厚腻，脉滑数，重按有力。

青　蒿 15g	黄　芩 10g	枳　实 10g	竹　茹 10g
陈　皮 10g	法半夏 10g	茯　苓 20g	六一散 20g
生石膏 30g	知　母 15g	生地黄 10g	丹　参 20g
女贞子 10g	墨旱莲 30g	5剂	

2013年4月23日二诊：上方服1剂，身热即退，略有乏力。舌苔稍退，右脉沉弱，左脉滑数。

青　蒿 10g	黄　芩 10g	枳　实 10g	竹　茹 10g
陈　皮 10g	法半夏 10g	茯　苓 20g	生地黄 10g
赤　芍 10g	丹　皮 10g	丹　参 20g	女贞子 10g
墨旱莲 30g	太子参 15g	5剂	

2013年4月28日三诊：患者未见不适，其母咨询能否通过中药代替西药？因为西药有较大的副作用，一直服用会影响患者结婚生子。我再次勉为其难。患者症状基本消失，舌苔少许薄腻，唯右脉沉弱，左脉滑数。

续4月23日方，5剂。

2013 年 5 月 2 日四诊：患者昨日晒太阳半小时，未见发热，苔脉同上。

续 4 月 23 日方，5 剂。嘱逐渐减服西药。

2013 年 6 月 30 日十五诊：从五诊至十四诊均沿用 4 月 23 日方，西药逐渐减量，未见发热，苔脉同上。

续 4 月 23 日方，5 剂。

2013 年 7 月 5 日十六诊：西药全部停服，近来月经仅提前 1 日，神清气爽，面色红润，患者喝中药近 3 个月，一日未停，现难以坚持，改服丸药。

青　蒿 100g	黄　芩 100g	枳　实 100g	竹　茹 100g
陈　皮 100g	法半夏 100g	茯　苓 100g	生地黄 100g
赤　芍 100g	丹　皮 100g	丹　参 200g	女贞子 150g
墨旱莲 150g	太子参 150g	桑　椹 150g	枸杞子 150g

1 剂，水泛丸，每日 3 次，每次 10g，饭后服用

2013 年 9 月 24 日十七诊：患者无不适，自从服中药以来未见发热，最近抽血检查，指标全部正常，左脉滑数消失。

2014 年 5 月 8 日回访：患者一家人特来门诊感谢，说已相亲结婚，并已成功怀孕。

学生：这是一个完整的用中医完全治好的红斑狼疮病例！

老师：不可思议吧！

学生：不可想象，西医认为是不治之症！

老师：就怕这样的认识占据了你的思维，先入为主地认为此病治不好，治起来就没信心！

学生：是的。您是如何思考此病的呢？

老师：患者以发热为主症，并有一定的特点，表现为一阵发热一阵发冷。

学生：与小柴胡汤主治的寒热往来非常相似，是否可以用小柴胡汤？

老师：《伤寒论·辨太阳病脉证并治》言“但见一证便是，不必悉具”，抓住寒热往来是可以用小柴胡汤，但还要考虑舌苔。

学生：舌苔中间白厚腻。

老师：虽属少阳证，但还夹有湿热痰浊，用蒿芩清胆汤更为合适。

学生：既然用蒿芩清胆汤，为何用六一散而不用碧玉散？

老师：说来惭愧，门诊没有碧玉散，也没有青黛，姑且用六一散代替。

学生：为何加入了白虎汤？白虎汤不是用来治疗身大热、汗大出、口大渴、脉洪大的吗？

老师：按照这个标准，临床基本没有使用白虎汤的机会。只要阳明热甚，就可以用白虎汤，不必一定兼有这“四大症”。

学生：此案哪些症状可以辨为阳明热甚呢？

老师：患者大便干结，自觉肌肤灼热。

学生：方中为何加入生地黄、丹参、女贞子、墨旱莲？

老师：患者流鼻血、月经提前，是热邪波及血分，迫血妄行，所以用了凉血止血药。

学生：辨证准确，1剂热退。二诊为何去掉白虎汤，改用犀角地黄汤？

老师：热势退去，白虎汤自然不需再用。右脉属气，脉象沉弱，乃气虚之象，故用太子参补气；左脉属血，脉象滑数，乃血分郁热之象，故用犀角地黄汤去犀角凉血散血。

学生：从三诊开始，患者已没有症状，您是如何辨证的？

老师：凭舌象、脉象来用药。舌苔虽退，仍有少许薄腻，湿热痰浊之余邪仍在，故用蒿芩清胆汤清利湿热，透达郁热；左手脉象一直为滑数脉，乃血分之郁热未清，故用凉血散血之药。

学生：患者坚持服药达半年之久，终于将体内湿热邪气全部清除，化验指标也恢复了正常。

老师：是的，患者为求彻底治愈，坚持服药的精神值得表扬。

25. 小柴胡汤合贝母瓜蒌散治疗毛周角化症

胡某　女　19岁

2021年6月13日初诊：四肢皮肤散布褐色斑点，部分呈暗红色，不痛不痒，稍高出于皮肤，抚之碍手，月经时间或提前或推迟，头面部皮肤易油，背部稀发痤疮。

舌质淡红，舌苔白略厚，脉沉滑。

柴　胡 10g	黄　芩 10g	法半夏 10g	全瓜蒌 30g
浙贝母 10g	天花粉 20g	生地黄 15g	赤　芍 15g
丹　皮 10g	丹　参 20g	紫花地丁 30g	蒲公英 30g
刺蒺藜 30g	冬瓜皮 30g	桑　枝 20g	7剂

2021年6月25日二诊：右臂褐色斑点消退较为明显，月经近2个月未至，大便1日一行。舌质淡红，舌苔薄白，脉缓滑。

续6月13日方，加虎杖20g，7剂

2021年7月18日三诊：上方服完后月经至，月经量少，颜色偏深，大便1日一行，略不成形。舌质淡红，舌苔薄白，脉缓滑。

续6月25日方，7剂。

2021年7月27日四诊：四肢褐色斑点均有不同程度的减退，暗红色斑点消失，大便1日2次，头面皮肤出油减少。舌质淡红，舌苔薄白，脉缓滑。

续6月25日方，10剂。

2021年9月18日五诊：上肢褐色斑点消退大半，1m之外，若不仔细查看，几似正常皮肤，背部痤疮愈合。舌质淡红，舌苔根部略厚，脉缓滑。

续6月25日方，加荷叶30g，7剂。

学生：这是一种什么皮肤病啊？

老师：俗称“鸡皮肤”，主要表现面颊部、四肢外侧部以毛囊为中心的红丘疹，状如“鸡皮”。这种现象只是影响个人美观，对健康没有危害。

学生：病名是什么呢？

老师：查阅了大量中医文献，未找到相关资料。西医称之为“毛周角化症”，认为本病是一种遗传性疾病，身体肥胖的人易于发病。

学生：如果是遗传性疾病，还能治疗吗？

老师：西医认为与基因异位、缺失有关系，无法治愈。

学生：那您为什么还去治疗呢？

老师：治疗本病时，我并不知道相关的西医学知识，是治愈多例后，查找相关资料才知道的。如果一开始就知道本病是基因层次的问题，在治疗信心上，肯定会大打折扣。

学生：难怪您经常说，要有中医自信。您从中医的角度是如何思考本病的呢？

老师：第一，发病部位。本病好发于面颊部、四肢外侧部，面颊属肝，上肢外侧为手少阳三焦经循行之处，下肢外侧为足少阳胆经循行之处。

学生：可以从肝胆入手，选用小柴胡汤。

老师：第二，患者皮肤多易出油，舌苔白厚，可辨为痰湿蕴阻证。

学生：从痰湿蕴阻论治，可以用二陈汤、贝母瓜蒌散。

老师：第三，皮肤呈褐色斑点，类似中医的斑疹，我考虑是血热迫血妄行，导致血溢脉外所致。

学生：所以要清热解毒、凉血散血。方中蒲公英、紫花地丁清热解毒，生地黄、赤芍、丹皮、丹参凉血散血。

老师：第四，患处皮肤颜色偏暗，需加用美白之药。

学生：全瓜蒌、浙贝母、天花粉为白色之药，可以美白。再加用刺蒺藜、冬瓜皮，美白之力更强。且刺蒺藜兼能祛肝风，冬瓜皮兼能利尿，使体内湿热从小便而出。

老师：是的，本病从这四个方面考虑而组成一个基本方。

学生：为何用桑枝？

老师：作为引经药，引药达上肢。夏天时，上肢露出来的多，下肢露出来的少，患者为美观起见，最在意上肢的疗效，所以先集中药力治疗上肢。

学生：治疗下肢是否加用川牛膝引药下行？

老师：是的。

26. 柴胡二陈汤合二至丸治疗斑秃

袁某　女　20岁

2021年3月22日初诊：近半年来开始脱发，逐渐演变为斑秃。头顶有一直径约6cm的圆形斑秃，后头部有两个直径约3cm的圆形斑秃，其余散在有数个指尖大小的斑秃。经用西药药水涂抹，无效，且增头皮疼痛。月经来潮之前3日开始痛经，呈胀痛。食少纳差，倦怠乏力，多眠嗜睡，心情不舒。

舌体胖大，舌体薄白，脉缓，按之无力。

柴　胡 10g	黄　芩 10g	法半夏 10g	党　参 20g
炙甘草 10g	大　枣 10g	生　姜 10g	陈　皮 10g
茯　苓 30g	女贞子 30g	墨旱莲 30g	侧柏叶 15g
藁　本 10g	炒莱菔子 15g	枸杞子 20g	7剂

2021年3月30日二诊：头皮不疼，饮食觉香，精力增加，各个斑秃处有白色小绒毛长出，舌脉同上。

续3月22日方，10剂。

2021年4月10日三诊：此次月经来潮已不痛经，月经量较前少，颜色深，有血块，斑秃处白色小绒毛变黑，且逐渐密集。

续3月22日方，10剂。

2021年4月21日四诊：各个斑秃处已看不见头皮，新生头发密集色黑，偶有食欲不佳。舌质淡红，舌苔薄白，脉缓有力。

续3月22日方，加生麦芽20g，10剂。

2021年5月21日五诊：斑秃已愈。5月6日月经至，血量正常，无血块，稍疲劳，苔脉同上。

续3月22日方，7剂。

学生：这例脱发的治疗效果挺好啊！

老师：分析一下这个处方是由哪几个方组成的。

学生：小柴胡汤、二陈汤、二至丸。

老师：是的。

学生：发为血之余，肾之华在发，治疗头发方面的疾病应该从血虚、肾虚入手啊，这个处方着实看不明白！

老师：你分析的方向是对的，只是没有细化。

学生：愿闻其详！

老师：发为血之余，人体多余的血才会生成头发。凡是导致头发缺少血的滋养的因素，都可以形成脱发。这分为两个方面：一是自身的血不足，二是对头发的供血不足。

学生：这有什么区别吗？

老师：自身的血虚，与血液的生成有关，比如脾胃为血液生化之源、心生血、肺脉化生血液、肝血肾精同源，这几个脏腑的功能不足，都会造成血虚。

学生：也就是说脾、胃、肺、心、肾的功能不足，影响血液的生成，都会造成脱发。这下思路宽阔多了！

老师：是的。我们再看对头发供血的不足。看过《三国演义》的都知道，双方交战时，最忌后方粮道被劫，这样前方将士因得不到粮草而兵败。用兵法来理解这个医理，自身的血液充足，只因邪气阻碍了运输的通路，从而导致头发供血不足。比如瘀血阻滞血液的运行，王清任提出用通窍活血汤来治疗脱发；水饮阻滞血液的运行，岳美中提出用一味茯苓饮来治疗脱发；湿热阻滞血液的运行，刘渡舟用黄连解毒汤来治疗脱发等。

学生：这下对脱发病因的理解宽阔多了！

老师：那么现学现用，你再来分析一下这个处方。

学生：患者食少纳差、倦怠乏力、多眠嗜睡，是脾虚之证，脾胃为后天气血生化之源，脾虚则生化乏源而致血虚脱发，脾虚无力运化水液则舌体胖大。但是健脾益气的处方那么多，为何选用小柴胡汤呢？

老师：患者为女性，正值青春年少，爱美之心颇强，脱发半年之久，治疗无效可言，肯定会有心情郁结。所以用小柴胡汤疏肝解郁，里面的参、枣、草健脾益气，加入陈皮、茯苓构成二陈汤健脾祛湿。

学生：为何还要加入补肾的药呢？

老师：现在的年轻人都有晚睡的习惯，晚睡会伤肾。所以用二至丸补肾阴，枸杞子补肾阳，侧柏叶则为生发乌发之专药。

学生：藁本用在这里是起什么作用啊？

老师：藁本辛温香燥，性味俱升，善达颠顶。头发位于高巅之上，藁本作为引经药，引药直达病所。

学生：患者三诊时为何月经量还减少了？不是在健脾益气补血吗？

老师：用了引经药，气血都被引到头部，生长头发去了。当然只是暂时减少，等血补足了，月经量自然正常。

学生：是因为人体多余的血才会形成月经吗？

老师：是的。

学生：案中是否可以合入当归补血汤，使气血生成更为旺盛？

老师：当然可以！

第九章
外科及其他病案

1. 鹿角片烧灰治疗木刺入肉

刘某　女　51岁

2018年11月1日初诊(线上问诊):1周前,用抹布擦木制沙发时,感觉有木刺扎入右手食指中,当即仔细查看,甚至用放大镜寻找,亦未发现木刺所在,但是用大拇指在食指上轻轻摩擦时,感觉木刺扎肉疼痛。因经常使用右手劳作,而心理畏惧疼痛,痛苦不堪。到医院诊治,医生告知需等木刺扎入处发炎化脓,病位清晰后,再行手术切除。患者不信,连问几家医院,都是如此治法。患者认为如此小疾,不必大动干戈。于是患者线上询问中医是否有简单治法。

鹿角片10g,在酒精灯上烧灰,用清水调匀,晚上睡觉前外敷患处,第二日早晨去掉。

2018年11月2日二诊:患者迫不及待打开外敷之物,发现木刺还在,告知继续外敷一次。

2018年11月3日三诊:患者打开外敷之物,用大拇指在食指上轻轻摩擦时,发现已不疼痛,然后在鹿角灰中仔细寻找,找到一个约1～2mm长的极细木纤,并拍照发给我,再三感激。

学生:鹿角片具有补肾助阳、强筋健骨的功效,兼能活血散瘀消肿。用之烧灰外敷治疗木刺入肉,是取它的什么功效呢?

老师：好像都没有用到。

学生：木刺入肉是用的哪种辨证方法？辨的是什么证呢？

老师：没有辨证。

学生：那您是怎么想到用鹿角片来治疗的呢？

老师：如果这个病是患者当面来看，我也没办法。但患者是线上问诊，这就给了我查阅资料的时间。古代的桌椅板凳都是竹木制品，擦拭时肯定会出现上述的病症，我想这个病古人肯定解决了的，古代文献里面会记载有治疗方法。

学生：查找文献从哪里入手呢？

老师：这就要去找综合类的方书了。刚好我手头有两部综合类的方书，并找到了治疗方法。

《外台秘要·卷第二十九》云："刘涓子竹木刺不出方：鹿角烧灰末，以水和涂之，立出。久者不过一夕。"

《医宗金鉴·外科卷下·杂证部·竹木刺入肉》云："诸刺入肉系外伤，蝼蛄捣涂最为良。如刺已出仍作痛，再涂蝼蛄即无妨。"

学生：蝼蛄不易买到，鹿角片药房里面都有。

老师：所以我跟患者推荐了鹿角片。书中言"久者不过一夕"，疗效颇佳。但是我没有用过，所以跟患者说："我有一方，不知有效无效，您可以试一下。"患者觉得价格便宜，方法简便，于是照法使用。

学生：没想到真如古人所言，药到病除。那医理是什么呢？

老师：患者也是这样问，我真不知道。

学生：这就超出辨证论治之外了。

老师：俗言"单方气死名医"，有时候一些疑难病症可以用简单的药方治好。古人很重视单方的使用，比如明代的缪希雍著有《本草单方》，清代的鲍相璈著有《验方新编》，这些书都值得一看。

学生：这些单方一般都没有论述医理，只是说某病用某方。

老师：是的，虽然医理模糊，但是确实有效，可能是医理药理尚未发掘出来吧。本着兼收并蓄的原则，只要临床用之有效，多多益善。

2. 柠檬煎水泡脚治疗脚底厚茧

薛某　男　73岁

2009年9月20日初诊：笔者正读大学四年级，随张正浩教授抄方。患者在张教授处治疗胃病，疗效颇佳。今日复诊，胃病基本痊愈，要求继续开方巩固。张教授正在书写病历时，患者突然发问："张教授，承蒙恩惠，胃病痊愈，另有一病，不知有无善法？"张教授说："什么病啊？"患者说："我的职业是地质勘探，年轻时工作基本靠走，南来北往多年，脚底走出了一层厚厚的老茧。现在脚底不流汗，不透气，像穿着一层薄薄的鞋子，非常难受，您能不能开个方治疗一下。"张教授一边听患者叙述病情，一边书写病历，近半分钟未答患者提问，我壮着胆子说出了治疗方法。

每日用柠檬2个，切片，加清水煮5分钟，泡脚20分钟。

患者觉得是学生给出之方，心存怀疑，转而问张教授："此法可行吗？"张教授说："绝对可行，就这样来用！"

2009年9月27日二诊：患者一进入诊室，笑容满面，赞言"名师出高徒"。原来患者用此法一个星期后，脚底的老茧已全部消失。

学生：柠檬可以治疗老茧?

老师：柠檬中含有大量的柠檬酸、苹果酸、奎宁酸等有机酸，人手足之处的老茧是皮肤增厚的角质层，在酸的作用下可被溶解脱落。

学生：您是在哪里知道的这些知识？书本上没有啊！

老师：我的阅读范围比较广，在图书馆看书时顺便就记下了。

学生：作为一个学生，在老师那里抄方学习，您能讲出自己的治疗思路，确实胆子挺大的啊！

老师：张教授胸怀博大，喜欢学生提出不同思路和不同想法。记得有一白血病患者就诊，患者低热喜饮，倦怠乏力，食纳不佳，面色苍白，张教授处以归脾汤，云"甘温除大热"。患者走后，张教授问我意见。我说："患者症状是属于心脾两虚，用归脾汤无疑。但脉象滑数，按之尤甚，当是属于火郁之脉，且患者渴喜冷饮，大便干结，也能从侧面证明患者乃火郁于内，当用犀角地黄汤。”张教授断为气血亏虚证，我断为火热实证，意见相左，我原以为老师会不以为然，甚至问难于我，没想到张师听闻后，桌子一拍，说：“有道理，如果患者服药无效，说明你的思路是对的，那下次就用你说的处方。”

还有一 60 多岁的妇女，全身汗出不止，背部的隔汗巾每日要换十几条，除汗出异常外，其他症状不甚明显，张教授从气虚、阳虚、阴虚、实热多方面立法处方，鲜有疗效，患者最后怏怏而去。后来张教授谈及该患者，我说：“患者舌下络脉迂曲粗大，当是血瘀阻滞营血，导致营卫不和，故而汗出。”从瘀血论治汗出，方书少载，甚至认为是不经之论，没想到张教授听我有此言，责备我道：“你这同学啊，以后有好的想法要说出来，不用顾忌我的颜面，患者的病情重要些。”

学生：张教授虚心纳谏的胸怀确实值得敬佩。

老师：我从 2006 年 7 月便在张教授处抄方学习，直至 2012 年 6 月研究生毕业。他没带过我的课，谈不上“授业”；平时问他专业上的问题，他总是语焉不详，含糊而过，也谈不上“解惑”。但是他真正展现了一位教育家的睿智，因材施教而“传道”。多年后，我逐渐领悟到他的言传身教，看似与专业无关，实则立意深远，布局宏大。最初我喜欢问专业方面的问题，他总是含糊而过，不作正面解答，转移话题而谈论文学、史学、哲学。我百思不得其解，现在逐渐明白：学习中医要有中医的思维，他平常所谈论的内容都是中国的传统文化，这是培养中医思维的根基，只有具备丰富的中国传统文化知识，才能培养出纯正的中医思维，才能追求高层次的医术。至于专业方面的问题，其实书上都有答案，学生懒于翻书，他也懒得解答。

跟张师抄方几年后，发现他的教育风格与众不同。

第一，寓教于游。每有空闲，他便叫上我们几个学生，游玩于长春观、宝通禅寺、古德寺，讲解寺庙的来源、建筑风格、文化底蕴等，拓宽我们的眼界。

第二，寓教于乐。张师从来不批评人，每次问问题学生答不上来也是一笑而过，从不责难。好学者，觉得颜面无光，下去后自然会补上；不好学者，虽言辞苛责，但问题何其多，批评无益。

第三，过度表扬。我基本上是在张师的表扬中成长的，因为他了解我，表扬对我来说是一种压力，我明明没达到某个层次，但他在那个层次表扬我，我就必须努力地去达到，方能名副其实。

第四，无私关怀。冬季日短，天黑得早，但冬季患者多，每次下班都已经七点多了，这个时候食堂只剩下残羹冷炙。我和张教授路过食堂，他说："这个时候食堂已经没什么吃的了，去我家煮饺子吃吧。"我推辞不过。他将中午买好的饺子煮熟，一人一大碗饺子，一人一瓶啤酒，相向而坐，边吃边讨论看过的患者。这种氛围，真的是亦师亦友亦家人。

学生：这就是中医所谓的师徒关系吧，真的是"师徒若父子"，难怪各个中医机构都在举行拜师仪式。

老师：可惜多数流于形式，而没真正的具体实施。

3. 土大黄煎水外洗治疗毒虫咬伤

陈某　女　43岁

2013年9月20日初诊：今日下午在农田收割稻谷时，右手手背忽觉刺痛难忍，好像被虫咬伤，四处寻找，却未发现虫体。半小时后，右手手背皮肤红肿，3cm×0.5cm，瘙痒刺痛难忍。患者不知如何是好，站于门前，恰巧我从她门前经过，便上前询问有没有简单的治疗方法。我仔细观察皮肤红肿处，没有找到伤口，只是皮肤红肿、瘙痒，便告知一方：

土大黄一把，切碎，水煮10分钟，泡手30分钟。

2013年9月21日二诊：为观察疗效，我特意从她门前经过，询问效果如何。她说："昨天傍晚挖来土大黄，洗净切碎，煎煮后泡手，5分钟左右瘙痒、疼痛大减，坚持泡了30分钟，今天早晨起来，红肿已经消失。”患者伸出手来，患处仅存浅浅的一道印痕而已。

学生：土大黄是一味什么药啊？

老师：土大黄是一味民间草药，教材上没有记载，别名很多，叫作“鲜大青”“羊蹄根”“牛舌头”“血三七”“癣药”“金不换”等。

学生：有什么功效呢？

老师：土大黄味苦辛，性凉，入肺、大肠经，具有清热解毒、凉血止血、祛瘀消肿、通便杀虫的功效。

学生：患者皮肤红肿热痛，是取土大黄清热解毒、祛瘀消肿之功？

老师：是的。土大黄又名“癣药”，治疗皮肤瘙痒的效果非常好，这里也是取其止痒之功。

学生：难怪您每次治疗皮肤瘙痒，只要兼有热证的，都会使用土大黄。

老师：是的，土大黄兼能通便，可以使体内的热毒从大便排出。

学生：我见过您治疗一位同学被隐翅虫爬过皮肤后引起的皮肤灼热、溃破、瘙痒，也是用的土大黄。

老师：对，我告知用土大黄打粉，水调后外敷，第1日瘙痒止住，第2日溃破处结痂，第3日结痂脱落而愈。

学生：各种毒虫咬伤都可以用它外敷吗？

老师：只要咬伤后皮肤表现为红、肿、热、痛、痒，属于热证的，都可以使用。

学生：您治疗脚臭脚痒也用土大黄煎水泡脚。

老师：只要是湿热、实热引起的皮肤瘙痒，都可以将土大黄外用。我在农村行医时，土大黄是我的常用药。土大黄在全国大部分地区都有生长，随取随用，不用花费一分钱。直接从地里挖出来的土大黄是鲜药，有效成分的含量多一些，效果更好。

学生：看来民间草药也有独特的疗效啊！

老师：是的。我每到一地都喜欢去田间地头转悠，寻找可利用的草药，方便患者取用。

4. 二黄紫榆散治疗烫伤

白某　男　21岁

2022年6月29日初诊(线上问诊):右手烫伤20日。20日前右手背部及手腕部被开水烫伤,生出大量水疱,送往医院治疗,诊断为二级烫伤。经治疗20日,现在水疱已消,但是皮肤缺损,肉色呈鲜红色,不能触碰,否则疼痛难忍。其母线上问诊,看中医有无良法?当即告知一方:

紫草10g,生大黄10g,生地榆10g,黄连10g。上四味,用水浸泡半小时,大火煎开,小火熬10分钟,滤取汁液,放冷,用棉签蘸取汁液擦拭患处,半小时擦拭一次。

2022年7月7日二诊:患者母亲将烫伤处拍照发送过来,新生皮肤已长出,呈粉红色,可以触碰。患者担心患处留下瘢痕,询问是否有内服药物?视患者舌质淡红,舌苔白略厚。处方如下:

黄　芪30g	党　参20g	白　术10g	茯　苓30g
炙甘草10g	生地黄10g	当　归10g	川　芎10g
白　芍10g	金银花15g	连　翘15g	黄　芩10g
芦　根30g	薏苡仁30g	5剂	

2022年7月12日三诊:患处皮肤基本与正常皮肤色泽一致,未留下瘢痕,嘱停药。

学生:此方疗效如此之好,出自何处?

老师:这是我自己拟出的方子,名为“二黄紫榆散”。

学生:我们私下里也试用过此方,疗效确实非常好,您的组方思路是怎样的呢?

老师:烧烫伤一般是什么邪气?

学生:火热邪气。

老师：烫伤后起水疱，水疱破溃后滋水淋漓，可辨为什么邪气？

学生：湿邪。

老师：针对湿热邪气清热燥湿，再加入敛疮生肌的药就行了。

学生：方中大黄、黄连清热燥湿，泻火解毒；紫草、地榆清热凉血，解毒消肿，且地榆兼能收敛疮面。具有此类功效的药物非常多，您为什么想到这四味药呢？

老师：我在翻阅古代方书的时候，注意到治疗烧烫伤的处方，这四味药出现的频率非常高，所以印象深刻，组方的时候就想到了这四味药。

学生：古代治疗烧烫伤的处方非常多，您还有没有印象特别深刻的？

老师：还有。我初入临床时，治好了一位老年人的病，他与我闲聊时说："你治疗烧烫伤有没有什么好的药方？"我说："还缺少这方面的治疗经验。"他说："我有一方，传授于你。"我见他是乡下人，没读过书，又没有医药方面的知识，面露怀疑之色。他接着说："我的小孩 6 岁时，冬季烤火，不慎跌入火盆中，等救起来时，已全身大面积烧伤，急忙送往市皮肤医院，因病重辞以不治。他不忍小孩等死，便翻阅医书，但是他不识字，只能认图。按照书中图示，取石灰水之上清液，兑入芝麻油，不停搅拌，最后凝结为糊状，然后涂抹在患处。令人惊奇的是，小孩的病情一天天好转，现在已 40 多岁，身上一点瘢痕都没有。"我当时觉得此事可信度不高，一笑而过，未加在意。

学生：如果那位老人所述之事为实，这也是治疗烧烫伤的一首良方啊！

老师：一日翻阅《医宗金鉴·卷七十五·杂证部·汤火伤》，载有"清凉膏"，云："水泼开石灰末一升，加水四碗，搅浑澄清。取清汁一碗，加香油一碗，以箸顺搅数百转，其稠粘如糊，用鸡翎蘸扫伤处。"

学生：原来那位老人所述之方出自这里，并不是没有依据的。

老师：是的，我将它试之于临床，疗效也非常好。

学生：您开的内服方是从哪个角度思考的呢？

老师：患者皮肤缺损未长出，是气血亏虚，不能濡养生长肌肤，所以要补益气血。

学生：方中四君子汤补气，四物汤补血，黄芪补气兼能托毒生肌。

老师：病因是烫伤，患处尚有余热未清。

学生：方中金银花、连翘清热解毒，散痈消肿。为何用黄芩？

老师：黄芩善清肺火，病位在皮毛，肺主皮毛。

学生：为何加芦根、薏苡仁？

老师：患者舌苔白略厚，是湿邪内蕴的表现，用薏苡仁健脾渗湿，芦根引湿邪从小便而出。

学生：西医认为人体皮肤的真皮层受损后，就会留下瘢痕。您为什么用此方后，不会留下瘢痕？

老师：本方能促进疮面的快速愈合，也能促进真皮层的恢复，这是我们中医的优势所在。

5. 血府逐瘀汤加味治疗头部外伤

陈某　女　67岁

2013年2月21日初诊：半年前因车祸导致头部受伤，经拍片检查头部无异常。现头昏，步态不稳，需要坐有靠背扶手的椅子，否则不自觉地向一侧倾倒而摔倒在地上，神疲乏力。

舌质淡红，舌苔薄白，舌下络脉迂曲，脉涩。

生地黄 10g	当　归 15g	川　芎 15g	赤　芍 10g
桃　仁 10g	红　花 10g	陈　皮 10g	枳　壳 10g
土鳖虫 10g	黄　芪 30g	天花粉 15g	刘寄奴 30g

5剂

2021年2月27日二诊：稍有头昏，行走自如，坐位稳定，可操持家务。舌质淡红，舌苔薄白，舌下络脉迂曲，脉缓滑。

续2月21日方，5剂。

学生：这个血瘀证非常典型啊！

老师：是的，这是我在农村出诊时诊治的一个案例。老奶奶被车撞后，头部着地出血，CT检查无异常。近半年来四处医治，病情非但没好，反而愈发严重。来诊时对我说的第一句话就是："医生，您这里是我最后一站了，再治不好那就放弃了。"对于初入临床的我来说，可谓压力山大，幸好病证简单，一击而中。

学生：农村的病证简单些吗？

老师：不一定，应该说从中医的角度来看，农村的病比较典型，容易辨证，只要辨证是对的，处方用药没错误，疗效比较显著。

学生：为什么呢？

老师：第一，患者生病了大部分会首选西医，经过治疗之后，病症有时会变得复杂一些，农村人经济条件有限，这个影响因素相对来说少一些。第二，农村人长期从事体力劳动，气血相对来说顺畅些。第三，农村缺医少药，患者可选择的医生不多，往往一个医生看到底，对于疑难病证，医生摸索的机会多一些。

学生：同样是看病，没想到农村和城市还有这些区别。

老师：作为一名中医，要想成长得快一些，农村是一片沃土。回到这个案例，分析一下为何辨为血瘀证？

学生：从病因上看，因车祸而导致头部外伤，就是一个血瘀证。从症状上看，身体不自觉向一侧倾倒，兼有神疲乏力，应该是气虚证，类似于王清任所说的气虚中风。

老师：分析得很正确！这个病能否看好，关键在于是否看过王清任的《医林改错》。很多人都认为身体不自觉向一侧倾倒，是眩晕的表现，根据"诸风掉眩，皆属于肝"，从肝阳上亢来论治，那么这个病就治不好了。

学生：血瘀如何导致气虚呢？

老师：瘀血不去，新血不生。血瘀一方面阻滞气的运行，形成气滞、气虚；另一方面导致血虚，血虚又形成气虚。

学生：方中桃红四物汤养血活血，陈皮、枳壳行气，黄芪补气。因血瘀为主证，土鳖虫、天花粉、刘寄奴皆辅助活血化瘀。药证相符，疗效显著。

6. 血府逐瘀汤治疗夜间胁痛

高某　男　9岁

2013年5月8日初诊：1年半前患者读小学3年级，与同学发生矛盾而被殴打。其父闻讯，将他带到卫生室打针输液1周，瘀肿全部消退，然后正常上学。半年前患者夜间突然大喊大叫而哭醒，父母怪而问之，回答说："梦中痛甚，不可忍受，号哭而醒。"自此以后每夜疼痛而哭醒，畏惧睡觉，白天精神不济，成绩直线下滑。父母让其休学，从县级医院看到市级医院，再到省级医院，全身检查做了几遍，费用花了五六万元，没有查出任何器质性病变，诊断为神经症。经过多方治疗，无效可言。听闻我处中医疗效尚可，勉为一试。

现症见：患者面色皖白，神情疲倦，饮食正常，二便尚可。舌质淡红，舌苔薄白，脉缓。四诊无明显异常，于是详细问诊。

问：哪个地方痛？指给我看下！

答：这里！（右侧胁肋）

问：只有这里痛？其他部位痛不痛？

答：只有这里痛。

问：什么时间痛？白天晚上都痛？还是只有晚上痛？

答：只有晚上睡觉的时候痛。

问：痛的时候是不是像针扎一样痛？

答：是的。

言毕，我对其父母说："此病甚易治疗！"患者父母神情颇为惊讶，以为是年轻医生说大话。

生地黄 10g	桃　仁 10g	红　花 10g	当　归 10g
炙甘草 10g	赤　芍 10g	桔　梗 10g	枳　壳 10g
柴　胡 10g	川　芎 10g	川牛膝 10g	5剂

划价抓药，药费不过一百元，药量不过一小包，其父母心中颇为

疑惑，提着药问道："医生，这能把病治好吗？"我知道其父母对我信心不大，不能把话说满，答曰："先回去吃吃看。"

2014 年 5 月 13 日二诊：患者及其父母清晨 6 点即到诊室候诊，等待了一两个小时，见到我后激动地说："医生，您的药太神了，吃完第 1 剂药，当天晚上即能安睡，未曾痛醒，服药这几天一直能安睡。"问之疼痛程度大减，时间缩短，已能忍受，不影响睡眠。唯痛处发生转移，现胸口微有疼痛。舌质淡红，舌苔薄白，脉缓。

续 5 月 8 日方，加全瓜蒌 15g，5 剂。后未继续再诊。

2016 年其父母出车祸后受伤，一直找我治疗，询之患者疼痛愈后一直未发。

学生：西医这么多高科技的设备，花了五六万元的检查费用，没检查出任何问题，老师简单地询问了几句话，病因就找到了。

老师：中医、西医各有优势，各有盲点。

学生：您是如何探寻病因的呢？

老师：患者父母详细描述了挨打的经历，我怀疑是血瘀证，所以问诊的内容基本是围绕血瘀证展开的。

学生：血瘀证有几大特点：痛如针刺、痛处固定不移，疼痛日轻夜重。舌质紫暗，有瘀点瘀斑，舌下络脉迂曲粗大，脉涩。

老师：患者的舌脉不明显，但是疼痛的特点完全符合。

学生：患者被殴打后产生了瘀血，经输液治疗瘀血应该是消散了啊。

老师：瘀青消退不代表瘀血全部消散。也可以这样来理解，活血化瘀只能消散部分瘀血，配伍行气化瘀才能消散全部瘀血。

学生：为什么呢？

老师：气无所不到。

学生：患者全身都受到了殴打，为何仅表现为胁肋部的疼痛？

老师：人卧则血归于肝，正常的血归于肝，未消散的瘀血也归于肝啊！足厥阴肝经布于两胁，瘀血阻滞经络，表现为胁肋部的刺痛。

学生：为什么只有夜间痛？

老师：血得温则行，得寒则凝。夜间属阴，血液流动变慢，血瘀加重，故而疼痛。

学生：这是一个完整的血府逐瘀汤，未进行加减，疗效显著。二诊为什么加全瓜蒌？

老师：疼痛转移至胸口，用全瓜蒌作为引经药。

学生：您平时总说疼痛转移了是有效的表现，有什么根据吗？

老师：譬如剿匪，是匪徒安营扎寨、据守城池好攻打一些，还是散兵游勇之类的流寇容易剿灭一些？

学生：散兵游勇之类的流寇。

老师：固定的疼痛如果转移了，后续的疗效往往快一些，当然特殊病例除外。

7. 血府逐瘀汤加味治疗右胁外伤

曾某　女　48岁

2014年2月19日初诊：3日前用铁锹挖地时，因手臂力小，用右胁往前顶辅助用力，不慎手滑，右胁在木把上挫伤，当时即觉疼痛，回家贴以伤湿止痛膏，第2日疼痛加剧，即在卫生室输液治疗，第3日疼痛更甚，稍一咳嗽即疼痛难忍，遂求治于中医。

现症见：右胁疼痛，拒按，皮肤表面少量瘀青，不红不肿，轻微咳嗽则疼痛加剧。舌质淡红，舌苔薄白，脉弦缓。

生地黄 10g	当　归 10g	川　芎 10g	赤　芍 10g
桃　仁 10g	红　花 10g	枳　壳 10g	陈　皮 10g
柴　胡 10g	炙甘草 10g	天花粉 15g	土鳖虫 10g
刘寄奴 20g	黄　芪 20g	5剂	

2014年3月10日二诊：上方服完第1剂疼痛即见减轻，服完第3剂疼痛基本消失，近几日劳作时右胁部偶有不适，因担心病根残留，

特来巩固。舌质淡红，舌苔薄白，脉弦缓。

续2月19日方，5剂。

学生：这是外伤，属于跌打损伤，应该归骨伤科医生来看吧！

老师：是的。但患者找到了你，只要没有出现骨折，还是可以看的。医生必须是多面手，不能认为自己是内科医生就只看内科病。

学生：此案如何辨证呢？

老师：患者伤在何处？

学生：右胁。

老师：两胁为足厥阴肝经循行之处，病位在肝。

学生：皮肤表面少量瘀青，病因是血瘀。可以辨证为肝经血瘀证。

老师：从症状上来看，可以这样来辨证。但是还必须同时从医理上进行推理，如果患者存在了血瘀证，会不会有气滞证？

学生：血能载气，气推血行，气滞可以导致血瘀，血瘀也可以导致气滞，两者同时存在，患者肯定会有气滞证，所以应该辨证为肝经血瘀气滞证。

老师：是的，很多人忽略了气滞证，一见血瘀就活血化瘀，而不行气理气，往往疗效不佳。

学生：可能是受到西医思维的影响吧，见到瘀血就想到活血化瘀。

老师：这就是中医、西医不一样的地方，中医开方时不但要活血化瘀，而且要行气理气。

学生：方中桃红四物汤活血化瘀，四逆散疏肝行气，引药入肝经。

老师：恐行气之力不够，加入枳壳宽胸行气。

学生：为什么加入天花粉、土鳖虫、刘寄奴？

老师：这是我常用的“伤科三药”。《日华子本草》言天花粉：“通小肠，排脓，消肿毒，生肌长肉，消扑损瘀血。”土鳖虫主入肝经，性善走窜，能活血消肿止痛，续筋接骨疗伤，为伤科常用药。刘寄奴温散善走，能活血散瘀，止痛止血而疗伤。

学生：刘寄奴是不是南朝刘宋开国皇帝刘裕的小名？

老师：是的，《本草纲目》还记载了此药药名的来历。据李延寿《南史》记载：宋高祖刘裕，小名叫作寄奴。卑贱而未显达时，在新洲砍伐芦荻，遇见一条大蛇，便弯弓射之。第二日再到原地，听见有用杵捣臼的声音。于是依声而寻，看见穿着青色衣服的童子数人，在榛林中捣药。刘裕便上前问其故。童子说：我的主人被刘寄奴射伤，我们现在在调配药物，来给主人敷伤。刘裕说：你的主人为何不杀了刘寄奴？童子说：刘寄奴是将来要做皇帝的人，不可杀。刘裕大声呵斥，童子皆散去，于是收取所捣之药返回。后来每次遇到金疮，用之外敷即愈。因此，人们称此草为刘寄奴草。

学生：为什么要加黄芪呢？不是气滞证吗？

老师：患者形体瘦弱，气力不足，乃气虚之体，故用黄芪补气，以推动血行，有利于血瘀的消除，但剂量不可过大，否则会加重气滞。

学生：二诊患者劳作后患处即有不适，可反过来证明患者存在气虚。

老师：是的，劳则气耗。

8. 血府逐瘀汤加味治疗手术后伤口疼痛

傅某　女　14岁

2020年10月30日初诊：2年前因先天性心脏病手术，手术切口部位留有一3cm×6cm的瘢痕组织，不痛不痒，颜色暗红。近来胸口手术缝合部位出现针刺样疼痛，痛甚则晕厥。患者正读初中，学习压力较大，每遇考试紧张则疼痛更甚。学校担心病情复杂，让其母亲接回家治病休养。其母亲带着患者去医院做了全面体检，显示无异常，又咨询做手术的医生，也说无异常。其母亲焦急无比，听人说何不尝试一下中医？即来我处就诊。

刻诊：胸口手术部位针刺样疼痛，每日可持续5～6小时，紧张时易诱发。舌尖稍有瘀点，舌质淡红，舌苔薄白，脉缓滑。

生地黄10g　　桃　仁10g　　红　花10g　　当　归10g

炙甘草 10g	赤　芍 10g	桔　梗 10g	枳　壳 10g
柴　胡 10g	川　芎 10g	川牛膝 15g	全瓜蒌 20g
三　七 10g	7剂		

2020年11月20日二诊：服药后疼痛程度大减，可以忍受，每日断续疼痛约1小时，瘢痕组织颜色逐渐变浅，面色较前红润，已返校正常上课。舌尖稍有瘀点，舌质淡红，舌苔薄白，脉缓滑。

续10月30日方，加土鳖虫10g，7剂。

2020年12月11日三诊：原疼痛部位已不痛，唯胸口稍闷，左胁微有胀痛，询之学习压力较大，心情不畅。舌质淡红，舌苔薄白，脉弦。

续10月30日方，加香附10g，7剂。

2021年9月19日回访：停药后直到现在未出现过疼痛，瘢痕组织的颜色与正常皮肤一致。

学生：这是一个典型的血瘀证！

老师：是的，所以用了一个完整的血府逐瘀汤。分析一下，这个血瘀证是怎样形成的？

学生：形成的原因不好分析，但是好判断，比如针刺样疼痛、舌尖有瘀点。

老师：你要是进过手术室看过做手术，那就好分析了。

学生：手术也会产生瘀血吗？手术的过程中或术后不是都用抗凝血的药或者活血化瘀的药吗？

老师：清代唐宗海《血证论·卷五·瘀血》记载："然既是离经之血，虽清血、鲜血，亦是瘀血。""经"，我们可以理解为血脉、血管，做手术的时候会割破血管，所以要用止血钳、止血药，这是针对肉眼可见的大血管，那么被割断的毛细血管呢，可能出血每次只是几个红细胞而已，一般都忽略不计了，缝合之后仍然在出血啊！这也属于离经之血啊！

学生：这种微量的离经之血日积月累也会形成瘀血！所以这位患者2年之后才发病？是不是所有手术的人都会有瘀血呢？

老师：理论上来说是的。这位患者的症状算是比较重的，大部分手术后的人在阴雨天的时候伤口会疼痛，你知道为什么吗？

学生：血得温则行，得寒则凝。阴雨天气温降低，血流速度减缓，瘀血增加，阻滞经络，不通则痛。

老师：所以手术后的患者，出院的第一时间最好服用中药，补血活血，以免留下后遗症。

学生：方中加了三七可以活血止痛，这个好理解。为何加全瓜蒌？

老师：全瓜蒌可以宽胸散结，是胸部的引经药。

学生：二诊加用土鳖虫，可以增加活血化瘀的力量。

老师：我不是这么考虑的，要想增加活血化瘀的力量有很多药可以加，不一定要用土鳖虫。

学生：那又是怎么考虑的呢？

老师："久病入络"，患者手术已经2年了，并且才讲的毛细血管的出血也是属于络脉。土鳖虫属于虫类药，虫类药具有搜剔经络的功效，所以用了土鳖虫。

学生：三诊加香附，配合柴胡疏肝理气，是考虑患者心情不畅吗？

老师：是的。足厥阴肝经布于两胁，气机不畅故胁肋胀痛。

9. 温胆汤合桃红四物汤治疗大拇指疼痛

宁某 男 43岁

2013年3月13日初诊：左手大鱼际肌按压时呈针刺样疼痛，不按则不痛，无红肿热痛，无外伤史，小便色黄，大便正常。

舌质淡红，舌苔白厚，脉缓滑。

桑 枝 20g	法半夏 10g	陈 皮 10g	茯 苓 30g
枳 实 20g	竹 茹 10g	当 归 10g	川 芎 10g

赤　芍 10g　　桃　仁 10g　　红　花 10g　　黄　芪 30g
土鳖虫 10g　　木　瓜 15g　　4 剂

2013 年 3 月 25 日二诊：疼痛减轻一半，小便清长。舌质淡红，舌苔中根部白厚，脉缓滑。

续 3 月 13 日方，7 剂。

2013 年 4 月 2 日三诊：疼痛基本消失。舌质淡红，舌苔根部白厚，脉缓滑。

续 3 月 13 日方，7 剂。

学生：患者的这个病非常奇特，是个什么病呢？

老师：不知道！

学生：教材上说辨证要与辨病相结合，这里如何结合呢？

老师：教材上说的是一般情况，这个病例比较特殊，因为确实无法诊断出这是一个什么病。

学生：从方药上分析，您辨证为“痰瘀互阻”？

老师：是的，四诊收集的信息量有限，舌苔白厚说明有痰浊，按压时呈针刺样疼痛说明有瘀血，痰瘀搏结，阻塞经络，不通则痛。

学生：既然阻塞了经络，为何平时不痛，按压时才疼痛？

老师：痰瘀阻塞经络有轻重之分，此案阻塞程度较轻，按压可使阻塞程度加重，所以平时不痛，按压时才疼痛。

学生：辨证如此简单？

老师：按照中医的理论来看，是过于简单了，简单得都不敢相信是否有效了，这就是一种理论不自信。一边在学习中医理论，一边还要怀疑理论的正确性。

学生：是的，这种感觉比较痛苦。

老师：分析一下方药。

学生：方中温胆汤化浊祛痰，桃红四物汤活血化瘀。桑枝走上肢，为引经药，引药直达病所。土鳖虫搜剔经络中邪气，黄芪补气以助化湿活血。为什么加木瓜？

老师：这里用木瓜有两层意思：第一，木瓜温香入脾，能化湿和胃，通肌肉之滞；第二，木瓜味酸入肝，能益筋和血，舒筋活络。

学生：初诊为何只开4剂？

老师：患者认为此疾无大碍，只想尝试治疗一下。我第一次遇到这种怪病，心中亦无十分把握，少开几剂以作试探。

学生：初诊即效，看来还是要对中医理论有充分的自信，可总会情不自禁地去想西医的解剖，西医的病理。

老师：这就是学中医的困难所在，要用纯中医的思维思考疾病。

10. 葛根芩连汤合温胆汤治疗三叉神经痛

荣某　男　70岁

2023年3月28日初诊：左侧面部三叉神经疼痛，以面颊部、下颌部为主，呈抽掣样疼痛，疼痛处恶风吹，吃温烫、辛辣食物则痛甚。患者担心止痛药对身体影响较大，故平时强忍疼痛，只有吃饭时，张口、咀嚼食物异常疼痛，才短暂服用止痛药止痛以进食。之前就诊医院建议手术治疗，患者查阅相关资料，部分人群手术过后仍然疼痛，故拒绝手术而来求诊。

舌质淡红，舌苔白厚，脉沉滑。

葛　根30g	黄　芩10g	黄　连6g	生甘草10g
陈　皮10g	法半夏10g	茯　苓30g	枳　实10g
竹　茹10g	虎　杖20g	炒莱菔子15g	麻　黄4g
忍冬藤30g	桃　仁10g	红　花10g	7剂

2023年4月7日二诊：疼痛程度、面积略有缩小，张口幅度略有增大。舌质淡红，舌苔退至中根部，脉缓滑。

续3月28日方，加柴胡10g，7剂。

2023年4月11日三诊：疼痛程度大减，疼痛范围缩小至左侧嘴角，可正常张口咀嚼食物。舌质淡红，舌苔薄白，脉缓滑。

续4月7日方，7剂。

学生：此案您是如何辨证的？

老师：应用经络辨证。患者疼痛部位与哪条经络的循行部位重合？

学生：患者疼痛部位与足阳明胃经高度重合。《灵枢·经脉》言："胃足阳明之脉，起于鼻，交頞中，旁约太阳之脉，下循鼻外，入上齿中，还出挟口，下交承浆，却循颐后下廉，出大迎，循颊车，上耳前，过客主人，循发际，至额颅。"

老师：所以本案从阳明经来论治。

学生：葛根芩连汤为表里双解之剂，用于治疗邪在太阳，误用攻下，以致表邪内陷阳明而致的"协热下利"，本案未见下利，为何使用葛根芩连汤？

老师：患者疼痛处恶风吹，说明有表邪的存在；患者吃温烫、辛辣食物则痛甚，说明体内有热邪；舌苔白厚，说明体内有湿邪。方中葛根解除表邪，黄芩、黄连清热燥湿，甘草调和药性，正合其用。

学生：为何加用麻黄？

老师：足太阳膀胱经为一身之藩篱，邪气自太阳而入，故用麻黄散太阳经之风寒。

学生：疏散表邪用了麻黄、葛根，清解里热用了黄芩、黄连。为何加入温胆汤？

老师：温胆汤是在二陈汤的基础上加枳实、竹茹而组成，化痰除湿之效颇佳。患者舌苔白厚，乃痰湿壅盛，故选用温胆汤。

学生：为何加虎杖、炒莱菔子？

老师：虎杖泻下之力较大黄缓和，炒莱菔子行气之力较枳实、厚朴柔弱，虎杖与炒莱菔子相伍，相当于减弱版小承气汤，使阳明经的痰热从阳明而泻。

学生：久病多瘀，加用桃仁、红花活血化瘀；久病入络，加用忍冬藤搜剔经络。

老师：综上所述，本案的病位在阳明经，病机为外有风邪，内有痰热瘀阻。

学生：二诊加入柴胡后，为何疗效非常显著？

老师：《灵枢·根结》言“太阳为开，阳明为合，少阳为枢”。病位在阳明经，风邪自太阳而入，当从太阳而散，中间缺少少阳的转枢。柴胡与黄芩相配，和解少阳，以利枢机。

学生：本方处处祛邪，处处为邪气找出路，不止痛而痛自止。

老师：应用中医思维看病时，千万不要一看见疼痛就想着止痛药，那样是没有效果的，要辨析导致疼痛的病因而治疗，这样疗效才好。

11. 当归拈痛汤治疗下肢红肿热痛

夏某　男　59岁

2021年11月14日初诊：左下肢中度浮肿，按之凹陷不起，难以下蹲，肿胀处皮肤呈暗红色，扪之发热，疼痛拒按，口干口苦，自觉口中涎液较多，不时从嘴角流出，小便色黄，大便偏干，2～3日一行，平时矢气较多。

舌质红，舌苔白厚腻，脉弦滑。

当　归 10g	羌　活 10g	防　风 10g	升　麻 10g
猪　苓 15g	泽　泻 15g	黄　芩 10g	葛　根 15g
茵　陈 20g	苍　术 10g	白　术 10g	知　母 10g
苦　参 10g	炒莱菔子 15g	党　参 15g	炙甘草 10g
忍冬藤 30g	7剂		

2021年11月28日二诊：左下肢浮肿消失，脚踝上方有一巴掌大皮肤仍呈暗红色，发热疼痛均除，无口干口苦，口角稍流涎，大便日行一次，成形。舌质淡红，舌苔较前变薄，脉缓滑。患者服上药后症

状大减，以为病情已愈，故停药1周，在其家人催促之下再来复诊，病情虽减，余邪仍在，效不更方。

续11月14日方，7剂。

2021年12月5日三诊：患者介绍他人来诊，云病已痊愈。余视其小腿已无异常，口中亦无涎液，同意停药，嘱咐患者清淡饮食，禁食辛辣发物。

学生：这是什么病？

老师：不知道。皮肤红肿热痛，像是丹毒，但是丹毒的界限清楚，患者膝关节至踝关节都红肿热痛，无明显界限。

学生：病名没有确诊，如何治疗呢？

老师：中医治的是什么？病？症？证？从第一学期接触《中医基础理论》开始，我们就在反复在讲这三者之间的关系。方证相应，有证就可以确定处方，所以辨证是中医的核心。

学生：从症状上来看，属于湿热下注证，按照老师的用药习惯，应该用四妙散加味，为何开出这一堆凌乱的药呢？岂不是有药无方？

老师：这是当归拈痛汤，按照授课计划，这个处方是自学，要知道患者是不会按照授课计划生病的！回去好好把这个处方学习一下。

学生：好的。

学生：这个处方是治疗湿热内蕴，外受风邪，湿热与风邪相搏，留着于肢体、骨节、筋脉、肌腠之间所致的疾病。该患者下肢红肿热痛，口干口苦，口角流涎，小便黄，大便干，是一派湿热内蕴之象，风邪没有这方面的症状与之对应啊！

老师：方中祛风的药有羌活、防风，并不是用来祛风，其辛散之性，具宣肺之功，肺为水之上源，起到宣上畅下的作用，有利于湿邪从小便排出。葛根、升麻升清，猪苓、泽泻降浊，恢复中焦的升清降浊之功。茵陈、黄芩、知母、苦参清热燥湿，苍术、白术益气健脾，党参、当归补气养血，炙甘草调和诸药。

学生：如此分析，处方用药相当齐整啊！患者平素矢气多，为何还用行气的炒莱菔子？

老师：你看一下，当归拈痛汤里面没有一味行气的药。湿邪黏滞，易阻气机，配伍行气的药，取气行则湿化之义。

学生：加忍冬藤是为了清热解毒？

老师：对了一半。藤类药皆可入络，取其入络之功，务必除邪殆尽。

12. 当归四逆汤加味治疗手足厥逆

裴某　女　51岁

2017年11月4日初诊：手指、脚趾活动不利，不能灵活屈伸，遇冷则四肢末端皮肤变为苍白色，胸部烦热，口干，糖尿病病史。

舌质淡红，舌苔薄白，脉沉滑。

当　归10g　　白　芍10g　　桂　枝10g　　细　辛6g
炙甘草10g　　川木通10g　　桃　仁10g　　红　花10g
土鳖虫10g　　黄　芪30g　　7剂

2017年11月12日二诊：手指、脚趾活动灵活，胸部烦热减轻，小便清澈。舌质淡红，舌苔薄白，脉缓滑。

续11月4日方，加鸡血藤30g，地龙10g，7剂。

2017年11月19日三诊：四肢末端皮肤变为红色，余无异常，苔脉同上。

续11月12日方，7剂。

学生：手足厥寒，脉细欲绝者，当归四逆汤主之。

老师：不错，《伤寒论》的条文要背熟，临床可以随时用。

学生：患者手指、脚趾活动不利，是血虚不能濡养；遇冷则四肢末端皮肤变为苍白色，是寒邪凝滞，四肢失于温养。血虚寒凝，故用当归四逆汤养血散寒，温通经脉。

老师：为何胸部烦热？

学生：难道有热邪？

老师：血虚寒凝，必生瘀血，瘀血日久可以化热，故脉虽沉，而兼滑象。

学生：所以加了桃仁、红花、土鳖虫活血化瘀，为何不加清热药呢？

老师：血瘀得化，热不与瘀相搏，自然而散，况方中川木通可引热从小便而出。

学生：为何重用黄芪？

老师：第一，血能载气，血虚必兼气虚，故用黄芪补气。第二，气可生血，用黄芪补气以生血。第三，气能推动血行，瘀消寒散后，可使气血更快地达于四肢末端。

学生：二诊加入鸡血藤、地龙是什么道理呢？

老师：心为阳中之阳，心主血脉，人身的阳气要靠血脉输布于周身，方中之药皆可通经，若伍以入络之药，则疗效更好。藤类药皆可入络，且鸡血藤兼能养血；虫类药能搜剔经络，且地龙兼能活血。

学生：原来经方的使用如此深奥啊，看来背诵只是基本功而已，要想用活还有很长一段路要走。

老师：是的。

13. 温胆汤合玉屏风散治疗面瘫

王某　男　58岁

2013年12月5日初诊：患者杀猪为业，每日凌晨2时即骑三轮摩托车外出买猪，宰杀后送往菜市场。近1个月来左侧面部自觉有冷风吹拂感，身处密室亦觉左侧面部皮肤发凉，口中异味。既往有面瘫病史。

舌质淡红，舌苔白厚，脉滑。

法半夏 10g	陈　皮 10g	茯　苓 30g	枳　实 15g
竹　茹 10g	远　志 10g	石菖蒲 10g	黄　芪 30g
防　风 10g	当　归 10g	川　芎 10g	白芥子 10g

炒山楂 15g　　炒莱菔子 15g　　5 剂

2013 年 12 月 11 日二诊：面部冷风吹拂感大减，口中异味消失。舌质淡红，舌苔根部白厚，脉缓滑。

续 12 月 5 日方，5 剂。

2020 年 11 月 20 日三诊：上症又发，症同初诊。

续 2013 年 12 月 5 日方，7 剂。

2022 年 9 月 28 日回访：面瘫一直未发，每觉面部皮肤发凉，服上方数剂即愈。

学生：结合面瘫病史，患者此次应该是面瘫发病早期，尚未形成面瘫。

老师：是的，在疾病的萌芽状态来治疗，难度大为减轻。

学生：患者长年凌晨骑三轮摩托车外出，冷风吹拂面部，且现处冬季而发病，从病因上来看应该是感受了寒邪。

老师：分析不错。面瘫是如何形成的呢？

学生：这个是我知识的盲点，请您赐教。

老师：足阳明之脉挟口环唇，足太阳之脉起于目内眦，阳明内蓄痰浊，太阳外中于风，风痰阻于头面经络，则经隧不利，筋肉失养，故不用而弛缓。

学生：患者面部肌肉尚未弛缓，但是风痰阻于头面经络，使阳气不能温煦头面肌肤，故患者自觉皮肤发凉。

老师：所以在治疗上，一是要化阳明痰浊，二是要祛太阳风邪。

学生：患者骑车，每日冷风拂面，容易感受风邪，阳明痰浊从何而致呢？

老师：患者从事什么职业？

学生：杀猪卖猪。

老师：近水楼台先得月，平日里猪肉肯定吃得不少。

学生：肥肉属于肥甘厚腻，容易滋生痰湿。脾胃不得及时运化，故其口中异味，舌苔白滑。

老师：是的。

学生：方选温胆汤化痰除湿，加远志、石菖蒲化湿和胃，白芥子祛皮里膜外之痰。

老师：明代贾所学《药品化义·卷八·痰药》言“芥子，味辣横行甚捷，体细通利甚锐，专开痰结。痰属热者能解，属寒者能散。痰在皮里膜外，非此不达；在四肢两胁，非此不通”，临证时要善于使用白芥子。

学生：为何用炒山楂？

老师：刚刚讲了患者的职业，炒山楂善于消肉食。

学生：为何用炒莱菔子？

老师：莱菔子不但能化痰，还能行气，具有推墙倒壁之功，可使气行则湿化。

学生：黄芪配防风取自玉屏风散。黄芪得防风，则固表而不留邪；防风得黄芪，则祛邪而不伤正。

老师：为何用当归、川芎？

学生：治风先治血，血行风自灭。患者遇寒而发，故取四物汤中性温之当归、川芎。

老师：是的。后期患者还需清淡饮食，防寒保暖，才能避免面瘫复发。无奈职业不变，隐患难以消弭，需不时服药以防患于未然。

14. 桂枝汤合玉屏风散牵正散治疗眼睑下垂

周某　女　68岁

2021年8月29日初诊：2个月前患者突然出现右侧上眼睑下垂，遮蔽整个眼球，视力全失。住院检查，未发现异常，怀疑为重症肌无力，给予相关治疗药物服用，无效可言。患者来诊时，神情沮丧，以为是不治之症。察色按脉，均无异常。余思考良久，问道：“这个夏天是否吹过很长时间的风？”患者说：“是的，家住顶楼，没有空调，炎热无比，两个电风扇相对而吹，颇觉舒适。”我说：“病即由此而致”。患者十分惊讶，说：“我亦认为如此，可是都不相信，中医是否有治法？”我说：“有，服药即可。”处方如下：

桂　枝 10g	白　芍 10g	炙甘草 10g	大　枣 10g
生　姜 10g	黄　芪 30g	白　术 10g	防　风 10g
白附子 10g	僵　蚕 10g	全　蝎 6g	7剂

2021 年 9 月 5 日二诊：清晨、阴天较凉快时右眼睑可抬起一半，天气炎热则不能抬起，自觉鼻孔呼出之气有热感，畏热，汗出较多。舌尖稍红，舌苔白略厚，脉缓滑。

续 8 月 29 日方，加黄芩 10g，白菊花 15g，7 剂。

2021 年 9 月 12 日三诊：晨起凉快时，右侧眼睑可以完全抬起，炎热时可抬起一半，鼻孔呼出热气减轻，右侧头部疼痛连及颈项，小便稍黄。舌质淡红，舌苔薄白，脉缓滑。

续 8 月 29 日方，加葛根 20g，白菊花 15g，7 剂。

学生：这个病的看诊过程很玄，老师就问了一句话，病因就确定下来了。

老师：你认为很玄，是因为你对这句话背后的道理不理解。

学生：请老师发蒙解惑！

老师：巢元方《诸病源候论·卷之一》言“风亸曳者，肢体弛缓不收摄也。人以胃气养于肌肉经络也，胃若衰损，其气不实，经脉虚，则筋肉懈惰，故风邪搏于筋，而使亸曳也”。脾胃主肉，肌肉靠胃气以滋养，如果胃气虚衰，则经脉弛虚，筋肉疏松，风邪乘虚而入，使四肢肌肉瘫软无力。

学生：风邪侵入筋肉，可以导致四肢肌肉瘫软无力，可是这位患者的病位在眼睑啊！

老师：根据五轮学说，眼睑属脾，为肉轮。

学生：原来如此！患者年高之体，胃气已弱，腠理不秘，恣意吹风，感受风邪而发为此病。

老师：是的，所以从祛风论治。

学生：患者汗出脉缓，腠理疏松，桂枝汤能调和营卫，祛风止汗；考虑肺脾气虚，又用玉屏风散补足正气，防止风邪复来。牵正散不是用来治疗面瘫的吗？这里为何用它？

老师：这就是我认识这个病的着眼点。我开始看这个病也没有思路，后来想到面瘫不就是感受风邪导致面部肌肉弛缓吗？所以我针对性地问患者吹风了没？我就是从这里得到的灵感。如果她说没有吹风，我还真不知道这个病如何治疗了。

学生：治疗面瘫的牵正散还能治疗眼睑下垂？

老师：当然，都是风邪嘛！白附子善祛面部之游风，没说面瘫的风可以祛，眼睑的风不能祛啊！

学生：二诊加了黄芩、白菊花，是不是考虑患者体内有热？

老师：是的，毕竟天气还很炎热，患者还住在顶楼，症状上也表现出了热象，最重要的是患者在天气凉快时症状减轻，这都提示需要用清热之药。

学生：患者鼻中呼出热气，肺开窍于鼻，所以用黄芩清肺热。用白菊花是考虑它能外散风热邪气吗？

老师：此其一，还有另外一层意思，那就是：肝主目。

学生：用药精细入微啊，三诊加葛根又是为什么呢？

老师：加入葛根，组成桂枝加葛根汤，可以治疗头项强痛，因为三诊时患者有右侧头部疼痛连及颈项。

学生：真的是不可思议，这么简单的一点小处方，能治好这么奇怪的病！

15. 柴胡温胆汤加味治疗痰证

杨某　女　49岁

2013年10月2日初诊：每逢天气变化则全身胀痛，以肩胛内侧、风池穴处、目内眦处、肘窝、腘窝为甚，用力拍打至皮肤呈青紫色则胀痛减轻，在拍打的过程中嗳气频繁，平时鼻流浊涕，伴有恶臭，眼泪流出亦呈胶状，每隔一段时间即呕吐痰涎，双下肢沉重感。如此已近20年，患者求医历十余省，遍访名医，中医、西医皆治，终乏疗效。

舌质淡红，舌苔淡黄厚腻，脉濡滑。

柴　胡10g　黄　芩10g　法半夏10g　陈　皮10g
茯　苓30g　枳　实20g　竹　茹10g　郁　金10g
石菖蒲10g　炒莱菔子15g　白芥子15g　当　归10g
川　芎10g　蜈　蚣2条　7剂

2013年10月23日二诊：胀痛程度减轻十之二三，余症变化不大。因外出做生意，服药不便，制成丸药继续治疗。

续10月2日方，加远志10g。10剂，水泛丸，每日3次，每次10g，饭后服用。

2014年3月9日三诊：胀痛程度减轻一半，鼻涕不臭，眼泪不稠，不再呕吐痰涎。舌质淡红，舌苔白略厚，脉濡滑。

续10月2日方，10剂。

2013年7月3日四诊：服完上方后症状大减，停药后又有反复。来诊时恰逢天气剧变，患者诉胀痛难忍，是否另有他法以解燃眉之急？余施以外治之法，凡胀痛之处皆用火罐闪罐，火罐每闪一下，患者即大声嗳气，声闻于户外，路人皆好奇围观。外治结束之后，患者胀痛消失，云20余年来从未如此舒适，诘问有此良法，何不早用？余谓此乃随机应变，治本还需内服中药。

柴　胡10g　黄　芩10g　法半夏10g　陈　皮10g
茯　苓30g　枳　实20g　竹　茹10g　远　志10g
胆南星10g　炒莱菔子15g　白芥子15g　浙贝母10g
当　归10g　川　芎10g　蜈　蚣2条　10剂

2015年2月28日五诊：上药服完后诸症基本痊愈，停药后未复发。近日稍有胀痛，担心复发，再来诊治。舌质淡红，舌苔薄白，脉缓滑。

续7月3日方，改胆南星15g，10剂。

学生：此证颇怪，不知从何入手。

老师：怪病多由痰作祟。患者鼻流臭涕，眼流胶泪，呕吐痰涎，即提示体内痰湿壅盛。

学生：为何天气变化为胀甚？

老师：痰湿邪气易阻气机，气机被阻而生气滞，气滞日久，再生血瘀，痰湿瘀血相搏结，阻滞经络，不通则痛。痰湿、瘀血皆属阴邪，天气变化时温度降低，阻滞脉道更甚，故胀痛加重。

学生：为何拍打后胀痛减轻？

老师：拍打可使血液循环加快，起到活血的效果，气机得以暂时流通，故胀痛减轻。

学生：拍打过程中为何嗳气频频？

老师：喻昌《医门法律·卷五·痰饮门·痰饮论》言："一由胃而下流于肠，一由胃而旁流于胁，一由胃而外出于四肢，一由胃而上入于胸膈，始先不觉，日积月累，水之精华，转为混浊，于是遂成痰饮。必先团聚于呼吸大气难到之处，故由肠而胁，而四肢，至渐渍于胸膈，其势愈逆矣。痰饮之患，未有不从胃起者矣。"

学生：痰饮由胃而生，转而随气流于四肢百骸。

老师：拍打时痰瘀阻滞之气机暂时通畅，回流于胃腑，胃气受阻，不降反升，故而嗳气频频。

学生：患者胀痛的部位也很奇特，皆是人体的凹陷处。

老师：是的，"必先团聚于呼吸大气难到之处"，痰湿易于留着为患。

学生：用温胆汤燥湿化痰可以理解，为何用小柴胡汤？

老师：治痰必先理气，气顺则一身之津液随之而顺矣，用小柴胡汤疏理气机，炒莱菔子导胃气下行。

学生：为何用石菖蒲？

老师：化痰开窍，鼻窍、眼窍皆有痰。

学生：为何用白芥子？

老师：白芥子善祛皮里膜外之痰，腘窝、肘窝下胀痛，可认为是皮里膜外之痰。

学生：活血方面用药很少，当归、川芎活血和血，郁金行气活血。

老师：本证的核心在痰湿邪气，痰消则气行，气行则血行。

学生：为何用蜈蚣？

老师：蜈蚣走窜之性颇强，痰瘀阻滞，经络壅塞，用蜈蚣以开通。

学生：四诊您针对胀痛处用闪罐法，颇具巧思。

老师：患者以疗效为目的，医生必须尽量设法解决病痛。患者服药后，有效而不显，要么病重药轻，要么药力难达患处。闪罐法直接作用于患处，使患处的痰瘀气阻得以散开，故诸症立减。然此法治标尚可，治本仍需服药。

16. 柴胡温胆汤治疗食管堵塞感

刘某　男　45岁

2018年1月19日初诊：胸骨后食管段有堵塞感，痰涎上涌，吐之不尽，痰黏色白，声音嘶哑，晨起刷牙时干呕。

舌质淡红，舌苔白略厚，脉滑。

柴　胡 10g	黄　芩 10g	法半夏 10g	全瓜蒌 20g
陈　皮 10g	茯　苓 30g	枳　实 10g	竹　茹 10g
南沙参 20g	土牛膝 20g	浙贝母 10g	桔　梗 10g
炒莱菔子 15g	天花粉 15g	5剂	

2018年1月25日二诊：堵塞感减轻大半，吐痰减少，舌苔渐退。

续1月19日方，5剂。

2018年1月30日三诊：堵塞感消失，吐痰大减，咽部尚有少量痰涎。舌质淡红，舌苔根部略厚，脉缓滑。

续1月19日方，加胆南星10g，5剂。

2018年8月14日四诊：服完上方，病即痊愈，近来又有复发的苗头。

续1月30日方，5剂。

学生：患者频频吐痰，胸骨后堵塞感，乃痰浊壅于上焦，是否可用吐法？

老师：可用。《素问·阴阳应象大论》言："其高者，因而越之。"

学生：张从正倡导汗、吐、下三法，此案用吐法，涌出痰涎，正合其治。

老师：即使子和复生，亦不会用吐法。

学生：为何？

老师：使用吐法，患者难受不难受？

学生：难受。

老师：一次吐不完，反复吐几次，难受不难受？

学生：相当难受。

老师：患者能接受这种治疗方法吗？

学生：一次可能会接受，后面基本没有可能性。

老师：所以古人说"古方不能治今病"是很有道理的。时代不一样了，现在治病的手段比较丰富，患者不会选择难受的治疗方式。

学生：那怎么办呢？

老师：痰浊壅于上焦，不是只有吐法这一种治疗方法啊。

学生：痰浊属湿邪，湿性趋下，可以用分消走泄的方法，使痰浊从小便而去。

老师：是的。所以用温胆汤燥湿化痰，淡渗利湿。

学生：为何用小柴胡汤？

老师：痰浊易阻气机，小柴胡汤可疏理气机，气行则一身之津液随之而顺矣。

学生：瓜蒌导痰浊下行而宽胸散结，配合半夏，组成瓜蒌薤白半夏汤。

老师：因为病位在胸部，所以用了这个处方。

学生：为何去掉了薤白。

老师：薤白性温，善散阴寒之凝滞。患者痰质黏稠，脉滑，可排除寒邪。

学生：因为寒热不明显，针对痰质黏稠，加了天花粉、南沙参、浙贝母、桔梗润燥化痰之类的药？

老师：是的。

学生：为何用土牛膝？

老师：土牛膝有利尿通淋之功，正所谓“治湿不利小便，非其治也”。且土牛膝为利咽要药，可治疗患者的声音嘶哑。

17. 柴胡温胆汤加味治疗肥胖

李某　男　20岁

2021年5月13日初诊：形体肥胖，身高175cm，体重100kg，神疲嗜睡，肢体沉重，平素食欲旺盛，口中黏腻，咽中有痰，大便1日1次，排出不畅，粘厕所。

舌体胖大，边有齿痕，舌苔淡黄厚腻，脉沉濡缓。

柴　胡 10g	黄　芩 10g	法半夏 10g	全瓜蒌 30g
陈　皮 10g	茯　苓 30g	枳　实 15g	竹　茹 10g
炒莱菔子 15g	酒大黄 10g	生山楂 20g	荷　叶 30g
赤小豆 30g	决明子 30g	黄　连 6g	7剂

2021年5月20日二诊：神清气爽，身体轻便，食欲不再强烈，口中黏腻消失，小便频数且长，大便1日1次，成形，不粘厕所。舌体胖大，边有齿痕，舌苔淡黄略腻，脉缓滑。

续5月13日方，加虎杖20g，7剂。

2021年6月3日三诊：上述症状基本消失，体重95kg，大便每日4次，不成形，不粘厕，每次大便后身体异常轻松。舌质淡红，舌苔中根部淡黄厚，脉缓滑。

续5月20日方，加丝瓜络30g，7剂。

学生：患者服14剂药，体重减轻5kg，疗效颇佳。

老师：短时间来看，疗效尚可，惜未再诊，不能进一步观察长期疗效。

学生：我看您减肥一般都用这个处方，大部分疗效尚可，组方的机理是什么？

老师：胖人多痰湿，本方着眼于化痰除湿，所以选用了温胆汤为主来组方。

学生：为何用小柴胡汤？

老师：三焦为水液运行的通道，肥胖者痰湿壅盛，水道为之堵塞，故需疏利三焦。三焦配属手少阳三焦经，与足少阳胆经相表里，小柴胡汤能和解少阳，故用小柴胡汤的柴胡、黄芩、法半夏三药，引温胆汤入少阳经，专利三焦水湿，使水道通畅。

学生：小柴胡汤配合温胆汤，可以疏浚三焦，燥湿化痰，使体内的痰湿通过三焦而排出体外。

老师：这只是一部分，还要为这些痰湿邪气寻找出路。

学生：湿性趋下，因势利导，可以从二便排出。

老师：是的。从小便而走，可以用车前子、赤小豆、益母草、丝瓜络、冬瓜皮、玉米须、泽泻之类，利尿而不伤阴；从大便而出，可以用生白术、决明子、虎杖之类，缓泻而不伤正。

学生：此类药性柔和的中药，可以长期服用，既奏减肥之功，而无伤正之弊。那什么情况下使用大黄？

老师：患者大便秘结，体质壮实，一派实证。大便通畅后，即可去掉大黄，以免损伤正气。

学生：为何用黄连？

老师：一般肥胖者食欲都较旺盛，很难节制饮食，从中医的角度来看，这是属于胃火较旺，用黄连直清胃火，则食欲自然降低。

学生：为何用生山楂、荷叶？

老师：现代医学研究表明，这两味药具有减肥降脂的功效，故而伍用。

18. 阳和汤加味治疗皮下脂肪瘤

刘某　女　56岁

2023年5月13日初诊：皮下脂肪瘤多年，以上下肢分布居多，大者如乒乓球，小者如黄豆，多至几十上百颗，触之较硬，边缘光滑，按压则有疼痛。平素易疲劳，畏寒怕冷，夜尿3～4次，颈项疼痛。

舌质淡红，舌苔薄白，舌下络脉粗大，脉沉弦。

熟地黄 30g　鹿角霜 10g　肉　桂 6g　炮　姜 6g
麻　黄 3g　白芥子 15g　炙甘草 10g　桃　仁 10g
红　花 10g　葛　根 30g　丹　参 20g　浙贝母 20g
党　参 15g　炒莱菔子 15g　7剂

2023年5月20日二诊：部分脂肪瘤质地变软，按压时疼痛大减，精神转佳，夜尿1次。舌苔脉象同上。

续5月13日方，改鹿角霜20g，7剂。

2023年5月27日三诊：脂肪瘤小者逐渐消散，大者变软，触之柔软，夜尿消失，不怕冷，颈项不疼。舌质淡红，舌苔薄白，舌下络脉变细，脉缓滑。

续5月20日方，7剂。

2023年6月3日四诊：症状继续好转，舌脉同前。

续5月20日方，7剂。

2023年6月10日五诊：脂肪瘤大者缩小至蚕豆大，小者已全部消散，面色红润，精神良好，余无不适。舌脉正常。

续5月20日方，14剂。

学生：阳和汤不是用来治疗阴疽的吗？为什么可以治疗脂肪瘤呢？

老师：阴疽的病因病机是什么？

学生：阴疽多由素体阳气不足，精血亏虚，邪气内侵，从寒而化，阳气失于温煦推动之力，营血津液运行不畅，以致寒凝痰滞，痹阻于筋骨、肌肉、血脉而致。

老师：由此可知，阴疽形成的病因：一是阳气不足，二是精血亏虚。其病机为寒凝痰滞。

学生：脂肪瘤是西医病名，中医称之为何病？

老师：中医称之为“痰核”，多由湿痰结聚于皮下而成。

学生：阴疽、脂肪瘤的共同病机是“痰”，只要性质属寒者，都可以使用阳和汤。

老师：是的，这就是用阳和汤治疗脂肪瘤的道理。

学生：患者畏寒怕冷、脉沉，是阳气不足之证；夜尿3～4次，是肾精亏虚，不能收摄小便之证。颈项疼痛，乃阳气不足，寒邪内侵，阻滞经脉，不通则痛所致。

老师：方中熟地黄温补营血，填精益髓；鹿角霜养血助阳，强壮筋骨。配以肉桂、炮姜温阳散寒而通利血脉；佐以麻黄散肌表腠理之寒凝。白芥子善消皮里膜外之痰，甘草调和诸药。

学生：为什么加桃仁、红花、丹参活血化瘀？

老师：阳气亏虚，不能温运血脉，久之生成血瘀，患者舌下络脉粗大即为瘀血之证明。

学生：为何重用浙贝母？

老师：浙贝母开郁散结、化痰解毒之功颇佳，重用有助于脂肪瘤的消散。

19. 参苓白术散加味治疗小儿近视眼

陈某　女　6岁

2021年10月10日初诊：患者自觉视物模糊，眼睛干涩，喜揉眼睛，父母带其去医院检查眼睛：右眼视力0.4，左眼视力0.5，诊断为近视眼，拟配眼镜矫正视力。其父母担心戴眼镜后视力下降，遂咨询我中医有无方法恢复视力，我说可以吃一段时间的中药看看，如果无效，再戴眼镜也不迟。

现症见：视物模糊，坐在教室后排座位看不见黑板上面的字，身体瘦弱，个头矮小，挑食厌食，食量较小，常易感冒，大便略干，平时喜看电视、手机。舌质淡红，有点刺，舌苔白略厚，脉缓滑有力。

太子参 15g	茯　苓 10g	白　术 10g	炒扁豆 10g
陈　皮 10g	山　药 10g	炙甘草 10g	莲　子 10g
砂　仁 6g	薏苡仁 10g	桔　梗 10g	大　枣 10g
炒莱菔子 15g	炒山楂 15g	炒麦芽 15g	枸杞子 20g
决明子 20g	菊　花 15g	芦　根 15g	连　翘 10g
金银花 10g	15 剂，熬膏服用。		

2022 年 2 月 27 日二诊：膏方服完后，食量增加，面色红润，服药期间未出现感冒，去医院复查：右眼视力 1.5，左眼视力 1.0，眼睛无不适。舌质淡红，舌苔薄白，脉缓滑。

续 10 月 10 日方，15 剂，熬膏服用。

学生：小孩子这么小就成近视眼了，是如何导致的呢？

老师：现在每家每户都有电视机，每个人都有手机，有的父母还为小孩配备平板电脑，上学教室里用的教学触摸一体机，让小孩子时刻处于电子产品的包围中，眼睛没有得到充分的休息，自然发展为近视眼了。

学生：西医主张配戴度数合适的眼镜来减少眼肌疲劳，从而减缓近视度数增加。

老师：要注意是“减缓”，不是治愈。随着小孩的成长，眼睛近视的度数只会逐年增加。所谓的“减缓”，只是减缓增加的幅度。

学生：的确是这样，小孩子长大的过程，是镜片逐渐变厚的过程。您是怎样认识这个病的呢？

老师：肝开窍于目，眼睛的病变可以从肝来论治。

学生：可以用杞菊地黄丸。

老师：肝肾亏虚可以使用杞菊地黄丸，小孩子一般不从这个角度考虑。结合其他症状分析一下。

学生：挑食厌食、食量较小是脾主运化功能不足的表现；运化不足，宿食内停，化火则便秘，舌苔有点刺；脾胃为气血生化之源，气血不足则身体瘦弱；脾土生肺金，肺气不足，卫外失司，故常易感冒。

老师：你看这是一个脾胃亏虚证。

学生：这跟近视眼有什么关系呢？

老师：《素问·五藏脏成》言“肝受血而能视”，肝主藏血，肝血不足可以导致视力减退。肝血从哪里来？

学生：脾胃为后天气血生化之源，从脾胃来。所以您用参苓白术散健运脾胃，脾胃运化正常，则气血充足，肝血充盈，视力自然恢复。

老师：是的，方中参苓白术散合炒三仙健运脾胃，金银花、连翘散内蕴之热，芦根引热从小便出。补肝之体，仅枸杞子、菊花二味。

学生：决明子用得很妙，一可清肝明目，二可润肠通便，引热从大便出。

老师：给小孩子治病选择剂型非常重要。小孩子畏惧中药的苦味，很难接受，也很难坚持，而此病往往需要坚持数月，所以汤剂不合适。

学生：膏方味甜，而且方便服用，也有利于药物吸收。

老师：是的。还要注意的是，服药期间，严控电子产品，非必要不要有接触，这样才能使视力恢复。